臨床家のための
家族療法リソースブック
総説と文献 *105*

*

日本家族研究・家族療法学会編

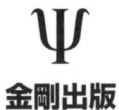

金剛出版

＊本文中の引用・参照文献の中で，第2部「家族研究・家族療法　105の文献ガイド」にて紹介されているものを「⇨ 35」のマークで示しました。ナンバーは105の文献番号です。同一文献で異なる版のものについても，同様にマークしています。

＊「105の文献ガイド」は，刊行年順に掲載されています。翻訳のあるものは，翻訳書の刊行年を採用しています。シリーズについては，第1巻，第1報の刊行年を採用しています。

＊「105の文献ガイド」では，貴重な文献の内容を紹介する目的で，絶版になっている書籍，海外の学術雑誌等入手困難なものであっても，あえて取り上げる方針としました。文献の在庫・発行状況については，各出版社にお問い合わせ下さい。

＊本書においては，精神分裂病の用語は，原著題名，引用文献等で用いられている場合を除き，刊行当時の内容記載についても，すべて「統合失調症」を用いています。

はじめに

下坂幸三

　いまさらながら，歴史というものはつくづく大切だと思います。日常の臨床の中で，患者・家族の発言ならびに治療者の言語的介入について記憶に残ったことを手帳などにちょっと書いておく。これはすでに歴史を書くということになります。それはつまり将来・未来に備えて大切な過去をしっかり把持する仕事だといえるでしょう。こうした倦むことのない過去へのふり返りが，われわれの日々の臨床活動をつねに新鮮なものとしてくれることは疑いをいれません。

　このたび日本家族研究・家族療法学会20周年記念出版として『家族療法リソースブック』が刊行されました。その中味はごらんの通り，第1部は主として日本と世界の家族療法の通史であり，第2部は，この領域における「105の文献ガイド」です。1部においても2部においても近い過去――現在というのはごく近い過去のことです――と，いささか遠い過去とが語られています。しかしながら家族研究も家族療法も若い学問領域で，われわれは遠い過去の歴史をもっているわけではありません。このような事情ですからなおのこと，われわれは新旧の2分法は採るべきではなく，また進歩という言葉にまつわる幻想からも自由でなければならないでしょう。

　温故知新といいます。重ねて述べますが本書の中味のすべては「故」です。そのなかに盛られている見方・考え方に，読者のひとりひとりが，まずは息を吹きかけて瑞々しくさせる。こういう働きかけが，「新」の始まりだと思います。もっとも本書に並ぶ活字をはっきりあらためて浮き上がらせてくれるのは，つねに日々のまともな臨床活動以外のものではありえないでしょう。

　「さらに多く，さらに早く，さらに快適に」というのが，日本を含めたいわゆる〈技術〉先進国――これをソシュールの専門家丸山圭三郎は滅亡途上国と言い換えていました――の旗印ですが，その大きな害が国内においても国外においても暴露される時代となりました。こうした好ましくない前進主義の流れに逆らって棹をさすことはほとんど不可能に近いと感じます。しかし，いわば「散歩の思想」とでもいうべきものが，これに対する億万分の一の歯止めになるのではないかと考えています。さしたる目的もなしに家を出てまた家に帰る。ときに思いがけないところへ出たり，立ちどまったり引き返したり，また出直したり。途中，空模様を見る，ひと・イヌ・ネコに出会う，店をのぞく，生垣に咲く花々をめでる，路傍の草にも目がゆく……。まあ

これが散歩で，ウォーキングではこうはいかないでしょう。私は散歩の精神で，この本をゆきつ戻りつ楽しみたいと思っています。もっとも道なき道をゆくのは散歩ではなく冒険です。道がなければ，散歩はできません。この書が，家族研究・家族療法の世界における，よき道しるべとなれればよいと願っています。

　「絶対の探求は探求ではない。相対の探求こそ，探求の名に値する探求であろう」と名著『復興期の精神』の著者である花田清輝はどこかで書いていました。まったくその通りで，われわれはいつも相対の探究をしているわけです。しかしここで私事にわたって恐縮ですが，私の長い臨床医としての後半は，個人面接にかわって，家族面接をもっぱらとしてこんにちにいたりました。そして「家族療法」のすぐれた効果をくりかえし実感しなおしています。つまりいまの私にとっては，家族療法は「絶対に近い」のです。家族療法がもっと普及してほしい，これは，私の悲願です。

　本書は，編集後記をみてもおわかりのように，本学会の現会長楢林理一郎を先頭として壮年期にある元気のよい方々が構想し，短期間の間に完成させたものです。そのエネルギーには大いに打たれますが，同時に金剛出版の編集部の方々の働きもなみのものではなかったと推量します。

　本書が会員の方々ばかりでなく，家族援助に関心のある多くの方々のお手元に届く仕合せに恵まれることを心から願って筆をおきます。

目　次

はじめに ……………………………………………下坂幸三　3

第1部　総　説

【1】家族療法の創始期 ……………………………牧原　浩　13
　1．はじめに　13
　2．家族療法のプロローグ　13
　3．家族療法の黎明期　14
　4．統合失調症の家族研究　16
　　1）世代境界の混乱／2）偽りの相互性／3）二重拘束説
　5．わが国の状況　19

【2】1980年代末までの家族療法の潮流 ……………中村伸一　23
　1．はじめに　23
　2．フロイトとベイトソン　23
　3．統合失調症の家族研究，そして家族療法　26
　4．いくつかの代表的家族療法　27
　　1）多世代家族療法／2）対象関係論的・精神分析的家族療法／3）体験的家族療法／4）構造派家族療法／5）行動論的家族療法／6）コミュニケーション・モデル
　5．おわりに　36

【3】家族療法とシステム論 …………………………楢林理一郎　40
　1．システム論の登場（1950年代から60年代）　40
　2．システム論のさまざまな流れ　41
　3．システム論的家族療法の興隆（1970年代）　42
　　1）家族療法の黄金期／2）新たなシステム認識への胎動
　4．家族療法の変動期（1980年代）　43
　　1）変動する認識論／2）セカンド・オーダーの家族療法／3）social constructionism（社会構成主義）と「システム」概念の言語論的転回／4）家族療法におけるポストモダニズム（90年代へ）

【4】日本の家族療法の展開（1980年代） ……………楢林理一郎　50

【5】1990年代以降の家族療法：世界の潮流と日本の現状
［Ⅰ　理論，方法論的な側面から］
- A．90年代以降の欧米の家族療法 …………………………楢林理一郎 53
- B．日本の家族療法の現況（1990年代以降）…………楢林理一郎 54
- C．ナラティヴ・セラピー（ポストモダニズム，社会構成主義）
  　………………………………………………………………小森康永 56
  　　1．ホワイトとエプストンのナラティヴ・セラピー／2．グーリシャン
  　　とアンダーソンの会話モデル／3．トム・アンデルセンのリフレクティ
  　　ング・チーム
- D．ブリーフセラピー ……………………………………児島達美 60
  　　1．序　論／2．エリクソンと家族療法の出会い／3．MRIのブリーフ
  　　セラピー・モデル／4．ストラティージック・モデル／5．解決志向ブ
  　　リーフセラピー・モデル／6．まとめ
- E．家族心理教育・家族評価 ……………………………後藤雅博 66
  　　1．家族心理教育（心理教育の定義について，家族心理教育と家族療法，
  　　日本における家族心理教育の歴史，現在の家族心理教育）／2．家族評
  　　価（EE，EE評価法，その他の家族機能評価）
- F．フェミニズムと家族療法 ……………………………渋沢田鶴子 70

【6】1990年代以降の家族療法：世界の潮流と日本の現状
［Ⅱ　臨床現場の側面から］
- A．夫婦療法 ………………………………………………佐藤悦子 73
- B．児童・思春期（不登校・家庭内暴力など）………村上雅彦 75
- C．摂食障害・心身症 ……………………………………佐藤　豊 76
- D．ひきこもり ……………………………………………近藤直司 77
- E．学校・教育 ……………………………………………吉川　悟 79
- F．高齢者 …………………………………………………松本一生 80
- G．虐待 ……………………………………………………福山和女 81
- H．アルコール・薬物（嗜癖）…………………………遠藤優子 83
- I．犯罪・非行 ……………………………………………生島　浩 84
- J．家事調停 ………………………………………………村松　励 85
- K．リエゾン・医療現場と家族 …………………………渡辺俊之 86
- L．災害と家族，移民と家族など ………………………五十嵐善雄 88

第2部　家族研究・家族療法　105の文献ガイド

1　Toward a Theory of Schizophrenia／Bateson, G. 他【著】……………若島孔文　90
2　The Question of Family Homeostasis／Jackson, D.D.【著】……………小森康永　92
3　Pseudo-Mutuality in the Family Relations of Schizophrenics／
　　Wynne, L.C. 他【著】……………………………………………………牧原　浩　94
4　Operational Mourning and its Role in Conjoint Family Therapy／
　　Paul, N.L. 他【著】………………………………………………………狩野力八郎　96
5　Mystification, Confusion, and Conflict／Laing, R.D.【著】……………中村伸一　98
6　家族生活の精神力学／Ackerman, N.W. 他【著】………………………狩野力八郎　100
7　合同家族療法／Satir, V.【著】……………………………………………平木典子　104
8　精神分裂病と家族／Lidz, T. 他【著】……………………………………牧原　浩　106
9　精神分裂病者およびその家族に対する家族ロールシャッハ法／
　　田頭寿子【著】……………………………………………………………中村伸一　108
10　分裂病家族の研究／井村恒郎 他【著】…………………………………牧原　浩　110
11　The Open Door／Aponte, H. 他【著】……………………………………信国恵子　112
12　Invisible Loyalties／Boszormenyi-Nagy, I. 他【著】……………………中釜洋子　114
13　Family Sculpting in Preventive Work with "Well Families"／
　　Papp, P. 他【著】…………………………………………………………中村はるみ　116
14　Brief Therapy／Weakland, J.H. 他【著】…………………………………小森康永　118
15　Family of Origin as a Therapeutic Resource for Adults in Marital
　　and Family Therapy／Framo, J.L.【著】…………………………………野末武義　120
16　ファミリィ・スタディ／笠原嘉【著】……………………………………楢林理一郎　122
17　Observations of Conjointly Hospitalized "Alcoholic Couples"
　　during Sobriety and Intoxication／Steinglass, P. 他【著】………………三井敏子　124
18　10例の分裂病者の父親／伊勢田堯 他【著】……………………………後藤雅博　126
19　Family Therapy in Clinical Practice／Bowen, M.【著】…………………遊佐安一郎　128
20　Drug and Family Therapy in the Aftercare of Acute Schizophrenics／
　　Goldstein, M.J. 他【著】…………………………………………………上原　徹　130
21　家族クライシス療法／Langsley, D.G. 他【著】…………………………後藤雅博　132
22　情緒障害児とその母のケース／ドロシー・デッソー 他【著】…………福山和女　134
23　The Greek Chorus and Other Techniques of Paradoxical Therapy

	／Papp, P. 【著】 ……………………………	吉川　悟	136
24	Communication, Action and Meaning／Pearce, W.B. 他【著】 …………	吉川　悟	138
25	Hypothesizing-Circularity-Neutrality／Selvini-Palazzoli, M. 他【著】 ……	牧原　浩	140
26	講座家族精神医学 1 ～ 4 ／加藤正明 他【編】 ……………………	志村実夫	142
27	精神科治療の覚書／中井久夫【著】 …………………………………	三輪健一	144
28	臨床精神病理研究／藤縄昭【著】 ……………………………………	白石弘巳	146
29	Family Therapy In Schizophrenia／McFarlane, W.R.【編】 ………………	後藤雅博	148
30	家族絵画療法／石川元【著】 …………………………………………	鈴木　恵	150
31	家族救助信号／鈴木浩二【著】 ………………………………………	木下敏子	152
32	家族療法／Foley, V.D.【著】 …………………………………………	福山和女	154
33	家族と家族療法／Minuchin, S.【著】 …………………………………	狩野力八郎	156
34	家族療法入門／遊佐安一郎【著】 ……………………………………	中釜洋子	158
35	家族療法／Haley, J.【著】 ……………………………………………	佐藤悦子	160
36	分裂病者と家族／高臣武史【著】 ……………………………………	牧原　浩	162
37	International Family Therapy／Colman, C.【著】 ……………………	中村伸一	164
38	Brief Therapy／de Shazer, S. 他【著】 ………………………………	白木孝二	166
39	変化の技法／Fisch, R. 他【著】 ………………………………………	宮田敬一	168
40	Social Work Treatment／Turner, F.J.【著】 …………………………	福山和女	170
41	戦略的心理療法／Haley, J.【著】 ……………………………………	岡本吉生	172
42	システムと進化／Hoffman, L.【著】 …………………………………	亀口憲治	174
43	The Therapeutic Voice of Olga Silverstein／Keeney, B.【著】 …………	遊佐安一郎	176
44	老年入院患者の家族／加藤一晃 他【著】 ……………………………	松本一生	178
45	家族療法の理論と実際 1 ／大原健士郎 他【編】 ……………………	志村宗生	180
46	精神分裂病の病理／Hirsch, S.R. 他【著】 ……………………………	大塚俊弘	182
47	Family Therapy with Borderline and Narcissistic Patients ／Jones, S.A.【著】 ………………………………………………	車戸明子	184
48	思春期やせ症の家族／Minuchin, S. 他【著】 …………………………	鈴木廣子	186
49	家族変容の技法をまなぶ／Patterson, G.R.【著】 ……………………	坂野雄二	188
50	Interventive Interviewing／Tomm, K.【著】 …………………………	志村宗生	190
51	精神障害者をかかえる家族の協力態勢の実態と家族支援の 　　あり方に関する研究／大島巌【著】 ………………………	伊藤順一郎	192
52	家族療法セミナー 1 ，2 ／		

	日本家族研究・家族療法学会セミナー委員会【編】…………生島　浩 194
53	分裂病と家族（上・下）／Anderson, C.M. 他【著】…………白石弘巳 196
54	Human Systems as Linguistic Systems／Anderson, H. 他【著】…………吉川　悟 198
55	The Meaning of Difference／Hare-Mustin, R.T. 他【著】…………渋沢田鶴子 200
56	ジェノグラムのはなし／McGoldrick, M. 他【著】…………遠藤真実 202
57	アノレクシア・ネルヴォーザ論考／下坂幸三【著】…………中村伸一 204
58	アルコホリック家族における夫婦相互作用と世代間伝達／斎藤学【著】…………市川光洋 206
59	てんかんの家族療法／緒方明【著】…………石川　元 208
60	非行臨床における権威とordeal／廣井亮一【著】…………岡本吉生 210
61	「非行」が語る親子関係／佐々木譲【著】…………村松　励 212
62	家族療法ケース研究1〜5／下坂幸三 他【編】…………生島　浩 214
63	21世紀の心理療法Ⅰ・Ⅱ／Zeig, J.K.【編】…………児島達美 216
64	Women in Families／McGoldrick, M.【編】…………岩村由美子 220
65	精神の生態学／Bateson, G.【著】…………野村直樹 222
66	Men in Therapy／Meth, R.L. 他【編】…………渋沢田鶴子 226
67	ブライス家の人々／Napier, A.Y. 他【著】…………園　昌和 228
68	「家族」と治療する／石川元【著】…………志村実夫 230
69	分裂病と家族の感情表出／Leff, J. 他【著】…………上原　徹 232
70	【シリーズ】家族の居心地／団士郎【著】…………岡田隆介 234
71	思春期の子どもを持つ家族の家族機能について／中田洋二郎 他【著】…………横山知行 236
72	物語としての家族／White, M. 他【著】…………高橋規子 238
73	Connectedness versus Separateness／Tamura, T. 他【著】…………石井千賀子 240
74	非行少年への対応と援助／生島浩【著】…………村松　励 242
75	家族療法の基礎／Barker, P.【著】…………信国恵子 244
76	家族療法／吉川悟【著】…………伊藤順一郎 246
77	セラピスト入門／東豊【著】…………村上雅彦 248
78	精神医療における家族療法／Andolfi, M.【著】…………伊勢田堯 250
79	学校現場におけるシステムズ・コンサルテーションの可能性／楢林理一郎 他【著】…………大河原美以 252
80	Speech After Long Silence／Focht, L. 他【著】…………小森康永 254

81	老人と家族のカウンセリング／Herr, J.J. 他【著】	松本一生	256
82	変化への戦略／Madanes, C.【著】	得津慎子	258
83	家族支援ハンドブック／Berg, I.K.【著】	磯貝希久子	260
84	ナラティヴ・セラピー／McNamee, S. 他【編】	志村宗生	262
85	バタードウーマン／Walker, L.【著】	金田迪代	264
86	境界例の家族療法において言語的介入の果たす意義／黒田章史【著】	児島達美	266
87	家族療法の視点／中村伸一【著】	近藤直司	268
88	SSTと心理教育／鈴木丈 他【著】	上ノ山真佐子	270
89	人間コミュニケーションの語用論／Watzlawick, P. 他【著】	長谷川啓三	272
90	家族教室のすすめ方／後藤雅博【編】	五十嵐善雄	274
91	喪失と家族のきずな／日本家族研究・家族療法学会 阪神・淡路大震災支援委員会【編】	松田孝治	276
92	精神分裂病者と辿る世界／牧原浩【著】	志村実夫	278
93	システム論からみた学校臨床／吉川悟【編】	緒方明	280
94	ナラティヴ・セラピーの世界／小森康永 他【編著】	野口裕二	282
95	講座社会学2 家族／目黒依子 他【編】	田村毅	284
96	家族看護学／鈴木和子 他【著】	鈴木啓子	286
97	家族のストレス・マネージメント／Falloon, I.R.H. 他【著】	白石弘巳	288
98	家族臨床心理学／亀口憲治【著】	平木典子	290
99	リフレクティング・プロセス／Andersen, T.【著】	青木義子	292
100	会話・言語・そして可能性／Anderson, H.【著】	野村直樹	294
101	家族評価／Kerr, M.E. 他【著】	楢林理一郎	296
102	ひきこもりケースの家族援助／近藤直司【編著】	伊藤順一郎	298
103	サバイバーと心の回復力／Wolin, S.J. 他【著】	金城理枝	300
104	ビリーフ／Wright, L.M.【著】	土岐篤史	302
105	重症人格障害の臨床研究／狩野力八郎【著】	渡辺俊之	304

あとがき　　　　　　　　　　　　　　　　　　　鈴木浩二　307
編集を終えて　　　　　　　　　　　　　　　　　楢林理一郎　309

人名索引　311　　　執筆者一覧　316

第1部
総　説

【1】家族療法の創始期

牧原　浩

1．はじめに

　第二次世界大戦において，わが国はアメリカの圧倒的な物量作戦の前に，有史以来はじめての敗戦を経験した。戦後は飛躍的な科学技術の変革が進み，物質文明が謳歌され，確かに生活水準は上がり，生活は便利になった。反面伝統は捨てられていった。人間は多様な役割を演じる中で互いの交流を増していったが，それは物と金を媒介とする交流が主であり，むしろ緊密な人間関係は失われ，互いに疎遠になりつつある。それはあらゆる年齢層にゆきわたっている。

　かつてリースマンRiesman, D.[17]が，『孤独な群衆』の中で，「"伝統指向型"や"内部指向型"は過去のものになりつつあり，"他人指向型"に変貌しつつある」と述べたことは（リースマンは他人指向型が悪いといった価値判断は行っていないが），ますます今日的な問題となっているし，より錯綜し，誰しも未来に対して不透明感を抱く時代になった。

　さて，社会の変化へのいわば最後の砦として，健全な家族が求められるようになったのは当然であろう。社会経済的な変革の嵐は当然家族にふりかかるであろうが，であるが故に家族はお互いが信頼し，夫婦間の結びつきを頂点とした情緒的な緊密さがなければならない。

　時あたかも，統合失調症の患者の人間復権が求められ，精神療法が盛んになり，それは家族研究や家族療法の流れを作ったが，踵を接して，家族精神医学という領域が生まれ，統合失調症の家族とそれ以外の家族の問題が微妙に交叉しながら，進展したようである。

　しかし，家族療法は，それ自体では存続せず，さまざまな隣接領域の影響性を免れない。そのせいもあって，今日思いのほか複雑な様相を呈してきた。これを進化と見るか，それとも家族療法の拡散，衰退，空洞化と見るか，われわれには分からないが，さしあたって私は創始期について概説することで，責務を果たしたい。

2．家族療法のプロローグ

　スピーゲルSpiegel, J.P.とベルBell, N.W.によれば，家族を一単位として考えることの重要性は20世紀初頭から始まっていたとのことで，「全体としての家族family as a whole」という言葉がソーシャル・ワーカーによって用いられていたという。

戦後，統合失調症への精神療法的接近を通し，主として精神分析的な系譜を持つ学者が相次いでその家族を問題にしはじめた．最初に注目されたのは母親で，フロム-ライヒマン Fromm-Reichmann, F.の「精神分裂病を作る母親 schizophrenogenic mother」[5)]は，その代表と言えよう．それは拒否的な母親を意味していたが，"Direct Analysis"を著したローゼン Rosen, J.N.もまた「愛情のない冷ややかな母親」を見た[18)]．しかし，母の過保護的な態度を重視する学者もいたが，つまるところ過保護と拒否の併存が重視されるに至った．

レイチャード Reichard, S.ら[16)]は，このような過保護と拒否の併存（彼らは covertly rejecting mother と呼んだ）が作る病理的な母子共生関係に着眼した．この共生関係は本来乳幼児期には必要だが，長期に続き，不健全で，相互の境界がなく一体化し，子どもの精神自立を妨げるとした．共生関係を論じた論文は多いが，母子を二者一組の単位としてとらえたことは，その家族全体を一つの単位としてとらえるための第一歩となったと考えられる．この点で母子共生という概念は，歴史的転回点であった．

しかしここまでは印象批評の域を出ない．家族全体に関する理論を構築したり，科学的で，コミュニケーションの分析でみるような，より実証的な研究を行うためのプロローグであったことは間違いない．また，家族療法の基盤となった家族システム論の華々しい台頭を迎える機運ともなったと考えられる．

3．家族療法の黎明期

前節で述べたことは，主として1940年前後から50年にかけての動きである．

やはり精神分析的な系譜と目されるが，特に統合失調症の家族と限定しないで，家族に関する理論や実践の基礎を築いた人として，サティア Satir, V.とアッカーマン Ackerman, N.W.の名前を挙げたい．

サティアは1936年ウィスコンシン大学で教育学を学び，卒後小学校で教鞭をとり，1948年シカゴ大学で文学修士号を授与された．1950年代より家族療法に関わり"Conjoint Family Therapy"（邦訳『合同家族療法』）が出版されている[21)] ⇒ 7．

サティアは家族内コミュニケーションを重視したが，とりわけそこで表出される情緒面を重視し，明確なコミュニケーションの行われる家族だけが自尊感情（self-esteem）を育てることができるとした．彼女の家族療法の目的は，究極には各成員の自尊感情の獲得にあったから，彼女の目は個々の成長に向かっていた．彼女は固定観念にとらわれることをよしとしなかったが，その点について，彼女のやっていることはコミュニケーション論，ゲシュタルト療法，対象関係論，行動療法，非指示的療法，等々の混ざり合った折衷主義だとの批判もある．

このような論議はともかくとして，むしろ有名なのは，彼女独特の人間性（人をひ

きつけてやまないカリスマ性）であったという。理論や技法を越えたサティアの魅力が治療の最大の武器であったことがうかがえる。

　次にサティアと対称的に，家族療法の重要な基礎理論を提供してくれたアッカーマンについて述べたい。アッカーマンは1933年コロンビア大学で医学博士号を授与され，精神分析から家族療法へと進んだ。その著"Psychodynamics of Family Life"（邦訳『家族生活の精神力学（上・下）』）[1]⇒*6*の中で，フロイトFreud, S.に関する叙述を2章にわたって割き，フロイトへの尊敬の念がうかがわれる。同時にフロイトがイドを重視し過ぎたこと，それと関連してよく言われることだが，生物学主義に偏っていること，親子関係は分析の核心をなし転移現象を認めながら家族成員の相互作用を直接観察しようとしないこと，等々には批判的であり，自らを分析の系譜を継ぎながらその修正主義者であると述べている。

　当時のネオフロイト派がそうであったように，アッカーマンは機械文明が人間関係を混乱させていることを憂い，トインビーToynbee, A.J.の言葉を引用しながら「家族的な結合を再建する道を見出す必要がある」と説く。

　彼の理論は分析で用いる理論と類似している。いくつかのキーワードを紹介すると，家族は内部の成員と外部の世界との間にある半透膜や多孔性の覆いのようなもので，現実（reality）はその孔を通して溶け込み内部の成員に影響するという。これは「自我境界」を連想させる。また自己同一性になぞらえて家族同一性という用語を提唱している。すべて人間集団はその全体に特有な独自の精神的表象（a unique psychic representation）を持つが，この精神的表象を同一性と名づけた。それはその家族の精神的核心であって，そこから家族の持つ要求や目標，期待，価値観が生じる。そして個体の同一性とは，家族の同一性（family identity）の縮図であり，家族同一性と自己同一性との相互関連性を強調している。この共通の同一性の母体が損なわれると，家族は危機に陥り，障害された家族となる。

　アッカーマンは個体と家族と外界とは，相互に循環する系をなしているが，その中核は家族であると考えた。すべてにわたってあてはまるというわけではないが，個人に先立ってまず家族に治療的アプローチが必要である場合が多いという。

　彼は家族の健康度について，次のような基準をもうけた。
1．課題を現実的に解決し得る。
2．現実的解決は成就できぬが，未解決のまま抑圧し有害とならぬよう統制している。
3．課題解決ができず"行動化"という有害なパターンで反応する。
4．上記の三水準の失敗に続き，家族的結合の解体に至る。

そして詳細な家族診断のための手引きを記している。

　さて，私は家族療法のパイオニアとして，サティアとアッカーマンの二人を紹介した。ベルBell, J.E.，ボスゾルメニ-ナジBoszormenyi-Nagy, I.，フラモFramo, J.等の業

績についても触れたかったが，ここでは割愛する。

4．統合失調症の家族研究

　ここで再び統合失調症の分野に眼を転じよう。アメリカでは家族に関する理論作りと治療的実践が車の両輪のごとく同時並行的になされる場合が多い。たとえばボーエンBowen, M.は家族ぐるみ入院を行ったことで有名だが，「三世代説」や「情動的離婚」「分化されざる家族自我の塊りundifferentiated ego mass」といった諸概念は，治療的実践の中で生まれてきた[4] ⇒ *19*。ボーエンは無骨なまでに終生統合失調症の家族について考えてきた人であり，もう少し語りたいが，この辺で中断する。なおボーエンのいう「システム」とは「情動システム」であり，後年隆盛となった家族システム論とはまったく異なっていることのみ申し添える。

　さて，フロム-ライヒマンが命名した「分裂病を作る母」は，瞬く間に「分裂病を作る家族schizophrenogenic family」へと拡大し，膨大な論文が輩出された。そのピークは1960年頃である。ここではリッツLidz, T.らの「世代境界の混乱violation of generation boundary」，ウィンWynne, L.C.らの「偽りの相互性pseudo-mutuality」，ベイトソンBateson, G.らの「二重拘束説double bind theory」の三つの説を取り上げたい。

1）世代境界の混乱 [12]

　リッツは多数の事例について，地道にこつこつと研究を重ねた学者である。家族の語る情報や家族の観察を通じて家族の歴史を再構成していった臨床的な眼をもった研究者である。したがって，あらかじめ何らかの理論や仮説に基づいた研究ではないので，誰にでも分かりやすく親しみやすい。

　リッツらの業績は "Schizophrenia and the Family"（邦訳『精神分裂病と家族』）⇒ *8* にまとめられているが，母子共生関係の論文にはじまり，父親について，母親について，父母の夫婦関係について，患者の同胞たちについて，などさまざまな側面から詳細な分析が行われている。

　とりわけ有名で，後々まで影響力を持ったのは「世代境界の混乱」という概念であろう。簡単に説明すると，病理的な核家族では，この境界が曖昧であり，殊に性の問題に関してそうであるとリッツらは主張した。具体的には，一方の親が他方の親に不満を抱き，その代償として自分と性を異にする子どもと密着し，そこに近親姦的雰囲気が醸し出されると述べた。しかし彼はそれを近親姦と呼ばず，「世代間の境界の混乱」という，より開発的な表現を用いて説明した。必然的に，親世代と子ども世代のさまざまな役割の転倒（たとえば子どもでありながら親の役割を担うといった事態）も，この概念に包括され得る。

また，リッツは世代間の境界の源になる両親夫妻像を，「分裂した夫婦marital schism」と「歪んだ夫婦marital skew」の二つの型に分類した。前者はあらわに抗争を繰り返す夫婦像であり，後者は夫婦葛藤が潜在的にあるが，一方の配偶者の歪んだ考え方に他方が支配されてしまい，一見波風がたたない，といった夫婦像である。そして両型とも，配偶者のへの不満を，自分と性を異にする子どもを代償とすることで解消しようとし，そこで一線を画すべき親子間の境界が侵されていくという。このような不合理な状況が統合失調症をはぐくむ土壌になるとリッツは考えた。

　リッツの言う「分裂した夫婦」は，井村恒郎が述べた画一型と離散型のうち，離散型の家族にほぼ該当する。そして井村は離散型の家族からは再発を繰り返しやすいタイプの統合失調症が多くみられるが，この型の家族には不安緊張が多いということを見出した。今日統合失調症の再発と高い感情表出（high expressed emotion）との関連が指摘されるが，リッツや井村らの仕事は，その先駆的な業績と言ってよいであろう。

２）偽りの相互性[24)] ⇒ *3*

　リッツが臨床的な視点から家族成員を一度バラバラにし，それを再構成して家族の全体像に迫ったのに対し，ウィンは一次的に家族の全体像をとらえようとした。1958年に提唱した偽りの相互性（pseudo-mutuality）という概念は大幅に仮説的であったが，極めて精巧な理論であった。人間は，個人の同一性（identity）を発展させることと，他人と関係を持つことという，二つの課題をうまく調和し解決しなければならない。理想的には他人との関係の中で同一性が発展することが望ましい。かかるあり方を真の相互性（genuine mutuality）と呼ぶ。

　ところが，全体主義国家のように，この適合が個々の個性を犠牲にした上ではじめて成立している場合がある。このような様態をウィンらは偽相互性（pseudo-mutuality）と呼んだ。このような家族様態の生じる理由としてウィンらは，個人が個性をもち，自己主張をすることは，家族全体の崩壊と受け取られ，強い脅威をもたらすからだと説明する。

　変化はもっとも恐れられ，偽相互性維持への重大な脅威となる。このために家族成員がになう役割は硬く柔軟性が乏しい。家族の硬い役割構造から逸脱した事柄——つまり個人的同一性を求めるような行動——を排除する，ちょうどサーモスタットのような仕組みが家族の中に暗黙に作られているという。

　さらにウィンは社会との関係にふれ，偽相互的な家族は，あたかも自給自足のようになっていること，およびその周りを「ゴムの塀rubber fence」のようなものが取り囲んでいる，と述べた。この「ゴムの塀」という巧みな比喩は次のような構造や機能を意味する。すなわち，それは不安定な，しかし持続的に外の社会に対して存する境であって，出口も囲いもはっきりわからないが，偽相互的態勢の維持に都合のよいも

のに対しては伸展してうちに取り込もうとし、そうでないものはこれを締めだすべく収縮するという。それも偽相互性の維持のためである。

このような機制の中では個人は必然的に同一性を発展させないで偽相互的生活を強いられるが、その結果自分が誰なのか、自分がどこにいるのか、といった識別がまったく不能になってしまう。すなわち自己同一性を見出し発展させるのは、困難となる。ウィンらはそこに統合失調症の発現の要因を仮定しようとした。

3）二重拘束説[2] ⇒ *1*

次にベイトソン一派が発表した二重拘束説（1956年）について述べよう。彼らはラッセル Russell, B.の有名な階層理論（theory of logical type）を応用し、コミュニケーション（階層理論の類概念に相当）とメタコミュニケーション（meta-communication、種概念に相当）のあいだの水準の違いが不明瞭になる時、彼らのいう二重拘束説的状況が起こると考えた。なお、「メタコミュニケーション」の訳は難しいが、このメタは上位にある、超えているといった意味合いである。

二重拘束説の成立には、次の諸条件が必要となる。すなわち、二人かそれ以上の人間がいて、その間でレベルの異なった矛盾した二つのメッセージが発せられ、メッセージの受け手はこのような状況を繰り返し体験し、かつそこから逃れることを禁じられている、といった条件である。

たとえば母の非言語的メッセージ（母の表情、態度、声の調子、など）に拒否を感じた統合失調症者は母から退く。すると母は、自分が子どもに向けた拒否感情を、逆に患者が自分を拒否するというようにすりかえ、「おまえはもうお母さんを愛していないの？」と聞く。さらに母親は当惑する子どもに追い討ちをかけ、当惑してはいけないという。この場合、子どもが字義どおり母の愛の表現と受け取って母に近づけば、母は不安になり遠のく。結局、子どもは母の拒否というメタコミュニケイティブな意味に気づいても、母の偽りの愛の表現を文字どおり"愛情"と受け取っても、ともに罰せられるというジレンマに陥り、そこから逃れられない。すなわち、母の表現を正確に弁別しても、その逆でも、ともに母に罰せられ、子どもは永続的に二重拘束にとどめおかれることになる。

このような体験がもたらすのは、子どもが相手の真の気持ちを識別することが不可能になるだけでなく、自分自身の気持ちの認識も不能となることであり、この点に重大な病因的意義があるとベイトソンらは考えた。

先に述べたように、二重拘束説の成立条件として「二人もしくはそれ以上の人間」という規定があるが、もっともふさわしいのは母親と子どもといった二人一組の関係においてである。そこでベイトソンの共同研究者たちは、家族全体を二重拘束状況としてとらえる方向に努力した。

さて、ベイトソンのいうメタコミュニケーションとコミュニケーションの関係が何

を意味するのか，もう少し整理して考えたい。ベイトソンの"Mind and Nature"（邦訳『精神と自然』）3) を読むと「葉とは緑色をした平らなやつ」と定義するのは誤りで，葉は茎や芽などと形態的な関連により葉なのであり，葉自体に本質を持つとするのは誤りだという。関係性こそ一次的で，そこで生ある世界ではさまざまな結びつきのパターンが存するという。

この結びつきのパターンには階層があり，梯子を登るように抽象化され，下位の物はより上位の抽象化された物によって規制される。たとえばヒトとウマという関係は，目と口という関係より上位にあり，より抽象化され，下位を規制している。

ベイトソンの理論には無限に抽象の梯子を登ることにより，全宇宙を包含することが可能であるかのような響きがあり，若干疑問であることを以前小論で書いたことがある14)。

さて，これらの諸理論は大幅に仮説的であり，またリッツをのぞくと，精神分析的な匂いはすっかり消えうせていることに気づく。さらに統合失調症の家族研究自体は急速に衰えていったが，これらの諸理論は生き残り，システム論的家族療法の中で生かされ，統合失調症以外にも拡大敷衍され，応用されることになる。

5．わが国の状況

わが国における家族療法の始まりはいつからか，あまりはっきりしない。ただ1960年頃から，主として統合失調症について，散発的に精神分析的な方向づけをもった家族療法がなされた。

まず注目されたのは，小坂英世のアプローチである。彼の業績については現在なかなかお目にかかれないので，間接的に彼の友人でもあった浜田晋の『私の精神分裂病論1』8) から主な点を抜粋したい。まず小坂理論においては「乳幼児期の心的外傷」を重視する。それを思い出して，親（その他家族）が本人に謝ることから本当の治療が始まる，という。「親が謝れ」と言い，ストイックに自己改革を求め，「なぜ，なぜ」と原因を暴き出し，過去へ過去へと立ち戻る手法，そこは道場であり，難行苦行であったという。小坂はカリスマ的存在であったが，その内部から崩壊し，外部もまた離散し，分解したと聞く。

とはいえ，小坂は家族療法の先駆けと言われている。そのあらましは昭和60年9月28日，日本家族研究・家族療法学会第1回浜名湖シンポジウムで浜田が報告している7)。小坂は「私のやってきたことは罪万死に値する……傲慢であった」と家族の前で眼に涙をためて謝ったという。そこに小坂の命をかけたような苦闘がうかがえる。それは大切な遺産と言えよう。

次に，白石英雄は，筆者が医師になった1960年前後，盛んに日本精神分析学会で

発表していた。わが国では家族研究と家族療法を同時並行的に行った学者は稀だが、白石は家族療法的実践の中から家族研究を行っている。

白石の統合失調症の家族療法は、『家族療法ケース研究4　精神分裂病』に収められている症例研究でよく理解できる[20]⇒*62*。この事例の家族療法は1971年に始められていた。氏の特徴は家族内感情交流の改善や再統合の企画はせず、「こうすればこうなる」という慨嘆は有害であり、必ずよくなるとの見通しをもち、折々の関所は病者・家族と一緒に工夫してくぐり長丁場をゆっくり共に過ごしてゆく、というのが基本的理念であった。なお、白石はほとんど個別的といってよいほど家族の諸類型を呈示しているが、そこには病因論的な色彩は少ない。

阪本良男は、患者の病識に対応した家族の病者に対する病識（病気であるとの認識）が乏しいことに着目し、分析の抵抗の概念を適用して「家族抵抗」と名づけた[19]。したがって彼の家族療法の大きな目的は「家族の抵抗分析」であった。そして治療者の助けを借りながら、家族抵抗に変化をきたすことを目指した。いわば分析でいう個人抵抗を家族抵抗とおきかえ、その家族抵抗とは「ホメオスターシスを保とうとする家族の働き」とみている。

今、三氏の先達の仕事を簡単に紹介したが、それはアメリカの創始期にやや遅れ、大きなうねりにはならなかった。

一方家族研究は、家族療法よりも関心が高く、第2回精神病理・精神療法学会（1965年，於京都）において「精神分裂病の家族研究」というシンポジウムに結実し、極めて活発な討論が行われた。日本の家族研究の大筋は、このシンポジウムであらかた出尽くした感がある。その様相は精神医学誌の特集として掲載されている。

その中で高臣武史[22]は、父、母個人の特性はさまざまだが、両親が中心となる家族内対人関係は特異性があり、その特徴によって、強制的な父と忍従する母、道徳的教訓的な父と盲従する未熟な母、受動的な父と支配的な母、消極的で偏屈な父と粗野で未熟な母、の4型に分け、その特徴と患者の症状との関連性について述べた。

藤縄昭[6]⇒*28*は長年の臨床的観察に基づいて、家族成員がすべて画一的固定的な考え方と態度を示す画一型（この型はすべて男性患者）、対立した勢力群があって家族が分割されている分割型（この型には男性，女性双方の患者が属す）、家族は各々バラバラで対立的である散乱型（この型はすべて女性患者）の3型に分類した。

井村恒郎と川久保芳彦[9]は、教室で考案された二つのテスト（音調テストとICL変法）を用い、共感性および対人理解のあり方を問題とし、離散型と同化型（後に藤縄が用いている画一型という呼称に変更）の2類型を抽出したが、その結果は患者の性別と家族類型との相関において、藤縄の結果と驚くほど類似していた。

次に三浦岱栄と小此木啓吾は[15]、アッカーマンの家族力動の理論と診断法をよりどころにし、破瓜型分裂病の家族精神病理を追求した。その結果、正常、非行、神経症などと異なる家族力動のパターンが見出されたが、その最大の要因は個人の基本的パ

ーソナリティのレベルにあるとした。そして分裂病家族をより広い家族精神医学的な見地からみる必要性を説いている。

その後，井村らは具体的な家族間のコミュニケーションの分析へ[10,13]，高臣らもロールシャッハを用いたコンセンサス・ロールシャッハを通じて対人関係の分析へと向かっていったが[23]，1970年代で，統合失調症の家族研究は一応ピリオドを打つことになる。それは先に述べたアメリカの事情と無縁ではない。加えてわが国では反精神医学運動が1969年以後起こり，その余波が家族研究にもおよび，家族の精神科医療への不信が募り，家族研究は語りにくくなったという事情もあろう。1970年代前半頃，筆者はある会合で家族研究の話をし，そこに出席されていた家族（患者の母親）と延々と議論したことを覚えている。

以後，しばらく空白が続く。多分1970年代の後半頃より，家族研究より家族療法へと視点を転じようとした人たちが集まり，関東地方でささやかな研究会を催すことになった。鈴木浩二，下坂幸三，牧原浩，川久保芳彦，秋谷たつ子，中村伸一，小川信男，広瀬恭子，田頭寿子といった面々である。この研究会が母体となり，やがて日本家族研究・家族療法学会へと発展した。このささやかな研究会において，家族システム論について触れられていたが，学会設立を迎え，多くの人がすでに家族療法に従事され関心が高く，ことにシステム論が広く行き渡っていたのは驚きであった。ずいぶん熱っぽい雰囲気であったことを，ついこの前のことのように記憶している。

文　献

1) Ackerman, N. : Psychodynamics of Family Life. Basic Books, New York, 1958（小此木啓吾，石原潔訳：家族生活の精神力学（上・下）．岩崎学術出版社，1967，1970）⇒ *6*
2) Bateson, G., Jackson, D.D., Haley, J., Weakland, J.H. : Toward a theory of schizophrenia. behav.Sci., 1 (4) ; 251-264, 1956. ⇒ *1*
3) Bateson, G. : Mind and Nature : A necessary unity. Bantam Book, New York, 1979（佐藤良明訳：精神と自然：生きた世界の認識論．思索社，1982）
4) Bowen, M. : Family Therapy in Clinical Practice. Jason Aronson, New York, 1978. ⇒ *19*
5) Fromm-Reichmann, F. : Notes on the development of treatment of schizophrenics by psychoanalytic psychotherapy. Psychiatry, 11 ; 263-273, 1948.
6) 藤縄昭：精神分裂病者の家族の臨床的類型化のこころみ（特集：精神分裂病の家族研究）．精神医学，18 (4) ; 272-276, 1966. ⇒ *28*
7) 浜田晋：家族研究・家族療法学会第1回浜名湖シンポジウム（口頭発表）．1985.
8) 浜田晋：私の精神分裂病論．医学書院，2001.
9) 井村恒郎，川久保芳彦：分裂病家族：音調テストにあらわれた家族内関係（特集：精神分裂病の家族研究）．精神医学，18 (4) ; 277-282, 1966.
10) 井村恒郎，川久保芳彦，望月晃，三須秀亮，牧原浩：分裂病者の母親のCommunication．精神医学，12 (7) ; 579-585, 1970.
11) 井村恒郎，川久保芳彦：分裂病家族の研究．東大出版会，1972. ⇒ *10*
12) Lidz, T., Cornelison, A.R., Fleck, S., Terry, D. : The intrafamilial environment of schizophrenic patients : Ⅱ. Marital schism and marital skew. Am.J.Psychiatry, 114 ; 241,

1957.
13) 牧原浩：分裂病家族の父―母―患者の相互関係．精神医学，12 (8)；671-677, 1970.
14) 牧原浩：精神分裂病の家族におけるコミュニケーション．家族療法研究，4 (2)；128-135, 1987.
15) 三浦岱栄, 小此木啓吾：破瓜型分裂病者の家族精神病理：統合的な接近から（特集：精神分裂病の家族研究）．精神医学, 18 (4)；283-295, 1966.
16) Reichard, S., Illmaun, C. : Patterns of parent-child relationship in schizophrenia. Psychiatry, 13, 1950.
17) Riesman, D.（加藤秀俊訳）：孤独な群衆．みすず書房，1961.
18) Rosen, J.N. : Direct Analysis. Grune and Stratton, New York, 1953.
19) 阪本良男, 横山桂子：精神分裂病の家族精神療法（その2）：家族抵抗とその治療的意義について．精神医学, 10 (9)；705-709, 1966.
20) 白石英雄：2人の分裂病者が生じた情宜的な家庭にみられた十余年間の変遷．（牧原浩編）家族療法ケース研究　精神分裂病，金剛出版，1991. ⇒ *62*
21) Satir, V. : Conjoint Family Therapy. Science and Behavior Books, California, 1964.（鈴木浩二訳：合同家族療法．岩崎学術出版社，1970）⇒ *7*
22) 高臣武史：精神分裂病の家族研究（特集：精神分裂病の家族研究）．精神医学，18 (4)；266-272, 1966.
23) 高臣武史, 鈴木浩二, 田頭寿子：精神分裂病の家族研究：家族ロールシャッハテストによる研究その2．精衛研，20；41, 1972.
24) Wynne, L.C., Ryckoff, I.M., Day, J., Hirsch, S. I. : Pseudo-mutuality in the family relations of schizophrenics. Psychiatry, 21；205-220, 1958. ⇒ *3*

【2】1980年代末までの家族療法の潮流

中村伸一

1. はじめに

　1980年代末までの膨大で広範な家族療法の潮流を一つの図として示し説明を加えてみたい。なお，この図には行動療法と認知療法に基づいた家族療法は含まれていない。また，BFTモデルとSFTモデル，さらにナラティブ・セラピーと心理教育については別項にゆずる。

　さて，1980年代末までの家族療法の歴史を鳥瞰するにあたって，筆者は図で示したようにフロイトFreud, S.とベイトソンBateson, G.[4]⇒1 の二人を頂点に据えてみた。家族療法は，いわばこの二つの峰を仰ぐ大きな山の頂に源流を持ち，多彩な支流に分岐する大河とたとえられるのではなかろうか。

　これらの流れがいつごろ分岐し，隆盛を極めたかについて述べることは本稿ではあえて省略することにし，「流れ」だけを簡略に説明したい。家族療法の年代ごとの歴史については他の著書（たとえば『家族療法の基礎』Barker, P.著[3]⇒75など）を参照していただきたい。

2. フロイトとベイトソン

　精神分析療法を創始したフロイトを，家族療法の歴史の源流の一つに位置づけることに異議を唱えたくなる者もあるだろう。確かに家族療法は精神分析に対するアンチテーゼとして誕生したと言い切ることも可能かもしれない。しかし米国での家族療法の発展を振り返ると，精神分析の果たした役割は大きい。そもそも米国精神医学の確固とした礎を創ったマイヤーMeyer, A.[31]は，精神障害を生物的，心理的，社会的な要因の統合体としての個人が個人特有の生活歴に基づいて示す不適応反応ととらえ，精神分析の理念に大いに理解を示した。こうした精神障害の病因論を背景に，彼は環境因としての精神障害者のいる家族の研究を支持した。とりわけJohn Hopkins大学に精神医学教室を開設してからは，リッツLidz, T.[28]ら⇒8をはじめとした統合失調症の家族研究の発展の大きな後ろ盾となった。

　一方，ベイトソンは同じく統合失調症の家族研究におけるコミュニケーション研究の中心的役割を果たした。彼のもとにヘイリーHaley, J., ジャクソンJackson, D.D.といった，その後家族療法の発展に寄与することとなる精鋭たちが集い，「二重拘束理論double-bind theory」を発表するにいたった[4]⇒1。この中でヘイリーは明らかな

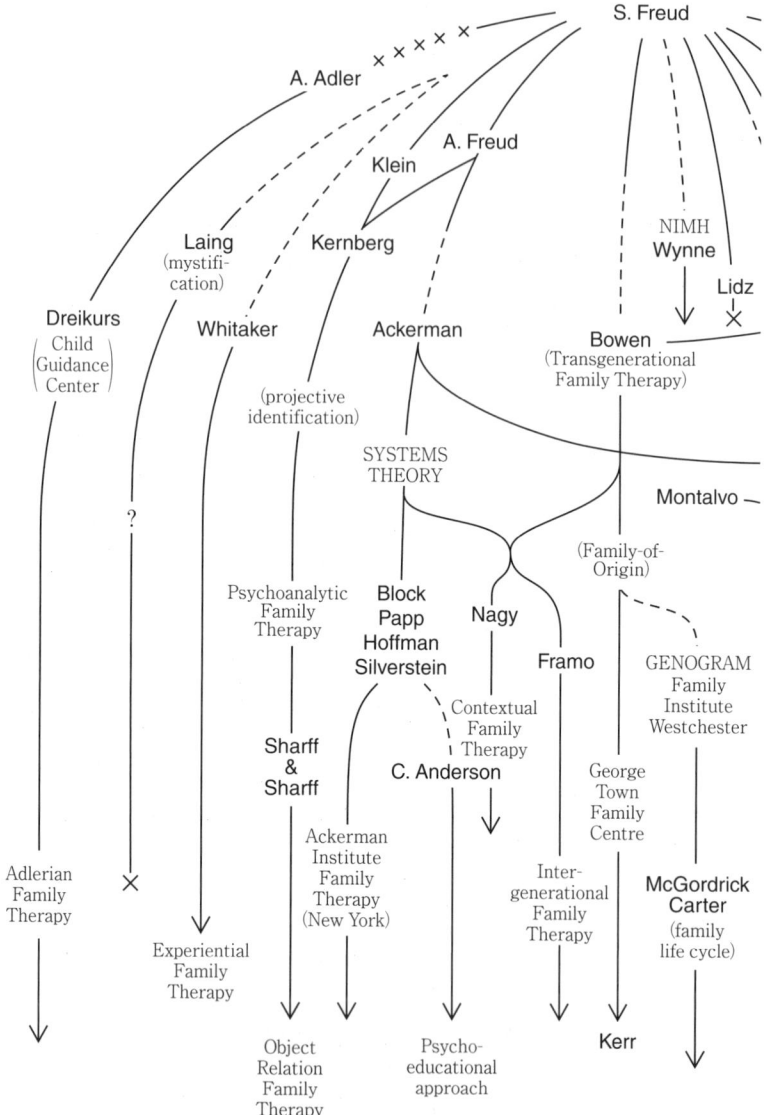

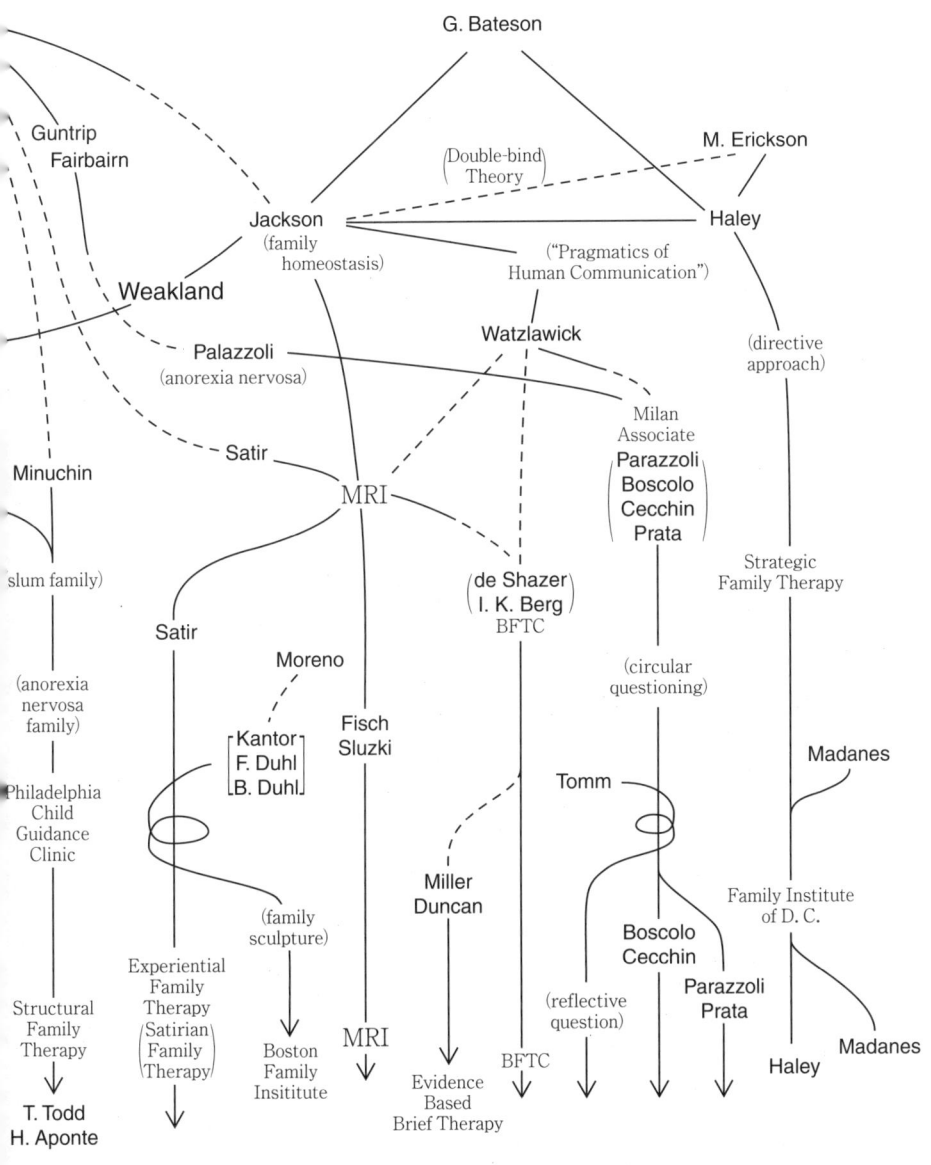

反精神分析的立場をはじめからとっており，後に戦略的家族療法としてその理念が結実することとなる。

3．統合失調症の家族研究，そして家族療法

　家族療法はシステム論の隆盛までは統合失調症の家族研究を母体として発展してきたと言っても過言ではない。英国でもレイン Laing, R.D.が反精神医学という立場から家族の中の「眩惑／欺瞞（mystification）」という病理的関係に注目した[27] ⇒ *5*。その後のレインはしばらく学界からは姿を消し，生物学的精神医学の隆盛の中他界した。

　初期のボーエン Bowen, M.もウィークランド Weakland, J.と共に統合失調症の家族研究に没頭し，統合失調症の三世代仮説を提唱した[7]。また，ウィン Wynne, L.C.も国立精神衛生研究所で統合失調症の家族研究を積極的に行い，家族の「偽相互性 pseudo-mutuality」などの病理現象を描写した[50] ⇒ *3*。しかし，後年こうした統合失調症の家族研究から得られた仮説が反治療的であるとみなし，システム論に基づいた心理教育的アプローチの重要性を強調するにいたった[51]。さらにウィタカー Whitaker, C.A.も統合失調症を含む家族と積極的に面接を重ねたが，彼の場合，はじめから家族研究よりも治療的にいかに関わるかに関心が向いており，巻き込まれを防ぐ目的から共同治療者を同席させるなどの手法を展開した。こうした手法を他の問題を持つ家族にも適応し，後に彼独自の体験的家族療法へと発展した。

　こうした流れとは別に，フロイトと袂をわかった後のアドラー Adler, A.は，患者の人格形成上の重要な環境としての親に注意を向け，親教育に力を入れた。その後ドレイカース Dreikurs, R.を中心としたシカゴのアドラー派は精力的に親教育を進め，多くの児童相談所に影響を与えた。このようにアドラー派は家族への介入を積極的に行ってきたものの，他の家族療法家との交流をもとうとせず，彼ら独自の家族療法体系を持つにいたっている。一般の家族療法のテキストではあまり紹介されることの少ない学派だが，その技法は多岐にわたり，きわめて実用的で変幻自在と言ってもよく，戦略的家族療法やMRIのアプローチと同じような方法がその発展のごく初期から行われているのは注目に値する[46]。

　米国に渡った精神分析は，カーンバーグ Kernberg, O.[24]において一つの集大成をみたと言ってよいだろう。こうした対象関係論的・精神分析的家族療法はシャルフ Sharff, D.E.ら[43]に受け継がれている。同じく精神分析的な志向を持ち，ボーエンと並んで実質的な意味で米国の家族療法の創始者とされるアッカーマン Ackerman, N.[1,2] ⇒ *1* は，統合失調症の家族研究からではなく，子どもの心理療法から母子合同面接の有効性について発見し，その能動的で闊達な性格も手伝って，家族合同面接を多用し，具体的な介入をすることで子どもへの大きな治療効果をもたらした。当時，精神分析が主体（たとえば，子どもは児童分析医が治療し，母親はPSWなどが補助的

な面接をする）の時勢にあって，こうした合同面接はかなり批判されたが，実効性を重んじるアッカーマンは，そうした批判に屈せず，家族療法を全米の心理療法界での市民権を与えるまで発展させた。1970年代に入っても家族療法にシステム論を積極的に取り入れて発展させた。ニューヨークの彼の元には優れた家族療法家たちが集い，Ackerman Instituteの名の下に，活発な教育訓練を現在も行っている。かつて研修を受けた者の中には，かの有名なミニューチン Minuchin, S.もいた。

以上，1980年代までの家族療法の流れを図に沿っておおまかに述べてきたが，以下では，ボーエン派から発展した多世代家族療法，対象関係論的・精神分析的家族療法，ウィタカーとサティア Satir, V.の家族療法，ミニューチンの構造派の家族療法，図では割愛した行動論的家族療法，MRI，ヘイリーの戦略的家族療法，ミラノ派について概説していくこととする。

4．いくつかの代表的家族療法

1）多世代家族療法（multigenerational family therapy）

ボーエン[7,8]⇒**19**は個人の精神内的発達の程度が，その両親の精神内的発達の程度，さらには両親の親のその程度と関連していると主張した。彼は融合（fusion）と個体化（individuation）という用語で，この発達の程度を表した。また個体化の過程は自己分化（self-differentiation）と呼ばれる。健全に個体化をなしとげている個人は感情的に自分の生まれ育った家族（原家族 family-of-origin）に巻き込まれる（融合）ことなく，合理的な判断とよく統制された感情表出とで家族との適切な関係を維持することができる。

反対に自己分化が進んでいない個人（たとえば父親）は同じく自己分化の進んでいない個人（たとえば母親）との関係で合理的な判断を失うほどの感情的な巻き込まれ（融合）を起こしやすく，その両者はその極度の不安を鎮めようともう一人の者（たとえば子ども）を融合させる。このような3人関係はトライアングル（triangles）と呼ばれる。このトライアングルは家族における最小の単位であり，治療的な介入をする際の基盤となる最小単位でもある。このように親から子どもへと低い自己分化（undifferentiation）が伝承されるプロセスは家族投影過程（family projection process）と呼ばれる。このプロセスは二世代にとどまらず多世代に渡って伝承される（多世代伝承過程 multigenerational transmission process）。時に，原家族と融合し，低い自己分化のレベルにある個人は，その関係から逃れようと遠くに離れてみたり，家族との会話を避けたり，家族の話題について触れないなどの不適切な行動や方法を取ることがある（情緒的遮断 emotional cutoff）。

治療の最終目標はそれぞれの家族員が自己分化を高めることであるが，ボーエンおよびボーエン派の治療者は，両親あるいは自己分化の可能性の高い片親との面接を持

ち，混乱した感情から合理的な判断のできる状態へと冷静な質問を繰り返すことで導こうとする（coach）。治療にはおおむね長期を要するのもこれらの家族療法の特徴でもある。フラモFramo, J.[12]は，主に両親あるいは夫婦との面接を通してこれを成し遂げようとするし，ボスゾルメニ-ナジ Boszormenyi-Nagy, I.[6] ⇒ [12]は子を含む家族との合同面接をも持つ。治療場面では多世代家族を図示するジェノグラム（genogram）がしばしば用いられる。

ジェノグラムの表記方法やその解釈法さらにその治療的な応用はマクゴールドリック McGoldrick, M.ら[30] ⇒ *56* によって飛躍的に発展した。またカーター Carter, B.[9]により家族のライフサイクルについての研究が推し進められ，いままで家族社会学者のみが研究の対象としてきた家族ライフサイクルの理論が極めて臨床的に重要で有用なものとなった。そこでは一般的な家族ライフサイクル，離婚，再婚，同性愛のカップルなどさまざまなケースがとりあげられ，それぞれの特徴と治療的な示唆が豊富に記されている。

2）対象関係論的・精神分析的家族療法（object relations / psychoanalytic family therapy）

そもそも家族療法の開祖たちは精神分析家らであった。リッツら[28] ⇒ *8*，アッカーマン[1,2] ⇒ *1* はもとより，前述したボーエン，フラモ，ボスゾルメニ-ナジも，もとはといえば精神分析理論を学んだ人々である。最近ではキルシュナー Kirschner, D.A.ら[25]やシャルフら[43]が，精神分析あるいは対象関係論を基礎に，後述するシステム論との統合をめざした家族療法を展開している。

彼らの理論は正に対象関係論であり，過去の家族との関係が取り込まれ（内的対象 internalized objects），それが現在の家族関係あるいは夫婦関係に影響を及ぼしているというものである。治療ではこうした無意識的な対象関係を解釈し，徹底操作することで洞察を得，家族関係を変えようとする。過去の対象関係のパターンを気づかせ，それらを放棄して，新しい関係を築けるように治療者は導く。そのプロセスでは投射性同一視，否認といった原始的な防衛を指摘し，より成熟した防衛機制が働くように援助する。その治療上の理論的背景としてクライン Klein, M.[26]やマーラー Mahler, M.[29]，そしてカーンバーグ[24]の作業仮説がしばしば援用される。

3）体験的家族療法（experiential family therapy）

体験的家族療法は家族員の統制されていない感情表出でさえも積極的に受け入れ，むしろ自然で理性から解き放たれた感情こそが治療の展開にとって重要であるとみなす点で，特にボーエン派の治療者とは対局をなす。治療者のセッションでの感情も家族の感情プロセスと同じように重要視され，積極的に治療に生かされる。このように正にそのセッションでの家族員間と治療者との「生の体験」が家族の変容の鍵になる

という点から，後に「体験的家族療法」と命名されたようだ。したがっておのずと理論は軽視されがちで，治療者自身の臨機応変で自由闊達な振舞いや感情表出が重視されるため，治療者の個人的な資質が重要となりがちである。代表的な治療者としてはウィタカーとサティアがあげられるが，両者ともカリスマ性をそなえた治療者であり，その後継者たちの多くは，訓練をかねた彼らとの同席面接でのセッションなどを通じて，その人間性に直に触れることで影響を受けた人々である。裏を返すと，理論を学び，その技法などを体系的に会得するには難があるとも言える。

　面接場面でのウィタカー[37]⇒*67*は非常にリラックスしており，柔軟で機知に富んだ会話を好むようにみえる。時に家族だけでなく共同治療者さえも彼の隠喩や空想がちりばめられた象徴的な発言や，その場の不安や緊迫した空気には頓着しないような態度には混乱させられる。ウィタカーは症状あるいは問題行動にまつわる家族の不安の表出自体が家族の健全な成長過程を促進するものだと考えており，あるべき不安が押さえ込まれていたり，ある固定観念のために自由な考えや感情の動きが妨げられている場合には，これに揺さぶりをかける。その結果生じる家族の激しい怒りや狼狽そして愛情表現を，家族とそれぞれの家族員の良好な変化の過程の兆しと見なし，動じることなくその場にいる。このような感情的に動転した状況でも，それに関与しながら自分自身を信じて自由でいられるというモデルをウィタカーが身をもって家族の前で提示しているとみなすことも可能であろう。つまり家族のそれぞれにも，家族への深い所属感を持ちながらも一人一人が自由でいられるという一見矛盾したプロセスを歩んでゆけるように，面接を通して家族の，そして家族員一人一人の体験の幅が広がり，自分らしく，より柔軟に物事に対処していけるように間接的な励ましを送る。

　一方サティア[41,42]⇒*7*の面接はストレートでわかりやすい。彼女は「感情のコミュニケーション」が家族，特に両親あるいは夫婦にとって重要であると考え[42]⇒*7*，彼らの率直な感情を引き出し，それらを手に取るようにわかりやすく相手に伝えられるような直接的な介入をする。他の重要な治療理念は「個人の成長」と「自尊心」である。サティアは個人が個人として成熟した自尊心を持つことができれば，おのずと他者とのより親密な関係を持つことができ，歪んだ感情のコミュニケーションなどしなくてすむという。サティアは治療の初期においては原家族（family-of-origin）や家族の歴史をひもとく作業をし，それに続いて結婚や人生そして親であることへの自分自身への期待などを聞いてゆく。さらに家族員それぞれの願いや満たされない感情，そしてそれらを表出することへの抵抗を，きわめて共感的に丁寧に聞き取る。特にこうしたプロセスで不意に出てくる感情（悲しみ，抑うつ，怒り，後悔など）をより自由に表出してよいことを受容的にあたたかく励ます。サティアの面接には，このような家族員本人もたじろぐような深い感情も受け入れるだけの落ち着きがある。最終的には，このようにして出てきたより深い感情のコミュニケーションを言葉少なにまとめあげ，時には問題を解決するための行動を起こすように促す。

技法的には家族造形法（family sculpture）[10]がよく用いられていた。これは家族員が自分自身がイメージする家族の情緒的関係（親密さ，疎遠さ，強さ，弱さなど）を面接場面の空間を自由に用いて表現するものである。たとえば夫が自分の妻を自分からは離して背中を向けて置き，これが今の自分と妻との関係であるなどと表現する。家族員によっていろいろな造形がなされているところで，サティアはそれぞれの今ここでの感情を聞き取りその表出を促す。時には家族員と抱き合うこともある。その結果として，家族員はそれぞれに自分自身の抱き続けていた感情を自分のものとして引き受け，より自分自身であることに誇りを持ち，他者を愛せるようになるとサティアは信じている。

4）構造派家族療法（structural family therapy）

最近まで，家族療法と言えば構造派の家族療法を指し示すほど，代表的な流派である。というのも，この流派を創始したミニューチン[34,36]の臨床実践の経緯が，非行少年[33]からはじまり神経性食思不振症[35]⇒*48*へと移っていったことからもわかるように，この流派は青年や子どもを含めた家族の様態をつぶさに観察し，臨機応変で力強い積極的な介入を余儀なくされるという背景から生まれた家族療法であるからである。逆に言うと，元来非行少年やアノレキシアではどうしても家族を含めた介入が必須であり，それを見事に実践し効果をあげたのである。とりわけ摂食障害に対するこの流派の考えを取り入れた家族療法の効果は，今日ではすでに実証されている[40]。

治療論はおのずと実際的で明快であり，ともかく家族関係を変えることで問題行動を消去することが目標となる。治療者は治療場面での家族の様態をとらえ，それにその場で介入するなど極めて行動的である。ワンウェイミラーやインターフォンなどを駆使して，面接場面を観察し介入するという斬新な方法をあみだしたのもこの流派である。

介入に先立って家族の構造モデルと呼ばれるモデルが想定される。先の体験的家族療法とは異なり，この学派では家族関係のアセスメントと介入が明確に示される。このことは家族療法家を訓練してゆく上で合理的であり，この学派を家族療法の代名詞にするほどの影響力をもったゆえんでもある。

そこでは「境界boundaries」「提携alignment」そして「パワーpower」という査定概念によって家族構造をあらわす。「境界」とはある特定の機能をしている家族員とそうでない家族員を区別する概念で，たとえば養育やしつけをよくしている両親であれば「両親あるいは執行サブシステムexecutive subsystemがよく機能し，子どものシステムとは良好な境界を持っている」などと表現される。特に親と子のあいだには世代間境界が明確にあるべきだとされる。とりわけ子どもが青年期にある場合には，たとえば両親の関係よりも母親と娘が緊密な関係（絡み合った関係enmeshment）にある時は，健全な世代間境界が侵害（violation）され，境界があいまい（diffuse）に

なっており，娘の自立成長を阻むものとみなされ，この関係に境界を引くべく具体的な介入がなされる。

　逆に周りに対して固い（rigid）境界を持つ個人やシステムは，隔絶あるいは解離し（disengaged），孤立化して，他からの情報やサポートを得られなくなってしまう。したがって健全な境界では「あいまいdiffuse」でもなく，「固くrigid」もない，ほどよく柔軟な境界が必要とされる。

　「提携」は家族間の親密で協力的な関係（同盟）と他を排除するための関係（連合）とを示す。さらに「固定的あるいは持続的連合」とは，たとえば母親が娘と持続的に連合し，父親を敵対視して常に二人の関係から排除し続けるといった関係である。また父親と母親とが本来彼らのあいだの問題を直に解決することを避け，子どもを味方に引き入れて対決しようとする現象は「三角関係化／三者関係化triangulation」と呼ばれる。逆にいままで同盟関係が希薄だった両親が，子どもが不登校などの問題を呈したことで子どもの問題を通して同盟関係が強まったかのように見える現象は「迂回detouring」と呼ばれる。こうした現象も「提携」の概念の中に含まれる。

　「パワー」とは文字通り，家族が次に起こす行動を決定する際に主に誰の影響でそれが行われるかという家族内の力関係を示す。一般に子どもは症状や問題行動を示すことで，家族全体の行動決定を変化させるようなパワーを持つとされる。たとえば拒食や非行がそうであり，他の家族は子どもの行動に翻弄される。これは本来パワーを持つべき両親（あるいは執行）サブシステムが機能不全を起こしているためだとみなされる。

　以上の「境界」「提携」「パワー」という三つの家族構造を説明する概念はそれぞれ独立して存在するものではなく，互いに他を補完し合う相互決定的なものであるのは明白である。加えてこの流派を特徴づけるものとして，こうした家族関係の査定はあくまで面接室の中での家族の言動などから，面接者やワンウェイミラーの背後にいる観察者が直に観察できた一定のパターンからの査定であるという点である。そこには推察や予想の入る余地が少なく，査定も面接室での家族関係の変化に伴って柔軟に変遷する。また目の当たりにされた家族関係が「なぜ，いつ，どのように」してはじまったかといった原因究明的でレトロスペクティブな仮説は原則的に立てない。

　介入はこれらの査定に基づいて，機能不全を起こしている家族関係に直裁になされることが多い。そのための基本技法はジョイニング（joining）と呼ばれる。すなわち，家族にとっては「よそ者」である治療者は，まずはその家族の雰囲気やコミュニケーションのスタイルなどを取り込み，それらに調和し，あたかも以前からの馴染みの知人であるかのように家族に快く受け入れられる必要があるという。その上で症状行動をきたす典型的なインターアクションを家族に起こさせたり（enactment），症状や問題行動に新しい意味を付与したり（reframing），役割行動を強化させたり，新しいインターアクションを起こさせ奨励したりする。いずれにしろ治療者はジェスチャー

やユーモアを交えながら積極果敢に介入する。また介入という行動を通じて家族構造を再査定し，あらたな介入の方法を模索していく。

5）行動論的家族療法（behavioral family therapy）
　行動療法的家族療法は学習理論に基づいてなされる。彼らは問題行動を引き起こす状況あるいは条件を変化させたり（レスポンデント条件づけ），問題行動にともなって引き起こされる状況や反応を変化させること（オペラント条件づけ）で治療を行う。標的となる家族関係は「うまく子どもの行動をコントロールできない親子関係」や「夫婦の不和」であることが多い。
　親子関係や夫婦関係の作業仮説の主なものは以下のようなものである。
・協力的な関係にある両親には，子どもの行動を変化させうる力がある。
・問題行動児は両親からの否定的な反応（例：ひたすら「悪い子」だとみなされる）に常にさらされ，肯定的な行動についての両親からの強化には一貫性がなく，また懲罰の与え方にも一貫性がなく，しかも不適切であることが多い。
・子どもには両親から明確な行動上のルールや責任が与えられていない。
・治療目標は，両親に子どもの望ましい行動のレパートリーを増やすようなスキルを教えることを通じて，子どもの問題行動の頻度の低下をはかることである。
・両親あるいは家族が，子どもの環境を強化できるもっとも有力な状況である。
・否定的な感情の表出の減少が必ずしも肯定的な感情を増やすことにはならないので，肯定的な感情反応の表出を強化する必要がある。

　行動療法の最大の特徴は，問題行動のアセスメントの綿密さにある。まず変化させるべき標的となる問題は何なのか，標的となる家族関係とは具体的にどのように記述できるのか，誰がこの関係にかかわっているととりあえずみなすべきか，問題が起きるのに先だった状況が何で，問題が起きた後の状況はどうなのか，その長さ，頻度，場所など共に変動する因子の重層的なアセスメントがなされる。その結果，その標的行動の定義と状況が分析（問題分析）され，次に問題行動が維持されるに至る家族のインターアクション（機能分析）が仮定される。特に子どもの問題行動については両親が重要な観察者になるべく指導され，問題行動の頻度，場所，時間，そして長さなどが記録される。
　主な技法は個人の行動療法においても用いられるもので，タイムアウト，モデリング，シェイピング，行動のリハーサル，激励，コミュニケーション・スキル・トレーニングなどであり，望ましい随伴性のパターンと，望ましくない随伴性のパターンとを明確に区別し，望ましいパターンを強化してゆく。代表的な治療者としてはパターソン Patterson, G.R.[38,39]とジャコブソン Jacobson, N.S.ら[20,23]がいる。また近年では認知療法や認知行動療法のめざましい発展にともない，認知（行動）療法を背景に持った夫婦療法や家族療法が発展してきている[11]。

6）コミュニケーション・モデル

　構造派の家族療法家がどちらかというと治療目標としての家族の理想的な関係を描き，それに近づけようと介入をしてゆくのに対して，以下に紹介するモデルは「こうあるべき」という治療目標となる理想的な家族関係を描くことなく，ひたすら問題行動や家族関係のパターンを「変化」させるための仮説を構築し介入する傾向を持つ。これらのモデルに共通してある認識論は一般システム論[47]やワイナー Weiner, N.[49]のサイバネティックス論である。これらの理論が家族療法に取り入れられるようになってから，「家族システム論」という用語が誕生した。

　一般に家族システム論は，組織化（organization），モルフォスターシス（morphostasis），そしてモルフォジェネーシス（morphogenesis）という三つの中心概念から成り立つ。

　組織化とは，一つのシステム（たとえば家族）の構成要素は組織化され，ある法則で機能しているという概念である。つまり家族はその独自の特徴を有した一単位（全体性 wholeness）であり，ある家族員のどんな行動も家族全体の行動を規定し，逆に家族の行動は個人の行動を規定するという相互決定的な関係がある。つまり直線的因果律ではなく，円環的因果律によって家族の行動は規定されている。また家族員はそれぞれに境界（boundaries）を持ち，距離を調節することで家族という組織を構築している。また力の構造は家族内のヒエラルキーをつくる。

　モルフォスターシスとは，家族が予測可能なある程度安定した状態を維持しようとするという概念であり，ホメオスターシス（homeostasis）とほぼ同義である。外から加えられる圧力に家族が柔軟に応じ，ある程度の可変性を持ちながらもバラバラになることなく元の状態にもどる力を有しているという特徴を示している。

　これに対してモルフォジェネーシスとは，家族が状況の要請によっては変化し得る力を持っていることをいう。状況に応じて，それに見合った再組織化を行える能力を兼ね備えている。たとえば子どもの誕生といったある程度予期できる出来事に対しての家族関係の変化や，交通事故などの予測できない突然のストレスに対して家族が変化しつつ対応していける機能をいう。治療による変化もこれに含まれる。

　こうした考えの上に立った家族療法は，行動論的家族療法での問題分析や機能分析に似た側面を持っている。つまり家族の問題の生成維持にまつわるある行動パターンを特定し，それとは異なった行動や考え方をさせるように仕向けてゆく。

（1）MRI（Mental Research Institute）

　1952年，ベイトソンは精神分裂病の家族研究プロジェクトを開始し，これにジャクソンが加わってきわめて創造的な家族のコミュニケーション研究がなされた。MRIは1959年にジャクソンによって設立され，ベイトソングループもこれに加わって発展した。彼らの依拠する理論は，ベイトソンらの発想[4] ⇒*1*，一般システム論，サイバネティックス論，ジャクソンの理論[21,22]，そしてヘイリー[15,16] ⇒*41*により伝えら

れたエリクソン Erickson, M.H. の催眠療法から導き出された技法であった。

　したがって，基本的な理念は前述した一般システム論に準ずるが，コミュニケーション理論についてはワツラウィック Watzlawick, P. ら[48] ➡ *89* による貢献が大きい。かの有名な「人はコミュニケーションしないことはできない」という原則から始まって，「コミュニケーションの内容はそれがなされている関係（状況）によって規定される」や，逆説的コミュニケーション（たとえば「私の言うことを信じてはいけない」）などなど，多くの治療的な示唆に富む理論が援用された。さらに彼らの介入はきわめて問題解決の志向が強く，家族が「問題」（特に行動面）にしている点についてのみ介入しているかのようなアプローチをとることが多く，しかも問題解決の結果を予測せず，差し当たっての「変化」を促すように直接・間接に介入する。しかしながら「変化」の目指す先は理論的にはあり，問題が消失あるいは変容しても（第一次変化 first-order change），それを取り込んでいるシステム（この場合必ずしも家族システムだけを示すとは限らない）のルールや構造が今まで通りであれば，問題は可逆性であるとみなされ，新しいルールと構造ができてはじめて非可逆的な変化がシステムに起きた（第二次変化 second-order change）とされる。

　治療者はこの問題を維持しているシステムを見つけ出し，そこに結果的にクライエントの問題に対する見方を変えるようにクライエントに従わさせる。その方法にはたくさんのバラエティがあるが，主にある特定の奇抜な行動を指示することが多い。それらは面接時に指示として出され，次のセッションまでに実行され，その報告をうけて治療者は次の戦略を立てる。これは初期の構造派の治療者たちが，セッション内での家族関係の具体的な変化を目指したのとは対照的である。それらの指示は問題行動そのものをより誇張させるような指示であったり，より目立った他の行動への置き換えであったりとさまざまであるが，多くの技法はヘイリーから伝え聞いたエリクソンの実践がヒントになっていると言われている。また逆説的な指示も多くみられ，課題を遂行しないなど治療に明らかな抵抗を示すケースには，今までと変わらないようにとの指示を出し，それが問題を解決する一番よい方法かもしれないといったコメントをしたりもする。多くの指示が治療者にクライエントが従うという力関係をテコにしており，「なぜそのような方法をとるのか」については，クライエントにはそれに従いやすくするための便宜的な（あるいは魔術的な）説明がなされ，時には治療者さえもただ「変化」を起こすもくろみ以外の何者でもないとみなされる。つまり従来の治療のように，家族の問題と思われる関係を治療者の理想にそって変化させようという方向づけを持たず，「今までとは違った行動をまず起こす」ことから始めるという，明らかに異なる治療的パラダイムを持っている。そこには現実構築主義（constructivism）の要素である「人にはそれぞれの現実（現実認識の仕方）があり，ただ一つの事実あるいは現実などはない」という見方が根底にあるようだ。治療者も，このいわば相対的な現実に漂っているのであり，その役割はただシステムに変化を起

こすためだけの存在で十分というわけである。したがってMRIのこうしたパラダイムは，対象を家族にとどまらずさまざまなケースに適用されている。

（２）戦略的家族療法（strategic family therapy）

「戦略的」とは，総称としては問題解決志向型で短期の心理療法を示していると言える。ここで述べるものはMRIを離れた後のヘイリー[17, 18]⇒35によって発展した心理療法を示している。ヘイリーはエリクソン，MRIそして構造派を創始したミニューチンの治療成果を吸収しつつ，一つのモデルを提示した。したがって，多くの作業仮説の由来を推定することができ，折衷的なモデルであるとも言えよう。

構造派にならってこの流派も，両親の子どもをコントロールするパワーと家族のヒエラルキーの治療的な役割を強調する。症状は家族システムの機能不全（dysfunction）を象徴し，家族システムは症状を取り込んだホメオスターシスを維持する。こうした症状が出現しやすい時期は，家族のライフサイクルにおける節目（例：子どもの自立の時期など）であるとされる。こうした時期，家族システムは今までのルールなどを変更し，再適応する必要に迫られるが，こうした変化に耐えられないと家族員の誰かが症状を呈すると考えられる。したがって患者自身の洞察による症状の消去は期待できず，家族システム全体の変化が必要となる。しかし治療者は全体を変化させる必要はなく，一部の変化を促すだけでよく，それに連動してシステム全体の変化が起こると考えている。

治療の期間はおおむね短く，治療セッション数は限られている。MRIよりも構造派の言うジョイニングにエネルギーを費やす傾向にあり，構造派よりも家族のインターアクションの「プロセス」に注意を向ける。MRIと同じくセッション間での行動課題を与えることが多く，特徴的な指示の中には症状がなくなった「振りをさせるpretending」指示や，症状を続ける指示や，さらには症状行動に肯定的な意味を与え（positive connotation），今まで以上に行うように強制する「オーディルordeal：苦しい試練を敢えて与えること」と言われる指示（もしくは処方）がある。戦略派の間接的，逆説的で奇抜な介入のバラエティは多岐にわたるが，ヘイリーはその多くをエリクソンから学んだと考えられている。しかし，ハモンドHammond, C.D.[19]によれば，エリクソン自身の指示は，その80％が直接的指示（たとえば，症状を楽にするにはこうした方がよいなどと，患者にも納得のいく指示と励ましを与える）であったとされている。戦略派の治療者はMRIよりも治療の成否に責任と関心を払い，構造派のように来談した家族固有の文化や価値観を治療上重要な要素と考える傾向にある。

（３）ミラノ派（狭義のシステミック・アプローチ）

パラツォーリSelvini-Palazzoli, M.を中心とするミラノ派は，その斬新でセンセーショナルな著書[44]とともに世界中に知られるようになった。はじめは，統合失調症を生じさせる可能性のある家族内インターアクションの生き生きとした記述に多くの者の関心が向いたと思われるが，その治療理論の本質は「仮説を立てること－循環性－

中立性：セッションを指揮する者のための三つの手引き」[45)]⇒*25*と題する論文に集約されている。家族システム論に拠っているのは言うまでもないが，彼らの情報収集の巧みさには目を見張るものがあった。すなわち家族関係を浮き立たせるような質問を，家族がその質問の意図を読むよりも遥かに早く矢継ぎ早にあびせかけ，治療チームは作業仮説を立て，時にはすぐさま面接者にそれを確認できるような質問をするようにインターフォンを使うなどして指示を出す。作業仮説はすぐれて循環的な因果律からなるために，こうした質問法は円環質問法（circular questioning）と命名された。治療者たちの視点は家族「関係」のみにあり，その関係を探究すべく目まぐるしく仮説を立てる。あえて個々の家族員がどういう人物であるかには注意を向けない。彼らのいう中立性とは，このように治療者がある特定の家族員やその家族の相互作用からは距離のある地点にいて，家族を客観的に観察し続けることを示す。こうした治療者には家族の方も影響（当初彼らはベイトソンらの統合失調症家族に対する業績を踏まえて，家族の治療者への影響すら病原的であると考えた）を及ぼすことができないと考えたのである。

面接も10回ほどを1カ月ほどの間隔で行ったり，家族を面接室に待たせておいて，面接者がチームに合流し，仮説とそれに対する介入について討論する時間が定式化されて設けられたりするなど独特であった。介入は家族に対して面接者から治療チームの討論の「結論」を口上するようにやや一方的になされる。内容は，多くは症状や問題点に対する肯定的意味づけ（positive connotation / reframing）や逆説的なコメントがなされるが，際立って特徴的なのは「儀式」的な色彩の強い行動の指示（処方）がなされる点である。ただしMRIや先の戦略派と異なるのは，ミラノ派ではそれほど症状行動に拘泥しない指示内容が出される点である。それは彼らの考えの中心があくまで相互作用からなる家族システムであり，どの相互作用を変えてもツボ（nodal point）に当れば全体が変化し得るのだと信じていたからである。この点が狭義のシステミック・アプローチと呼ばれているゆえんである。

5．おわりに

家族療法の1980年代までの発展と主な家族療法学派について述べてきた。冒頭でも述べたが，他の心理療法と違い，家族療法の発展の様相は複雑であり多くの分岐がある。筆者は，その始まりをフロイトとベイトソンに求めた。家族療法の発展の歴史を述べたものはほとんど，この二人を歴史の頂点に置くことはない。多くのものはベル Bell, J.E.[5)]やマイデルフォート Midelfort, C.[32)]など，アッカーマンに先駆けて家族との「合同面接」をもった治療者をその祖としたりもしている。

しかし，筆者にはどうしてもアンチ精神分析として，家族療法が発展してきたとは思えなかった。つまりフロイトは，その精神分析療法の確立までに，患者個人に与え

る家族の影響を避けて通れぬものと自覚し,その結果,家族からの直接の影響を治療者が受けないように中立性を保とうとした。しかし,一方で,いままで多くの精神分析家がクローズアップしてこなかったことだが,フロイト自身,そうした頑なな治療的操作と厳格な治療適用の故に取りこぼした重要な治療的要因である「現実の家族」の患者への強大な影響力について,講義『精神分析入門』[13,14]の中で今後の重要な治療的要因として注意を喚起している。しかしながら,この父であるジグムンド・フロイトに忠実な娘アンナ・フロイトFreud, A.は,児童分析という分野を開発しながら,父の治療原則を堅持しようとし,子どもとは児童精神分析医のみがもっぱら面接に当たり,副次的な情報を得,心理教育的介入を行う目的でソーシャル・ワーカーなどが母親面接にあたっていた。

　こうした治療形式はややしばらく標準的なものとして米国でも続くことになったが,アッカーマンはこうした母子並行面接での分析医とワーカーとの話し合いのさなかに,子どもの中に内在化された母子関係ではなく,いっそのこと「現実の母子関係」を直に観察し,そこに直接関わろうという革新的な方法に面接を展開した。そして多くのケースで治療効果を上げ,家族合同面接が一つの治療法として確立されていったわけである。はじめはこうした精神分析療法に対する「邪道」ともいうべき家族合同面接は,アッカーマンの"The Psychodynamics of Family Life"(邦訳『家族生活の精神力学』)[1]⇒1の出版の頃には,多くの治療者に受け入れられるものになっていった。

　このように振り返ってみると,やはり精神分析とそれをサポートしかつ精神障害への環境因をはじめから重要視していた米国精神医学とが,家族療法の誕生の準備状況を育んできていたと言えるのではなかろうか。さらにその後「一般システム論」[47]が米国の医学全体においても好意的に受け入れられ,精神医学の中にも,精神衛生や福祉の領域でも幅広く浸透していったことが,特に1970年以降の家族療法の爆発的な発展を促したのは言うまでもない。

文　献

1) Ackerman, N. : Psychodynamics of Family Life. Basic Books, New York, 1958(小此木啓吾,石原潔訳:家族生活の精神力学(上・下). 岩崎学術出版社, 1967, 1970)⇒1
2) Ackerman, N. : Treating the Troubled Family. Basic Books, New York, 1966.
3) Barker, P. : Basic Family Therapy. Blackwell Scientific Publications, London, 1986(中村伸一,信国恵子監訳:家族療法の基礎. 金剛出版, 1993)⇒75
4) Bateson, G., Jackson, D.D., Haley, J. et al. : Toward a theory of schizophrenia. Behavioral Science, 1 (4) ; 251-264, 1956.⇒1
5) Bell, J.E. : Family Therapy. Jason Aronson, New York, 1975.
6) Boszormenyi-Nagy, I., Spark, G. : Invisible Loyalties. Harper & Row, Hagerstown, MD, 1973.⇒12
7) Bowen, M. : Theory in the practice of psychotherapy. P.J.Guerin (ed.) Family Therapy :

Theory and practice, Gardner Press, New York, 1976.
8) Bowen, M. : Family Therapy in Clinical Practice. Jason Aronson, New York, 1978. ⇒ *19*
9) Carter, B., McGoldrick, M. (eds.) : The Changing Family Life Cycle : A framework for family therapy (2nd ed). Allyn and Bacon, Needham Heights, MA, 1989.
10) Duhl, F.J., Kantor. D., Duhl, B.S. : Learning, space, and action in family therapy. D.A.Bloch (ed.) A Primer of Sculpture : Techniques of Family Psychotherapy, pp.47-64, Grune & Stratton, New York, 1973.
11) Epstein, N., Schlesinger, S.E., Drydem, W. (ed.) : Cognitive-Behavioral Therapy with Families. Brunner/Mazel, New York, 1988.
12) Framo, J.L. : Explorations in Family and Marital Therapy : Selected papers of James L. Framo. Springer Publishing, New York, 1982.
13) Freud, S. : Volesungen zur Einfuhrung in die Psychoanalyse. Gesammelte Werke, Bd, XI, XV, Imago Publishing, London, 1940（高橋義孝，下坂幸三訳：精神分析入門下巻. pp.187-188, 新潮文庫，1988）
14) Freud, S.：（1940）Ibid.（高橋義孝，下坂幸三訳：同上，pp.188-189）
15) Haley, J. : Strategies of Psychotherapy. Grune and Stratton, New York, 1963（高石昇訳：戦略的心理療法．黎明書房，1986）⇒ *41*
16) Haley, J. : Uncommon Therapy : The psychiatric techniques of Milton H.Erickson, MD. W.W.Norton, New York, 1973.
17) Haley, J. : Ordeal Therapy : Unusual ways to change behavior. Jossey-Bass, San Francisco, 1984（高石昇訳：戦略的心理療法の展開：苦行療法の実際．星和書店，1988）
18) Haley, J. : Problem-solving Therapy for Effective Family Therapy (2nd ed). Jossey-Bass, San Francisco, 1987. ⇒ *35*
19) Hammond, C.D. : Myths about Erickson and Ericksonian hypnosis. Am.J.Clin.Hypn., 26 ; 236-245, 1984.
20) Holtzworth-Munroe, A., Jacobson, N.S. : Behavioral marital therapy. A.S.Gurman, D.P. Kniskern (eds.) Handbook of Family Therapy, Vol II, pp.96-133, Brunner/Mazel, New York, 1991.
21) Jackson, D.D. : The Etiology of Schizophrenia. Basic Books, New York, 1960.
22) Jackson, D.D. : Myths of Madness. Macmillan, New York, 1964.
23) Jacobson, N.S., Margolin, G. : Marital Therapy : Strategies based on social learning and behavior exchange principles. Brunner/Mazel, New York, 1979.
24) Kernberg, O. : Object-relations Theory and Clinical Psychoanalysis. Jason Aronson, New York, 1976.
25) Kirschner, D.A., Kirschner, S. : Comprehensive Family Therapy : An integration of systemic and psychodynamic treatment models. Brunner/Mazel, New York, 1986.
26) Klein, M. : Contributions Psychoanalysis. Hogarth Press, London, 1948.
27) Laing, R.D. : Mystification, confusion and conflict. In I.Boszormenyi-Nagy, J.Framo (eds.) Intensive Family Therapy, Harper & Row, New York, 1965. ⇒ *5*
28) Lidz, T., Cornelison, A., Fleck, S. : Schizophrenia and the Family. International Universities Press, New York, 1965（高臣武史，鈴木浩二，佐竹洋人監訳：精神分裂病と家族．誠信書房，1971）⇒ *8*
29) Mahler, M., Pine, F., Bergman, A. : The Psychological Birth of the Human Infant. Basic Books, New York, 1975（高橋雅士，他訳：乳幼児の心理的誕生．黎明書房，1981）

30) McGoldrick, M., Gerson, R. : Genogram in Family Assessment. W.W.Norton, New York, 1985（石川元，渋沢田鶴子訳：ジェノグラムのはなし．東京図書，1988）⇒ 56
31) Meyer, A. : Objective psychology, or psychobiology with subordination of the medically useless contrast of mental and physical. JAMA, 65 ; 860, 1915.
32) Midelfort, C. : The Family in Psychotherapy. New York, McGraw-Hill, 1957.
33) Minuchin, S., Montalvo, B., Guerney, B.G. et al. : Families of the Slums : An exploration of their structure and treatment. Basic Books, New York, 1967.
34) Minuchin, S. : Families and Family Therapy. Harvard University Press, Cambridge, MA, 1974（山根常男監訳：家族と家族療法．誠信書房，1984）⇒ 33
35) Minuchin, S. et al. : Psychosomatic Families : Anorexia nervosa in context. Harvard University Press, Cambridge, MA, 1978（福田俊一監訳：思春期やせ症の家族．星和書店，1987）⇒ 48
36) Minuchin, S . : Family Therapy Techniques. Harvard University Press, Cambridge, MA, 1981.
37) Napier, A.Y., Whitaker, C.A. : The Family Crucible. Harper & Row, New York, 1978（藤縄昭監修：プライス家の人々：家族療法の記録．家政教育社，1990）⇒ 67
38) Patterson, G.R. : Coercive Family Process. Castalia, Eugene, OR, 1982.
39) Patterson, G.R., Reid, J.B., Dishion, T.J. : Antisocial Boys. Castalia, Eugene, OR, 1992.
40) Russel, G.M., Szmukler, G.I., Darc, C. : An evaluation of family therapy in anorexia nervosa and bulimia nervosa. Arch.Gen.Psychiatry, 44 ; 1047-1056, 1987.
41) Satir, V. : Peoplemaking. Science and Behavior Books, Palo Alto, CA, 1972.
42) Satir, V. : Conjoint Family Therapy (3rd ed). Science and Behavior Books, Palo Alto, CA, 1983. ⇒ 7
43) Scharff, D.E., Scharff, J.S. : Object Relations Family Therapy. Jason Aronson, Northvale, NJ, 1987.
44) Selvini-Palazzoli, M., Boscolo, L., Cecchin, G. et al. : Paradox and Counterparadox. Jason Aronson, New York, 1978（鈴木浩二監訳：逆説と対抗逆説．星和書店，1989）
45) Selvini-Palazzoli, M., Boscolo, L., Cecchin, G. et al. : Hypothesizing-circularity-neutrality : Three guidelines for the conductor of the session. Family Process, 19 (1) ; 3-12, 1980. ⇒ 25
46) Sherman, R., Dinkmeyer, D. : Systems of Family Therapy : An adlerian integration. Brunner /Mazel, New York, 1987.
47) von Bertalanffy, L. : General System Theory. George Braziller, New York, 1968（長野敬，太田邦昌訳：一般システム論．みすず書房，1973）
48) Watzlawick, P.A., Beavin, J.H., Jackson, D.D. : Pragmatics of Human Communication. W.W. Norton, New York, 1967（山本和郎監訳：人間コミュニケーションの語用論：相互作用パターン，病理とパラドックスの研究．二瓶社，1998）⇒ 89
49) Weiner, N. : Cybernetics, or Control and Communication in the Animal and the Machine. MIT Press, Cambridge, MA, 1961.
50) Wynne, L.C., Ryckoff, I., Day, J., Hirsch, S. : Pseudomutuality in the family relations of schizophrenics. Psychiatry, 21 ; 205-220, 1958. ⇒ 3
51) Wynne, L.C., Jones, J.E., Al-Khayyal, M. : Healthy family communication patterns : Observations in families "at risk" for psychopathology. In F.Walsh (ed.) Normal Family Processes, Guilford, New York, 1982.

【3】家族療法とシステム論

楢林理一郎

　家族療法が他の心理臨床領域とひと味異なる臨床領域となったのは，単に伝統的な個人療法の前提を超えて「家族」という複数の個人を対象としたところにのみあるのではない。むしろ，新たな臨床の対象を設定したことを契機に，対象をどのように捉えるかという認識論（epistemology）の領域にまで踏み込んで議論を展開し，時代の社会的価値観の変動や思想的な潮流の変化に呼応し，治療者自身の「まなざし」をも対象化しながら，新たな臨床のパラダイムを提起しようとしてきたところにあると言うことができる。

　本章では，家族療法の特徴を際立たせてきたシステム・サイバネティクスの認識論と家族療法の関係を中心に，90年代のポストモダニズムの登場までの認識論の流れを概観してみた。

1．システム論の登場（1950年代から60年代）

　前章までに述べられたように，初期の家族研究は，統合失調症の成因論における家族的文脈に注目した当時の研究者たちによって始められた。初期の研究は，主に精神力動論の視点から行われるものが多かったこともあり，主に家族成員の個人的要因に注目されていた。また，家族を集団としてとらえる発想から家族集団療法などが行われるようになった[12, 21]。

　やがて，統合失調症の患者と家族を一緒の場で直接観察することによって家族全体を見ようとした当時の研究者たちの中から，家族を「システム」としてとらえる発想が広がることとなった[13] ⇒ *42*。

　1950年代，家族療法はそれぞれに特色の異なる場所で，たとえば，クラーク大学のベル Bell, J.W.，メニンガークリニックから後に NIMH（米国精神衛生研究所）へ移ったボーエン Bowen, M.，ニューヨークのアッカーマン Ackerman, N.，そして，カリフォルニアのパロアルト（Palo Alto）のジャクソン Jackson, D.D. とヘイリー Haley, J. らによってそれぞれ始められた[21]。

　特に，ベイトソン Bateson, G. らによる「二重拘束説」（1956）やジャクソンの「家族ホメオスターシス」（1957）を嚆矢とし，以後パロ・アルトのグループを中心に，システム・サイバネティクスの考え方を基礎にした統合失調症の家族のコミュニケーション研究が発展した。すなわち，症状行動を円環的な相互交流システムの中で捉えようとする円環的認識論を背景に，家族システムをネガティヴ・フィードバックによ

ってバランスを保とうとする平衡維持システムになぞらえて理解しようとするもので，その後のシステム論的家族療法の理論的展開の一つの中心的な視点となった[13] ⇒*42*（⇒*65, 89*）。

以後，家族療法が他の心理療法とは一線を画す新たな臨床のパラダイムとなったのは，この円環的認識論にあると言ってよく，家族療法が単なる臨床技法に留まらず，人間の行為への新しい理解の視点，すなわち「関係性」への視点を提起してゆくことになった。

2．システム論のさまざまな流れ

ところで，システム（system）という言葉は，通常「体系」あるいは単に「系」と訳される。現象を系として捉えようとする全体論的な認識論がシステム論の基礎にあるが，1950年代以降，家族療法に大きな影響を与えたシステム論は，上述のベイトソンら（正確にはベイトソンの後継者たち）によって発展したシステム・サイバネティクスを指す。しかし，当時のサイバネティクスは機械モデルにのっとっており，感情や信念，価値観など人間的な要素を排除したところに成立していた。

システム論は，1920年代からベルタランフィ Bertalanffy, L. von が生物学における有機体論を源泉に展開した「一般システム理論 general system theory」[22] をその理論的な原点としている。サイバネティクスは，いわばそのシステム解析を扱う理論として発展したと言えるが，ベルタランフィ自身は，一般システム理論それ自体は人間主義的な関心に向かうものであるとして，機械論的な傾向とは一線を画していた。たとえばホメオスターシスの図式は人間活動の説明原理としては不十分であると述べるなど，機械論モデルの限界を指摘していた。むしろ，システム論は本来相対主義的な認識を基礎にしており，たとえばカテゴリーの生物学的，また文化的相対性，遠近法主義（パースペクティヴィズム perspectivism）的な見方などに言及し，デカルト流の心身二元論を超えて，物質と精神の両者がその形式構造において同型のものとして「共通の言語」で語られるものとなることを志向していた[22]。

ただ，ベルタランフィは家族療法と直接の接点があったわけではなく，ベイトソンほどには引用されることはなかった[21]。ニコルス Nichols, M.P.[21] らの述べるように，もし，ベルタランフィが家族療法にもっと大きな影響を与えていたならば，90年代にようやくナラティヴ・セラピストたちによって取り上げられるようになった協同（collaboration）や人への尊厳，性や人種による差別のテーマや，絶対的真実や普遍性の相対化といったテーマに，家族療法家はもっと早く取り組むことができたのかもしれない。

付け加えれば，システム論は家族療法にのみ影響を与えたわけではなかった。むしろ，ラパポート Rapaport, D.（1960）が「心理学における開放システムの流行病的人

気」（文献22）邦訳版p.201）と言うほどに，1950年代の心理学，精神医学全般にわたり一般システム理論は影響を与えていた。しかしそれは，当時のアメリカ心理学が，反応する有機体モデル，すなわち「人間のロボット・モデルに支配されていた」（ベルタランフィ22））事情を反映していたと言えよう（ちなみに，精神医学領域では，アリエティArieti, S.やメニンガーMenninger, K.などがシステム論に言及していた（文献22）邦訳版p.201）。

一方，前章でも触れられたボーエンBowen, M.も独自の家族システム論を展開した。ボーエンの家族システム論（1957）は，1954年からNIMHにおいて開始した家族全員入院の経験から発展したもので，家族システムを生物の系統発生的に古層の情動システムとして捉えようとした独自の理論を展開した ⇒ *101*

このような家族療法への関心の高まりの中で，1962年にパロ・アルトのMRIグループとアッカーマンによって創刊された"Family Process"は，家族療法を心理療法における一つの学術的な領域として確立させ，以後現在に至るまで，家族療法領域の理論と実践におけるもっとも指導的な学術雑誌となっている。

3．システム論的家族療法の興隆（1970年代）

1）家族療法の黄金期

70年代の家族療法は，前述のシステム・サイバネティクスに基づくシステム論的家族療法を中心に，世界のさまざまな地域で家族療法が展開した。何人ものマスターセラピストと呼ばれる指導的な家族療法家が登場し，それぞれ独自の理論や臨床を展開した。その詳細については，前章で触れられているのでここでは詳しく述べないが，とりわけ，ミニューチンMinuchin, S.らによる構造的アプローチ，ヘイリー，ウィークランドWeakland, J.，ワツラウィックWatzlawick, P.らMRIスタッフによるコミュニケーション・モデルや，またパラツォーリPalazzoli, M.S.らのグループによってミラノで独自に発展したシステミック・アプローチ（ミラノ派）などの戦略的アプローチ，ボーエン流のアプローチなどが主流を成して，いわば「家族療法の黄金期」[21]とも呼ばれる時代となった。

後に1980年代になり，当時の本邦の家族研究家たちによって国内に紹介された欧米の家族療法は，主に上記のアプローチを指し，まとめてシステム論的家族療法と呼ばれるなど，本邦の心理療法に大きな影響を与えることになった。

2）新たなシステム認識への胎動

ところで，60年代から70年代のシステム論は，システムの過程（process）よりも構造（structure），変容（transformation）よりも安定（stability）に注目し，負のフィードバック・ループによって維持される「形態維持morhostasis」に注目していた[7]。

これに対し，前述のベルタランフィは進化的，動的な相互作用が生命システムの複雑な秩序，組織化に寄与するとの考えを強調し[7]，また，マルヤマ Maruyama, M. (1963) は正のフィードバック，すなわち逸脱－増幅過程がシステムを変容させてゆく「形態発生 morphogenesis」の重要性を喚起し，「セカンド・サイバネティクス second cybernetics」の考え方を提起した[18]。

　やがて，デル Dell, P. とグーリシャン Goolishian, H.A.[7] は，プリゴジン Prigogine, I. の「ゆらぎをとおした秩序 order through fluctuation」やマツラナ Maturana, H.R., ヴァレラ Varela, F.J. のオートポイエーシス（autopoiesis）の概念を援用しながら，70年代に始まった進化的なシステムの変容をテーマとした自己組織化論に注目を向けた。また，二項対立に基づく西欧の近代的な認識論，すなわち観察者と対象世界の二元論によるシステム認識の限界を指摘し，「システムの不変性とは，システムそれ自体の性質ではなく，われわれがそう記述すること（description）」（マツラナ，1979；文献[7]より）なのであり，われわれは宇宙を名づけることのできる部分に分割することによってしか認識することはできず，現実を認識することは観察者自身による自己言及（self-reference）を免れないこと，現実とは相対的なものであることを述べ，後述するような80年代に訪れる家族療法における認識論的な変動を準備することとなった。

　このように，70年代に飛躍的に発展したシステム論的アプローチ（あるいはシステムズ・アプローチ），家族システム論は，近代科学に支配的な世界観，すなわち対象（家族システム）を観察者（治療者）からは独立した客観的なものとして捉えようとする認識論を前提としていたことが議論されるようになり，新たな認識論への胎動が始まった。

4．家族療法の変動期（1980年代）

1）変動する認識論

　80年代に入ってからの欧米における家族療法は，その背景をなす認識論についての議論，フェミニズムからの批判，家族会からの批判などに直面し，理論的にも実践的にも大きな変革期を迎えることになった。すなわちそれは，従来の科学で前提とされてきた「客観性」や「絶対的な真実」「普遍性」を相対化する議論や，既成の（特に男性優位の）価値基準や信念，権威への懐疑として提起され，また，それらを前提に形成されてきた諸理論への批判や，医療における消費者運動の高まりを背景にした治療者－クライエント関係におけるヒエラルキー構造への批判などを含むものであった。

　1982年のデルの"Beyond homeostasis : Toward a concept of coherence"[8]をはじめとして"Family Process"誌上でその後展開された"the great epistemology debate"

（ホフマン Hoffman, L.[15]）を契機に、「家族ホメオスターシス」や（治療者の）"power""control"といった従来の家族療法の依拠してきた認識論や基礎概念への懐疑が一気に吹き出した。同時に、相前後して、"autopoiesis"（マツラナ、ヴァレラ[19]）、"second-order cybernetics"（フェルスターvon Foerster, H.[23]）、"constructivism"（ワツラウィック[25]）、"radical constructivism"（グラセルフェルト von Glaserfeld, E.[24]）などの概念が相次いで家族療法領域で紹介され、80年代前半の多くの家族療法家たちは、認識論上の議論に半ば翻弄され、「constructivismとの恋に落ちた」（ホフマン[16]）と言われるほどであった。

なかでも、フェルスター[23]は、従来の"observed system"（システム外部の観察者から観察される独立した対象としてのシステム）から、"observing system"（観察者をも含み観察者に依存したシステム）への視点の変換を提起し、従来のサイバネティクスをファーストオーダー・サイバネティクス（first-order cybernetics）、後者をセカンドオーダー・サイバネティクス（second-order cybernetics）と呼んだ。フェルスターによれば「現実」は「最低二人の観察者にとって一致した参照枠」として再定義されることになる（ホフマン[14]より引用）[20]。

2）セカンド・オーダーの家族療法（第2次家族療法："second-order" family systems therapy）

上述の一連の80年代前半の潮流を踏まえて1985年にホフマン[14]は、"second-order" family systems therapyと名づけた家族療法の新たなスタンスを提起した。それは、1）"observing system"のスタンスをとり、治療者自身のコンテクストをも含むこと、2）（治療者－クライエント関係は）ヒエラルキー構造であるよりも協同的（collaborative）であること、3）ゴールには、変化を起こすことでなく、変化のためのコンテクストを設定することに力点を置くこと、4）操作的でありすぎないような方法、5）問題の「円環的」な評価、6）（クライエントに対し）非難的でも判定的でもない見方をとること、の6項目を特徴とした。

セカンド・オーダーの視点（second-order view）とは「ものの見方についての見方 views about views」の立場に立つこと[14,17]を指し、相手との作用を自己言及的な視点で捉えることを意味する。この立場に立つことにより、治療的変化の内には治療者自身の変化も含まれ、治療者は決して変化の外部には立つことができないこと、むしろ治療行為を治療者とクライエントが対等な立場をとる協同的（collaborative）で創造的な「過程」として捉え、行動の変化より「意味の生成」を重視する立場をとることなどが含意されることとなった。この流れの中では必然的に、治療者にとって外部の「家族システム」という概念や、機械工学的なファースト・サイバネティクスに基づく「フィードバック」「介入intervention」などの治療上の概念はその意義を失うこととなった。

3）social constructionism（社会構成主義）と「システム」概念の言語論的転回

　一方，80年代中頃にガーゲン Gergen, K.J.[9]によって心理療法領域に提起された「社会構成主義 social constructionism」の概念[6]（⇒94）は，前述のような認識論的な変動期の最中にあった家族療法の中で次第に浸透し，"現実 reality" は社会的過程，すなわち言語的な相互交流の過程の中に構築されるという認識が受け容れられるようになってきた。この認識は，治療システムそれ自体が言語システムに他ならないとの認識を喚起し，それまでの家族療法理論の前提となっていた「システム」の捉え方を大きく転回させることとなった[注記]。

　すなわち，従来の第一次家族療法で用いられてきたシステム論では，前述のようにシステムは秩序や安定を志向する平衡維持システムと捉えられ，その秩序が維持できなくなった時「問題」が生じるとみなすこと，すなわち「システムが問題を産み出す」との認識を前提にしてきた。アンダーソン Anderson, H.とグーリシャン[2,3] ⇒54は，家族療法家たちがこのような認識を当然のものとして受け入れてきた背景に，第2次大戦後の社会学の領域で，多大の影響力を与えていたパーソンズ Parsons, T.の社会システム論の影響が大きいこと，また，パーソンズの依拠したサイバネティクスはファースト・オーダーに属するものであることを指摘した。パーソンズの機能－構造主義的（システムの働きを，全体の構造を維持するために各要素が機能（貢献）し合っていると見る見方）な社会理論によれば，「家族システム」は，個人－家族－社会という上位が下位を支配（あるいは下位は上位のために貢献）する階層構造（「タマネギ理論 onion theory」）の中に位置づけられ，階層性を持ち平衡維持的に機能する社会構造の「部分」として描かれることになる。同様に，家族成員は家族という構造を維持するためにその一要員として貢献し，時には自己犠牲的に症状を表してまで家族システムの平衡を維持しようとしている（症状の機能性 symptom functionality）という見方を観察者にもたらすことになる。また，このような前提に立つ治療理論によれば，治療行為とは，「問題」を産み出している「病理的なあるいは機能不全に陥った家族システム」を，「健全なあるいは機能的な家族システム」に向けて，治療者が「介入」「コントロール」し，階層的な秩序，平衡を回復する過程として描かれることになる。

　アンダーソンとグーリシャン[2,3,10,11] ⇒54は，前述したような "second-order cybernetics"（フェルスター），"constructivism"（ワツラウィック），"autopoiesis"（マツラナ，ヴァレラ，ルーマン Luhman, N.），"social constructionism"（ガーゲン）などの新しい認識論を俯瞰しながら，「人間のシステム human systems」が基本的には「言語的なシステム linguistic systems」であることを指摘した。さらに，「治療システム（あるいは問題／解決システム）」とは，問題以前からすでに存在しているシステムではなく，「問題」を巡ってコミュニケートしようとするメンバーによって構成されるシステム，すなわち問題がシステムを決定する "problem determined system"[2]なのであり，「問題」とされたことを巡る言語的な活動の内に組織され，

同時に問題を解消してゆくシステム"problem-organizing, problem-dis-solving system" [3]⇒**54**であると提起した。

すなわち，「問題」とは，対話的にコミュニケーションが進行してゆく中で共進化的（co-evolve）に形成される意味づけの一つの形（form）であり，治療的な過程とは，新たな対話の継続により新しい肯定的な意味づけが産み出され，新たな物語が構成されること，つまり「問題」とされる意味づけが解消してゆく過程を指すことになる。このような過程にあっては，治療者の役割は，対話的会話が継続してゆくことを目指して質問を続け，それへの答えがさらなる質問を産み，新たな意味が形成されてゆくような「治療的会話 therapeutic conversation」[3]⇒**54**を継続してゆくことであり，会話の参与的マネージャー（participant manager of conversation）[3]⇒**54**となる。つまり，「問題」をすでに実在する固定的なものとして扱うような質問をしたり，問題の成り立ち（原因）を探求するよりも，会話を通して治療者とクライエントが協同（collaboration）して新たな「治療的現実」，あるいは新しい「物語 narrative」「ストーリー」を創り上げることにより，問題の解消（dis-solve）が目指されることになる。そこにおいては，治療者の技術とは，質問の技法として結晶化されることになる[20]。

さらに後にアンダーソンとグーリシャンは，サイバネティクスは，第一次であれ第二次であれ，秩序化されたコントロールの理論であり，サイバネティクスのパラダイムの中に留まる限り，パワーとコントロールの議論から免れることはできないこと，また，「意味」や「人の精神」を間主観的（intersubjective）なものとして捉えようとする時，これらの概念はサイバネティクスのパラダイムの中では記述できないことを述べ，サイバネティクスからの決別を宣言した[4]。

言い替えれば，80年代後半には，「システム」を捉える認識論としてのシステム・サイバネティクスの限界が明らかとなり，むしろ当時の現代思想における言語論的な転回や解釈学的転回の動向を背景に，「システム」を言語的な，意味の領域において再定義しようとする流れが浮かび上がってきたと要約できよう[20]。

このような一連の流れの中で，1988年のアンダーソンとグーリシャンによる"Human systems as linguistic systems"と題された論文[3]⇒**54**は，家族療法領域における認識論，システム論の言語論的転回ともいうべき動向を印象づける論文と言え，その後90年代に入って家族療法の領域で展開するポストモダニズムの潮流を方向づけることになった。

同じ頃にノルウェーのアンデルセン Andersen, T. によって提起されたリフレクティングチーム（reflecting team）[1]⇒**99**の考え方も，治療を対話的プロセスの生み出す意味の生成の過程として描き，その過程の中での治療者とクライエントの対等な関係を強調するポストモダンに属する特徴を有し，その後の家族療法にやはり大きな影響を与えた。

4）家族療法におけるポストモダニズム（90年代へ）

以上のような流れを受けて，90年代の家族療法はそれ以前とは認識論，方法論あるいはスタンスを大きく異にするアプローチが登場した。これらの新しい潮流をひと言で特徴づけるならば，"家族療法におけるポストモダニズム（postmodernism）"と言うことができる[16,20]。

その内容は，先に見たように，現実の社会的構成という相対主義的な認識論へのシフト，人間のシステムである治療システムを言語的なモデルとしてとらえる視点，それによって，治療行為を新たなストーリーの創出をめざした「治療的会話」の過程ととらえる視点や，会話の推進者としての治療者の役割，対等で協同的な治療者ークライエント関係などのさまざまなレベルにおいて反映されている。

90年代になって展開するこのポストモダニズムの潮流は，前述のアンダーソンのcollaborative approach[5] ⇒ *100* やオーストラリアのホワイト White, M.らのナラティヴ・セラピー（narrative therapy）[26]などをはじめ多様な実践の拡がりを見せている。本邦でもこれらをまとめて「ナラティヴ・セラピー」あるいは「ナラティヴ・アプローチ」と呼び，議論が活発となっている[27] ⇒ *72*。

その内容については次章で述べられるが，この"家族療法におけるポストモダニズム"の特徴について，これまでの議論を整理して表に示した。

表　家族療法におけるポストモダニズム（楢林[20]を改変）

1. 認識論：		
	システム・サイバネティクス	→ 言語／解釈モデル（言語論的転回）
	客観性，普遍性の概念	→ 「現実」の社会的構成，多元性，相対主義
	変化の外部に立つ観察者	→ 共進化的モデル
2. 治療の対象と治療行為		
	対象としての家族システム	→ （治療者をも含む）治療システム
	介入，コントロール	→ 「意味」の生成過程，「治療的会話」
	目標としての「変化」	→ 新たな物語（narrative），ストーリーの創出
3. 治療者とクライエントの関係		
	「専門家」ポジション	→ クライエントとの対等で協同的（collaborative）なポジション，会話の参与的推進者

注　記

"social constructionism"の邦訳には，「社会的構築主義」と「社会構成主義」がある。家族療法の文脈では，後者が用いられる。このあたりの事情について詳しくは，当学会誌[27]所収の各論文，座談会の記録などを参照のこと。

文　献

1) Andersen, T.: The reflecting team: Dialogue and meta-dialogue in clinical work. Family Process, 26 (4); 415-428, 1987. ⇒ *99*
2) Anderson, H., Goolishian, H.A., Windermand, L.: Problem determined systems: Towards transformation in family therapy. Journal of Strategic & Systemic Therapies, 5; 1-13, 1986.
3) Anderson, H., Goolishian, H.A.: Human systems as linguistic systems: Preliminary and evolving ideas about the implications for clinical theory. Family Process, 27 (3); 371-393, 1988. ⇒ *54*
4) Anderson, H., Goolishian, H.A.: Beyond cybernetics: Comments on Atkinson and Heath's "Further Thoughts on Second-Order Family Therapy". Family Process, 29 (2); 157-163, 1990.
5) Anderson, H.: Conversation, Language, and Possibilities: A postmodern approach to therapy. Basic Books, New York, 1997 (野村直樹, 青木義子, 吉川悟監訳：会話・言語・そして可能性：コラボレイティヴとは？セラピーとは？　金剛出版, 2001) ⇒ *100*
6) Burr, V.: An Introduction to Social Constructionism. Routledge, London, 1995 (田中一彦訳：社会的構築主義への招待. 川島書店, 1997)
7) Dell, P.F., Goolishian, H.A.: "Order through fluctuation": An evolutionary epistemology for human systems. Australian Journal of Family Therapy, 21; 175-184, 1981.
8) Dell, P.F.: Beyond homeostasis: Toward a concept of coherence. Family Process, 21 (1); 21-41, 1982.
9) Gergen, K.J.: The social constructionism in modern psychology. American Psychologist, 40; 266-275, 1985.
10) Goolishian, H.A., Anderson, H.: Language systems and therapy: An evolving idea. Psychotherapy, 24; 529-538, 1987.
11) Goolishian, H.A., Winderman, L.: Constructivism, autopoiesis and problem determined systems. Special Issue: Radical constructivism, autopoiesis and psychotherapy. Irish Journal of Psychology, 9; 130-143, 1988.
12) Gurman, A.S., Kniskern, D.P. (eds.): Handbook of Family Therapy. Brunner/Mazel, New York, 1981.
13) Hoffman, L.: Foundations of Family Therapy: A conceptual framework for systems change. Basic Books, New York, 1981. (亀口憲治訳：システムと進化：家族療法の基礎理論. 朝日出版社, 1986) ⇒ *42*
14) Hoffman, L.: Beyond power and control: Toward a "second order" family systems therapy. Family Systems Medicine, 3; 381-396, 1985.
15) Hoffman, L.: Reply to Stuart Golann. Family Process, 27 (1); 65-68, 1988.
16) Hoffman, L.: Constructing realities: An art of lenses. Family Process, 29 (1); 1-12, 1990.
17) Keeney, B.P.: What is an epistemology of family therapy? Family Process, 21 (2); 153-168, 1982.
18) マゴロウ・マルヤマ：セカンド・サイバネティクス. (北川敏男, 伊藤重行編) システム思考の源流と発展, 九州大学出版会, 1987.
19) Maturana, H.R., Varela, F.J.: Autopoiesis and Cognition: The realization of the living. D. Reidel Publishing, Dordrecht, 1980 (河本英夫訳：オートポイエシス. 国文社, 1991)
20) 楢林理一郎：家族療法：最近の進歩. 最新精神医学, 2 (6); 517-525, 1997.
21) Nichols, M.P., Schwartz, R.C.: Family Therapy: Concepts and methods (fifth edition).

Allyn and Bacon, Needham Heights, Massachusetts, 2001.
22) von Bertalanffy, L. : General System Theory : Foundation, development, applications. Braziller, New York, 1968（長野敬，太田邦昌訳：一般システム理論．みすず書房，1973）
23) von Foerster, H. : Observing Systems. Intersystems Publications, Seaside CA, 1981（文献[14]より引用）
24) von Glaserfeld, E. : An introduction to radical constructivism. In P.Watzlawick (ed.) The Invented Reality, W.W. Norton, New York, 1984.
25) Watzlawick, P. (ed.) : The Invented Reality. W.W. Norton, New York, 1984.
26) White, M., Epston, D. : Narrative Means to Therapeutic Ends. W.W.Norton, New York, 1990（小森康永訳：物語としての家族．金剛出版，1992）⇒ *72*
27) 特集「『ナラティヴ・セラピー』を考える」家族療法研究, 18 (2), 2001.

【4】日本の家族療法の展開（1980年代）

楢林理一郎

　日本において家族療法の視点が導入されたのは，鈴木によれば1960年代の中頃であった。当時，家族療法関連の著作がいくつか相次いで邦訳され，家族療法の父と言われるベルBell, J.W.が国立精神衛生研究所を訪れ「家族集団療法」の講義を行った[6]。
　一方，それ以前に社会福祉学におけるソーシャルワークの領域では，早くから家族援助を主要な業務とし，1950年代のはじめ頃には横須賀や京都で家族相談機関が開設されていたが，それが家族療法として発展することはなかった[6]。
　その後，1960年代には前章で述べられたような日本における独特の家族研究がみられた。日大，京大，慶応などにおける研究が知られているが，家族に関心を持つ臨床家は少なかった。ちなみに，1950年代から1970年頃までの日本における家族研究・家族研究の情況については，加藤[3]の興味深いエッセイがある。
　1970年代の終わり頃から，日本における家族療法への関心が高まり始めた。1976年に，関東の有志が集まり「東京家族病理・家族療法研究会」が誕生し，統合失調症の家族研究を中心に家族療法をテーマとした研究会がもたれた。この研究会が発展し，やがて1984年1月に「日本家族研究・家族療法学会」が設立されるに至った。ちなみに，同年4月には「日本家族心理学会」が設立されており，この年を境にして日本における家族療法は大きな発展を始めたのであった[5,6]。
　ところで，この1980年代というのは日本の家族状況が大きく変化し始めたという点でも特徴的な時代であった。すなわち，当時著しく増加しつつあった不登校，家庭内暴力，非行，いじめなど子どもたちの問題が社会問題化し，同時に家族の責任，家族の危機，家庭崩壊などがマスコミによってこぞって叫ばれた時代でもあった。
　また，臨床的にも境界例，摂食障害，家庭内暴力など，衝動性のコントロールの障害によりさまざまな行動化を呈する青年期の症例が増加し，いずれも家族との関係を視野に入れざるを得ない場面に多くの臨床家が直面していた時代でもあった。
　精神医学領域においても家族への関心が高まり，1982年には，加藤と藤縄，小此木の編集による講座『家族精神医学』（全4巻）[2]⇒ **26** が刊行されている。
　ちょうどそのような時期に登場した家族療法は，いわば時代の要請に応える形で，多くの臨床家の関心を引きつけることになった。前章でも述べられたように，ミニューチンMinuchin, S.らによる構造的アプローチ，ヘイリーHaley, J.，ウィークランドWeakland, J.，ワツラウィックWatzlawick, P.らMRIスタッフによるコミュニケーション・モデルや，またパラツォーリPalazzoli, M.S.らのグループによって独自に発展したシステミック・アプローチ（ミラノ派）などの戦略的アプローチ，ボーエン流の

アプローチなどが短期間に一気に紹介され，注目を集めた。これにより，当時の若い精神科医や心理臨床家を中心に家族療法は大きなインパクトを与え，時に万能的なほどの期待感を伴った高揚をもたらすことになった。語源を辿ることは困難であるが，1980年代後半には，上記のシステム論的な認識に基づく家族療法各派の方法論をまとめて，「システム論的家族療法」と呼ぶことが多くなっていた[4]。

1980年代後半になるにつれ，全国各地で家族療法の実践，研修にとりくむ公・私立機関が増加してきた。その領域は，医学，心理学に留まらず，司法，学校教育関連など多岐に渡り，家族療法の特色とも言える多様な領域において展開していった。特に，民間における家族療法の研修，教育は関西圏において活発に行われる情況があった[4,6]。この動向を反映して，この頃家族療法関連の出版物も急増し，1980年代の終わり頃になると日本人による著作も見られ始めるようになった。

このような流れの中で，学会をはじめ国内の公・私立研究機関などが招聘した海外の著名な家族研究・家族療法の専門家たちによる講演，ワークショップは，その後の日本における家族療法の発展に少なからぬ影響を与えるものとなった。学会が招いた代表的な講師として，ミニューチン（1984），リッツ Lidz, T.（1985），ワツラウィック（1986），アンダーソン Anderson, C.M.（1988），ウィン Wynne, L.C.（1990）などの名前が見られる（この間の事情については，鈴木[6]の論文に詳しい）。

しかし一方で，「システム論」をはじめとしてそれまでの心理臨床領域では聞き慣れない理論にとまどいを感じたり，短期間での即効的な問題解決を強調した論調や，その技法にみられる直接的で指示的介入や逆説的な介入など，従来の受容的支持的な心理療法の伝統とは大きく異なる操作的技法に対して，敷居の高さを感じたり批判も見られ，現実に家族療法の臨床実践を行う臨床家はそれほど多くはなかったのが実態であった。

また，日本においては1965年に全国精神障害者家族会連合会（全家連）が設立され，その家族会活動の一環として家族教室という形態の家族のための勉強会活動が始まり，1970年代の後半からは，地域精神科医療への高まりの中で徐々に全国的に普及していった。やがて，1988年になると当時海外から相次いで著名な家族心理教育の専門家を招いたワークショップなどが開催され，この時期以降，日本でのEE研究が始まり，全国規模での家族心理教育，SSTのワークショップも開かれるようになるなど，今日の日本における家族療法の特徴とも言える心理教育的アプローチの発展の基礎が築かれることになった[1] ⇒ *90*。

文　献

1) 後藤雅博：心理教育・家族教室の歴史と現況．（後藤雅博編）家族教室のすすめ方：心理教育的アプローチによる家族援助の実際，pp.195-199, 金剛出版，1998. ⇒ ***90***
2) 加藤正明，藤縄昭，小此木啓吾編：講座「家族精神医学」1〜4．弘文堂，1982. ⇒ ***26***

3）加藤正明：私と家族研究・家族療法．家族療法研究，10 (2)；151-156, 1993.
4）楢林理一郎：（私説）関西家族療法小史．家族療法研究，17 (3)；261-269, 2000.
5）下坂幸三，渋沢田鶴子：展望　家族療法の現況：日本とアメリカの場合．精神医学，38 (10)；1022-1034, 1996.
6）鈴木浩二：日本における家族療法の発展と課題（特別企画：家族を援助する）．こころの科学，第34号，1990.

【5】1990年代以降の家族療法：世界の潮流と日本の現状
　　　　　　　　　　　　　　　［Ⅰ　理論，方法論的な側面から］

A．90年代以降の欧米の家族療法

楢林理一郎

　欧米における90年代の家族療法は，前章までに述べたようなポストモダニズムの潮流がさらに拡がってゆくこととなった。しかし，80年代に大きな認識論的な変革期を経験したとはいうものの，システム論的家族療法（システムズ・アプローチ）は家族療法臨床の基盤として，ポストモダニズムの影響の下に実践的な治療技法として臨床の現場で姿を変え，より多様で実践的な統合されたアプローチに向けて変化していったと言えよう。

　しかし，70年代の家族療法の興隆期に見られたような，著名なマスターセラピストの登場やそれに代表される理論，臨床の各学派の独自性の主張というような図式は，80年代以降の家族療法における認識論的な変革の流れの中で次第に変化し，90年代に入ると，各学派相互の差異の強調よりも，お互いの境界の相互浸透や，あるいは家族療法以外の知的領域との交流が活発となるなど，境界はあいまいなものとなり，むしろ臨床現場の現実的な問題（多文化主義，managed care，暴力など）に即してさまざまに統合されてゆくこととなった[1,3]。また，その背景には，多くの家族療法家自身がさまざまな理論や技法を統合しうるほどに成熟期を迎えていることも関係していると言えよう[1]。

　以上を踏まえて，90年代から今日までの欧米の家族療法を特徴づける大きな流れは，伝統的（traditional）とも呼ばれるシステム論的家族療法（システムズ・アプローチに基づく家族療法）のさまざまな流れを統合した実践的なアプローチを底流に，前章でも述べたポストモダニズムと呼ばれる新たな思想的なスタンス，とりわけ社会構成主義的なスタンスの下に展開されるナラティヴ・セラピーあるいはナラティヴ・アプローチ，80年代から独自の臨床技法論を発展させ，90年代とりわけ米国においては，その医療保険システム（managed care）の枠組みの中で急速な拡がりを見せた解決志向アプローチ（solution focused therapy : SFT），統合失調症の家族支援を発展させ，独自のアプローチを展開してきた心理教育的アプローチ（psychoeducational approach），そして家族療法のもう一つの特徴をなすジェンダーや暴力への感受性を問題提起したフェミニズムの視点からのアプローチなどが挙げられよう[2,3]。もちろん，前述のように，これらは相互に影響を与え合い，共進化的に展開してゆく関係性

の中にあると言える。その概要は，続く各章を参照されたい。

文　献

1) Lebow, J. : Clinical theory and practice : Integrative family therapy : The integrative revolution in couple and family therapy. Family Process, 36 (1) ; 1-17, 1997.
2) 楢林理一郎：家族療法：最近の進歩．最新精神医学，2 (6) ; 517-525, 1997.
3) Nichols, M.P., Schwartz, R.C. : Family Therapy : Concepts and methods (fifth edition). Allyn and Bacon, Needham Heights, Massachusetts, 2001.

B．日本の家族療法の現況（1990年代以降）

楢林理一郎

　前述のように，80年代にある種の熱狂と共に日本へ紹介された家族療法への取り組みは，当初は欧米のシステム論的家族療法を取り入れ，その技法を修得し，臨床に応用しながらその有用性を追試することに重点が置かれていた。同時に，家族療法の革新性がアピールされ，従来の他の心理療法との差異が強調された。このようないわば斬新な直輸入の家族療法に触発されたのは，その多くが当時30代にあった成長期の臨床家たちであったこともこのような事情の背景として指摘できよう[7]。

　しかしやがて90年代に入り，各地の臨床家が経験を重ねるにつれて，それまでの輸入直訳型の家族療法から少しずつ離脱し，それぞれの臨床経験の蓄積に根ざした独自の家族療法の展開へと変貌を遂げていった。

　1993年の日本家族研究・家族療法学会第10回大会において当時の会長牧原浩は，日本の家族療法の10年を回顧し，海外からの直輸入と追試の時代はすでに終わり，臨床家自身の経験の中から日本の家族研究・家族療法の成熟に向けて，経験を積み重ねてゆくべき時が来たと述べたのであった[4]。

　またこの頃から，日本語で書かれたシステム論的家族療法のオリジナルな著作が見られるようになり[2,12]⇒*76, 77*，臨床実践の中で考察された新たな方法論や臨床の提起などが見られ始めた。

　90年代の日本における家族療法の展開は，実にさまざまに広範な臨床領域で見られた。狭い意味での精神科・心理臨床領域にとどまらず，社会福祉・ソーシャルワーク領域，非行・司法領域，学校教育・児童福祉領域，高齢者介護領域，さらに身体医学領域にも影響を与え，リエゾン精神医学，心身医学，緩和ケアなどの領域での実践が見られるようになった。それらは家族看護学の発展ともパラレルな関係をみせており[9,11]⇒*96, 104*，狭義の家族療法にとどまらず，広範な臨床領域における家族援助

としての特徴を含むものとなっていった。

　このような事情を背景に,「家族療法」という言葉も多様な意味を含むものとなり,90年代後半になると「家族臨床」という言葉も使われるようになってきた。すなわち,それまでは「家族療法」と言えばほぼシステム論的家族療法を指してきたのに対し,システム論に依拠しない家族への援助的アプローチも広く見られるようになり,それらを含めた広義の「家族療法」という用いられ方も見られるようになった[6]。

　前章までに述べたような80年代の欧米における家族療法の動向は,いち早く紹介されたことはあった[10] ⇒ **72** ものの,その意義が理解されるにはしばらくの時間を必要とした。欧米におけるいわゆるポストモダニズムの動向が「ナラティヴ・セラピー」としてようやく注目され始めたのは,1997年以降となった[3,5,6] ⇒ **84, 94**。

　また,このような動向と相互に影響しあいながら,日本におけるブリーフセラピーの発展も著しく,主に臨床心理領域を中心に数多くの著作が現れた[13]。

　さらに,前述の家族心理教育的アプローチの発展もめざましいものがあり,当初の統合失調症を抱える家族への援助の枠組みを大きく広げ,最近ではほとんどの臨床領域において応用されている[1] ⇒ **90**。

　一方,1995年1月17日に発生した阪神・淡路大震災の後,災害と家族援助の課題の重要性に気づかれ,その後の3年間にわたる本学会の支援活動の経験に基づいて提起された災害と家族のテーマは,今後の家族療法,家族援助の一つの重要な方向性を示唆しているものと言えよう[8] ⇒ **91**。

　また,児童虐待の問題における家族支援や高齢者介護における家族支援,近年社会的な注目を集めている「ひきこもり」の問題における家族支援なども近年活発となっている ⇒ **102**。

　以上述べたように,現在の日本における家族療法,家族援助へのニーズの高まりは,時代の要請とも相まって著しいものがある。本章に続く各章は,このような最近の家族療法,家族援助の動向を反映している。また,その主な業績は,本書の中に収録されているので参照されたい。

文　献

1) 後藤雅博編：家族教室のすすめ方：心理教育的アプローチによる家族援助の実際.金剛出版,1998. ⇒ **90**
2) 東豊：セラピスト入門.日本評論社,1993. ⇒ **77**
3) 小森康永,野口裕二,野村直樹編著：ナラティヴ・セラピーの世界.日本評論社,1999. ⇒ **94**
4) 牧原浩：日本家族研究・家族療法学会創立10周年を顧みて.家族療法研究,10 (2) ; 85-91, 1993.
5) McNamee, S., Gergen, K.J. (eds.) : Therapy as Social Construction. Sage, Newbury Park, CA, 1992 (野口裕二,野村直樹訳：ナラティヴ・セラピー：社会構成主義の実践.金剛出版,1997) ⇒ **84**

6) 楢林理一郎：家族療法：最近の進歩．最新精神医学，2 (6)；517-525, 1997.
7) 楢林理一郎：（私説）関西家族療法小史．家族療法研究，17 (3)；261-269, 2000.
8) 日本家族研究・家族療法学会阪神・淡路大震災支援委員会編：喪失と家族のきずな．金剛出版，1998.⇒*91*
9) 鈴木和子，渡辺裕子：家族看護学　理論と実践．日本看護協会出版会，1999.⇒*96*
10) White, M., Epston, D.: Narrative Means to Therapeutic Ends. W.W.Norton, New York, 1990.（小森康永訳：物語としての家族．金剛出版，1992）⇒*72*
11) Wright, L.M., Watson, W.L., Bell, J.M.: Beliefs: The heart of healing in families and illness. Basic Books, A Subsidiary of Perseus Books, L.L.C., New York, 1996（杉下知子監訳：ビリーフ：家族看護実践の新たなパラダイム．日本看護協会出版会，2002）⇒*104*
12) 吉川悟：家族療法：システムズアプローチの〈ものの見方〉．ミネルヴァ書房，1993.⇒*76*
13) 吉川悟：ブリーフセラピーの志向するもの．家族心理学年報20，金子書房，2003（近刊）

C．ナラティヴ・セラピー（ポストモダニズム，社会構成主義）

小森康永

　1988年，グーリシャンGoolishian, H.とアンダーソンAnderson, H.によって，家族療法の流れを大きく変える記念碑的論文が"Family Process"誌に発表された[2]⇒*54*。ナラティヴという用語が家族療法の中で使われだしたのも，このすぐ後，ホワイトWhite, M.とエプストンEpston, D.の主著"Narrative Means to Therapeutic Ends"(1990)（邦訳『物語としての家族』）[5]⇒*72*による。そして，ナラティヴと自称する論文が続々と発表されていった。
　現在，広義のナラティヴ・セラピーには以下の3学派がある。1）ホワイトとエプストンのナラティヴ・セラピー，2）グーリシャンとアンダーソンの会話モデル，3）アンデルセンAndersen, T.のリフレクティング・チーム。

1．ホワイトとエプストンのナラティヴ・セラピー

　彼らのナラティヴ・セラピーは，「問題が問題であり，人や人間関係が問題ではない」という前提を受け入れることから始まる。ホワイトの公式ホームページ上では，「ナラティヴ・セラピーとは何か？」という問いには以下のような回答が用意されている。

　　ナラティヴ・セラピーは，カウンセリングやコミュニティワークにおける一つのアプローチです。
　　それは，人々を彼ら自身の人生の専門家として位置づけ，問題を人々とは離れ

たものと考えます。

　ナラティヴ・セラピーの前提によると，人々は，彼らの人生における問題の影響の軽減に役立つ多くの技術，遂行能力，信念，価値観，コミットメント，そして一般的能力を持っています。

　「ナラティヴ」という言葉は，人々の人生のストーリーに対する強調とそのストーリーの特別な語りや語り直しを介して違いが生まれることに対する強調を示しています。

　ナラティヴ・セラピーは，セラピスト／コミュニティワーカーと人生を議論されている当人とのあいだの共働作業における人々の人生のストーリーの理解の仕方や，そのストーリーを再著述する方法に関連しています。

　それは，歴史や，人々の人生に影響を与える幅広い文脈，そしてセラピーの倫理ないしは政治学に関心を抱く仕事の仕方です。

　以上が，「ナラティヴ・セラピー」として知られるようになったものを構成する主題のいくつかです。もちろん，さまざまな人々が彼ら自身のやり方でそれらの主題に取り組んでいます。中には，「ナラティヴ・セラピー」よりも「ナラティヴ・プラクティス」という言葉を使う人もいます。なぜなら，「ナラティヴ・セラピー」だと，多くの異なる文脈で行われていて絶えず変化している努力がいくらか限定されてしまうからです。

　このようなナラティヴ・セラピーの具体的プロセスは，現在，以下の12のステップにまとめられている[4]。
　1）外在化する会話：問題を名づける
　2）問題の歴史をたどる
　3）問題の影響を明らかにする
　4）問題を文脈に位置づける：脱構築
　5）ユニークな結果を発見する
　6）ユニークな結果の歴史と意味を後づけることと，オルタナティヴ・ストーリーを名づけること
　7）リ・メンバリングする会話
　8）治療的文書
　9）治療的手紙
　10）儀式と祝典
　11）会話を拡げる
　12）アウトサイダー・ウィットネスグループと定義的祝祭

　このようにステップに分けてみると，ナラティヴ・セラピーの訳語として，ナラティヴという用語の意味である「物語」と「語り」のどちらか一方が選択されなかった

ことが再確認されるかもしれない。つまり，「ドミナント・ストーリーを脱構築する」1）から6）までは主に，クライエントの語る「物語」の中に，なんとか問題に支配されなかった例外的場面である「ユニークな結果」を見つけていく過程であるが，「オルタナティヴ・ストーリーを分厚くする」7）から12）は，それを核にして新しいストーリーを練り上げるべく，文書を駆使したり好意的聴衆を集めることによって「語り」の再生産を行い，そのストーリーの妥当性を社会的に構成していこうという考え方が，明確化されるからである。

2．グーリシャンとアンダーソンの会話モデル3) ⇒84

二人の会話モデルは，「無知のアプローチ」としてつとに知られている。ラースという40歳の「妄想型分裂病患者」におけるグーリシャンの面接がその典型例とされているので，ここではそれを提示することで，二人のアプローチの紹介に代えよう。

ラースとの面接は，グーリシャンが知り合いの精神科医から頼まれた，たった1回のコンサルテーションである。彼は，自分が伝染病にかかっていると長い間信じ込み，他人にもそれを常にうつし，場合によっては死に至らしめているという思いにとらわれていた。グーリシャンは，こう尋ねた。「この病気にかかってどのくらいですか？」(How long have you had this disease?)。すると，彼は驚いた様子を見せ，しばらく間をおいてから語り始めた。彼は，誰も自分の伝染病の重大さを理解せず，病気の重さやそれが引き起こす破壊的影響についても理解していないと確信していたので，この質問は決定的な転回となったわけである。インタビューを別室から見ていた同僚たちは，そのような質問が患者の「心気的妄想」を強化してしまうことを恐れた。同僚の多くは，「病気にかかったと思ってからどのくらいになるのですか？」(How long have you thought you've had this disease?)という質問の方がより安全だと助言したという。しかし，この違いこそが，「無知のアプローチ」か否かを分かつ境目であったのである。紹介医がラースに「面接はどうだった？」と尋ねると，彼はすぐさま，「僕の言うことをセラピストは信じてくれたよ！」(You know, that son-of-a-bitch believed me!)と答えた。その後，ラースは，生活を立て直し，伝染病にかかっているかどうかは本人にとってもはや問題ではなくなっているという。

ガーゲンGergen, K.J.によると，このアプローチは「クライエントが，自分の話を注意深く聞いてもらい，自分の視点や感情が理解され，自分が承認され受け入れられたと感ずるような環境を作ることである。そこには，クライエントの視点を理解する努力と，その視点が生ずる前提によってその人にどのような意味がもたらされているのかを伝え返す努力とが含まれる。ただし，これは，クライエントの持つ前提の単なる受容や承認ではない。むしろ，興味をもって質問することで，クライエントの依って立つ前提を明らかにし可能性を探ることを意味する」

3．トム・アンデルセンのリフレクティング・チーム[1] ⇒84

　一昔前，家族療法は，ワンウェイ・ミラーとインターコム，そしてビデオという三種の神器で完全武装されていた。家族のさまざまな意見に翻弄される面接者をバックアップないし指揮するために，治療チームはミラーの裏から家族と面接者を観察し，介入を中立的に行う，という筋書きの下に治療が行われていたわけである。ところが，そんな大道具を反転したのが，ノルウェーのトム・アンデルセンである。彼は，通常の面接が終了した時点でミラーとインターコムの方向を逆にして，ビデオが裏にいるチームを映し出すように設定し，治療チームの会話を家族と面接者が聞けるようにした。そして，その後で，もう一度装置を反転して，家族と面接者がたった今聞いたばかりの治療チームの会話について語りあえるようにもした。これがリフレクティング・チームである。

　この治療機序は，会話の内容自体ではなく，患者家族が治療チームの会話を聞く立場に置かれることで，いったん「当事者」であることを止め，（「客観的な」という意味ではなく）違った見方で問題をながめる経験にあると言われている。「透明性」と言い換えてもいい。リフレクティング・チームが語る内容は，以前の家族療法と同様，家族や問題についてではあるものの，以下の5つの点が異なったという。

　　a）「指示を出したり介入したりする」ということがなくなった。
　　b）たくさんあった「家族に失礼な表現」がなくなった。
　　c）治療者が家族の話をよく聞くようになった。
　　d）断定的な言い方を避けるようになった。
　　e）言葉が専門用語から日常言語へと移行した。

つまり，根本的な変化として，「客観的観察者としてのセラピスト」という立場が放棄されたわけである。

文　献

1) Andersen, T. : Reflections on Reflecting with Families. In S.McNamee, K.J.Gergen (eds.) Therapy as Social Construction, pp.54-68, Sage, Newbury Park, CA, 1992（野口裕二，野村直樹訳：「リフレクティング手法」をふりかえって．ナラティヴ・セラピー：社会構成主義の実践，pp.89-118, 金剛出版，1997）⇒84

2) Anderson, H., Goolishian, H. : Human systems as linguistic system : Preliminary and evolving ideas about the implications for clinical theory. Family Process, 27 (3) ; 371-393, 1988. ⇒54

3) Anderson, H., Goolishian, H.A. : The client is the expert : A not-knowing approach to therapy. In S.McNamee, K.J.Gergen (eds.) Therapy as Social Construction, pp.25-39, Sage, Newbury Park, CA, 1992（野口裕二，野村直樹訳：クライエントこそ専門家である：セラピーにおける無知のアプローチ．ナラティヴ・セラピー：社会構成主義の実践，

pp.59-88, 金剛出版, 1997) ⇒ *84*
4) Morgan, A. : What is Narrative Therapy? Dulwich Centre Publications, Adelaide, South Australia, 2000（小森康永, 上田牧子訳：ナラティヴ・セラピーって何？　金剛出版, 2003)
5) White, M., Epston, D. : Narrative Means to Therapeutic Ends. W.W.Norton, New York, 1990（小森康永訳：物語としての家族. 金剛出版, 1992) ⇒ *72*

D. ブリーフセラピー

児 島 達 美

1. 序　論

　今日のブリーフセラピーの発展にもっとも貢献している人物と言えば，それは他でもないミルトン・エリクソン Erickson, M.H. である。彼は，1950年代においてすでに伝統的な枠組みにとらわれない革新的なセラピーの技とその成果の数々を示した。その後，彼のセラピーは優秀な弟子たちによって引き継がれ，今日，エリクソン・アプローチとして独自の立場を確立してきている[27,28,35]。しかし，ブリーフセラピー全体を見た時，もしも，エリクソンが同じく1950年代において登場してきたもう一つの革新的なセラピーである家族療法と出会うことがなかったならば，おそらくブリーフセラピーの今日までの発展は望めなかったであろう。つまり，まずはエリクソンが家族療法のある部分を変化させ，そうした変化がさらにエリクソンのセラピーにおけるエッセンスをより拡大，進化させてゆく，そのようなプロセスの帰結として今日のブリーフセラピーを語ることが可能であるように思われる。とはいえ，このように語れるためには，何よりも家族療法それ自体がエリクソンからの影響を受け入れる素地もしくは変化への可塑性をすでに孕んでいたということに注目しなければならない。そこで，1970年代から1980年代にかけての家族療法における大きな転換期について触れておく必要があるように思われる。リン・ホフマン Hoffman, L.[18] ⇒ *42* は，この時期までの家族療法の理論の展開を実に綿密に押さえつつ，来るべき家族療法の姿を次のように"予言"している。すなわち,「家族療法家は，家族が制御装置を持つ自己平衡的機械に似ているという概念を，文字どおり受け取りすぎたきらいがあり」，こうした「ホメオスタティックなモデルから，進化的パラダイムへの移行，そして円環的認識論の並外れた含蓄へ」の転換とともに，「われわれは家族がどうあるべきかについてのわれわれ自身の考えを押しつけるよりは，無数の解決の可能性を持つ各家族の（エルケイムの称するところの）『特異性』に敬意を払うべきである。**家族はわれ**

われがなしうるよりは，はるかに驚嘆すべき解決策を考え出すことができる」としている（邦訳pp.480-483，ゴチックは筆者による）。この最後の一節にこそまさにブリーフセラピーの精神が宿っている。

2．エリクソンと家族療法の出会い

エリクソンと同時代，家族療法において特に大きな貢献を成したのは，文化人類学者として出発しつつ広範な学問領野を渉猟する中であらたな対人相互コミュニケーション研究プロジェクトを開始したベイトソンBateson, G.とそのグループの人々である。彼らは，エリクソンの催眠に基づく卓越したセラピーをも研究対象にすることによって，エリクソンとベイトソングループ間での対話が精力的に始められ[14,15,16)]，そこから，かの有名な二重拘束理論[3)]⇒1が生み出されることになった。とりわけ，このグループのメンバーであったウィークランドWeakland, J.とヘイリーHaley, J.はますますエリクソンのセラピーに惹かれ，クライエント・家族が示すいかなる"病理的で""抵抗的な"言葉や行動であろうとも，それを"利用し"，"肯定的な"ものへとシフトさせる方が問題解決をより短期で効果的なものにできることを確認するのである。同時に，当時の家族療法において支配的であった個人の変化は家族"システム"にあってはその維持のために抵抗となるという考え方に対してエリクソンが否定的な態度を示したということも，彼らにとっては大きな意味をもたらしたと言える。その後，ウィークランドはジャクソンJackson, D.D.らと共にMRIの創設に参加し，その中心メンバーとして1967年よりブリーフセラピー・プロジェクトを推進していくことになる[9,30)]⇒39。他方，ヘイリーは独自のエリクソン論を展開し[10,11)]⇒41，以後，マダネスMadanes, C.とともに独自のストラティージックな家族療法を構築していくのである[12,13,24,25)]⇒35。

そこで，次に，MRIのブリーフセラピー，ストラティージックな家族療法そしてそれらの発展形とも言える解決志向セラピーについて，それぞれのモデルの特徴をごく簡単に述べていくことにする。なお，これら三つが今日のブリーフセラピーを形成している代表的なモデルである。

3．MRIのブリーフセラピー・モデル

このモデルでまず注目すべき点は，「われわれの治療法は，基本的にはシステムズ治療法の概念的な枠組みの中で行われているが，ここで問題となるのは，**治療者が問題をどう見るか**ということなのであって，個人と面接するか，二人ないしそれ以上の家族員と面接するかは問題ではない」ということであり（文献[9)]⇒39邦訳p.63，ゴチックは筆者による），要するに，彼らの関心は「問題をめぐる相互作用」（同上）すな

わち問題と解決をめぐる行動連鎖の関係性に向けられていくことになる。そこで彼らが概念化したのが「……問題を変化させようと試みている，まさにその方法が，その問題の維持や，悪化にもっとも貢献している」（同上，p.37）という偽解決の視点であった。その意味では，まさに"家族に問題がある"とする家族療法による解決自体が問題の持続に一役買っている場合もあるという認識が生まれることになる[17,21]。

　MRIモデルを通じてもう一人重要な貢献を成しているのはワツラウィックWatzlawick, P.である。彼は，ベイトソンのコミュニケーション理論をもとに"Pragmatics of Human Communication"（邦訳『人間コミュニケーションの語用論』）[29] ⇒ *89* を著し，さらに，今日のブリーフセラピーの理論を語る上で欠かすことのできない社会構成主義にいち早く着目している[31]。

4．ストラティージック・モデル

　宮田[26]によれば，このモデルの最大の特徴は，症状もあらゆるメッセージと同様に関係を定義づけ，階層における地位を明示するものとして捉えるところにある。したがって，クライエントや家族の繰り返しの行動連鎖に注目し，その連鎖を変えることで家族の階層を変えるか，逆に，階層を変えることで症状の変化を促すところにあり，特に親子関係において子どもが示す症状は，階層の混乱を生じさせるほどのパワーを持っていると見なすことによって，具体的な介入には種々の逆説的介入が行われることが多い。このような発想には，明らかに，ベイトソン流のコミュニケーション論が下敷きになっているが，あわせて，症状を家族内の相互作用の隠喩として捉える点はエリクソンからの影響も強く受けているという。

5．解決志向ブリーフセラピー・モデル

　さて，ブリーフセラピーのさらなる発展に寄与しているのは，ディ・シェイザーde Shazer, S.とバーグBerg, I.K.らによって開発された解決志向ブリーフセラピーである[5,6,7]。彼らの臨床研究の拠点であるBFTCが開設されたのは1978年であるが，この年はまさに既述のホフマンの"予言"に符合している。そして，すでに周知のように，彼らのモデルの特徴としては，エリクソンを基礎にしつつ，1）MRIやストラティージックセラピーに代表される問題解決モデルとは対照的に，問題を扱わずダイレクトに解決を作りあげていく解決構築モデルを提唱したこと，2）さらに未来志向の視点を強めたこと，3）それらを効果的にすすめるためのシンプルでかつ独自の質問法（ミラクル，スケーリング，エクセプション，リレーショナル等）を開発したことにある。

　しかし，この解決志向セラピーがもたらしたものは，その具体的な介入方法もさる

ことながらその基本にある認識論のさらなる転換である。一つは変化についての考え方である。MRIモデルやストラティージックモデルでは，クライエント・家族は変化できずにいることを前提とした上で，その変化を促すためのそれぞれの理論と技法を発展させてきたわけだが，「解決志向セラピーでは，変化の過程は必然的で絶え間なく起こっていると考える。『不変とは，束の間の記憶の幻想に過ぎない』という仏教徒の思想のように，解決志向セラピーは，絶え間なく変化する過程として人生を見なしている」（文献[20]⇒83邦訳pp.32-33）。そうなれば，必然的に"問題"自体が問題とはならなくなるということになる。もう一つは，今日のブリーフセラピーの本質としてのポストモダン／ポスト構造主義へのさらなる傾斜である。やや長くなるが，以下にディ・シェイザー[7]の主張をそのまま挙げておきたい。

「Freudの頃には，問題はプシケの中（人の内部で言葉の裏に）に『存在する』と見なされていたが，家族療法においては，問題はシステムの中（人の外部だが，言葉の裏）に存在すると考えられるようになった。どちらの場合も，説明的メタファーであるプシケとシステムはメタファーとしての地位を失い，**会話の中に立ち現れる言葉**よりもセラピーにとってより本質的なものと見なされるほど十分現実的なものとなった。……もちろん，概念や説明的メタファーを現実的なものとして扱うなどということは，あまりに簡単なことなので，誰もがついついやってしまうことではある。『あたかも』といった短いフレーズが容易に無視され，偶然に失われたり，意図的に放棄されたりさえする。『家族はあたかもシステムのように考えられる』は，『家族はシステムである』となる。この類の誤読によって，概念は現実的なものとなり，すべてのディスコースが因果律に関する懐疑へと持ち込まれる。これは，ある行動を『自我機能の脆弱性』のせいだとする行動説明となんら変わるところはない。自我と同様に，システムというところはない。なぜなら，それは存在しないのだから」（邦訳p.53，ゴチックは筆者による）。

この「『**会話の中に立ち現れる言葉**』こそが現実をつくる」ということ，ここに今日のブリーフセラピーにおける社会構成主義的な認識方法と，同時に，家族療法からのもう一つの発展形であるナラティヴ・セラピー[8]⇒72との密接な関連[22,34]，さらに，言語システム論にもとづくコラボレイティヴ・セラピー[1,2]⇒54,84への流れを読み取ることができる。

6．まとめ

以上，ブリーフセラピーにおける主要な三つのモデルについて概観してきたが，ここであらためて家族療法とブリーフセラピーに共通する点を筆者なりに整理してみると，それは，1）直線因果律から円環性のアイディアへの移行によるセラピーの関係性と生成性への認識，2）「複眼の思想」[4]およびそれに基づく治療チームによる実

践，3）面接室中心の変化から面接前・間・後におけるクライエント・家族の実生活での変化の重視，4）人間の心と行動の変化を促進し，かつ記述するための"もう一つの"言語の出現[23]ということになろう。おそらく，これら四つの土台なしには今日の「より短期で効果的かつ効率的な」そして何よりも「クライエント・家族に固有の解決能力への信頼」というブリーフセラピーの流れは起こってこなかったであろう。

なお，最後になったが，特にブリーフセラピーの何たるかについては，宮田[26]による丁寧かつ明快な論述を参考にさせていただいた点を記しておきたい。

文　献

1) Anderson, H., Goolishian, H. : Human systems as linguistic systems : Preliminary and evolving ideas about the implications for clinical theory. Family Process, 27 (3) ; 371-393, 1988. ⇒ 54
2) Anderson, H., Goolishian, H. : The client as a expert : A not-knowing approach to therapy. In S.McNamee, K.Gergen (eds.) Social Construction and the Therapy Process, pp.25-39, Sage, Newbury Park, CA, 1992（野口裕二，野村直樹訳：クライエントこそ専門家である：セラピーにおける無知のアプローチ．ナラティヴ・セラピー：社会構成主義の実践，pp.59-88, 金剛出版，1997）⇒ 84
3) Bateson, G. et al. : Toward a theory of schizophrenia. Behavioral Science, 1 (4) ; 251-264, 1956. ⇒ 1
4) Bateson, G. : Mind and Nature : A necessary unity. Bantam Book, New York, 1979（佐藤良明訳：精神と自然：生きた世界の認識論．思索社，1982）
5) de Shazer, S. : Keys to Solution in Brief Therapy. W.W.Norton, New York, 1985.
6) de Shazer, S. : Clues : Investigating solutions in brief therapy. W.W.Norton, New York, 1988.
7) de Shazer, S. : Putting Difference to Work. W.W.Norton, New York, 1991（小森康永訳：ブリーフセラピーを読む．金剛出版，1994）
8) Epston, D., White, M. : Narrative Means to Therapeutic Ends. W.W.Norton, New York, 1990（小森康永訳：物語としての家族．金剛出版，1992）⇒ 72
9) Fisch, R., Weakland, J.H., Segal, L. : The Tactics of Change. Jossy-Bass, San Francisco, 1982（鈴木浩二，鈴木和子監訳：変化の技法：MRI短期集中療法，金剛出版，1986）⇒ 39
10) Haley, J. : Strategies of Psychotherapy. Grune & Stratton, New York, 1963（高石昇訳：戦略的心理療法：ミルトン・エリクソンの心理療法のエッセンス．黎明書房，1986）⇒ 41
11) Haley, J. : Uncommon therapy : The psychiatric technique of Milton Erickson, MD. W.W.Norton, New York, 1973.
12) Haley, J. : Problem-solving Therapy : New strategies for effective family therapy. Jossey-Bass, San Francisco, 1981（佐藤悦子訳：家族療法：問題解決の戦略と実際．川島書店，1985）⇒ 35
13) Haley, J. : Leaving Home : The therapy of disturbed young people. McGraw-Hill Book, New York, 1980.
14) Haley, J. (ed.) : Conversations with Milton H.Erickson, MD, vol. I : Changing individuals. Triangle Press, Conrad, Montana, 1985（門前進訳：ミルトン・エリクソンの催眠療法：個人療法の実際．誠信書房，1997）
15) Haley, J. (ed.) : Conversations with Milton H.Erickson, MD, vol. II : Changing couples.

Triangle Press, Conrad, Montana, 1985.
16) Haley, J. (ed.) : Conversations with Milton H.Erickson, MD, vol.Ⅲ : Changing children and families.Triangle Press, Conrad, Montana, 1985（森俊夫訳：ミルトン・エリクソン子どもと家族を語る．金剛出版，2001）
17) 東豊，他：NUDのシステム論的家族療法：「家族の問題」の取り扱いをめぐって．心身医学，35；473-482, 1995.
18) Hoffman, L. : Foundation of Family Therapy. Basic Books, New York, 1981（亀口憲治訳：システムと進化：家族療法の基礎理論．朝日出版社，1986）⇒ 42
19) Kim-Berg, I., Miller, S.D. : Working with the Problem Drinker : A solution-focused approach. W.W.Norton, New York, 1992（斎藤学監訳：飲酒問題とその解決：ソリューション・フォーカスト・アプローチ．金剛出版，1995）
20) Kim-Berg, I. : Family Based Services : A solution-focused approach. W.W.Norton, New York, 1994（磯貝希久子監訳：家族支援ハンドブック：ソリューション・フォーカスト・アプローチ．金剛出版，1997）⇒ 83
21) 児島達美，東豊：「家族には問題がない」とする家族療法．日本心理臨床学会第12回大会発表論文集，pp.256-257, 1993.
22) 児島達美，森俊夫：ブリーフセラピーへの招待．現代思想，30 (4)；70-83, 2002.
23) 児島達美：心理療法における"もう一つの"治療言語の出現．ブリーフサイコセラピー研究，11；20-26, 2002.
24) Madanes, C. : Strategic Family Therapy. Jossy-Bass, San Francisco, 1981.
25) Madanes, C. : Behind the One-way Mirror. Jossy-Bass, San Francisco, 1984（佐藤悦子訳：戦略的セラピーの技法．金剛出版，2000）
26) 宮田敬一：ブリーフセラピーの発展．（宮田敬一編）ブリーフセラピー入門，pp.11-25, 金剛出版，1994.
27) O'Hanlon, W.H. : Taproots : Underlying principles of Milton Erickson's therapy and hypnosis. W.W.Norton, New York, 1987（森俊夫，菊池安希子訳：ミルトン・エリクソン入門．金剛出版，1995）
28) Rosen, S. : My Voice will Go with You : The teaching tales of Milton Erickson. W.W.Norton, New York, 1982（中野善行，青木省三監訳：私の声はあなたとともに：ミルトン・エリクソンのいやしのセミナー．二瓶社，1996）
29) Watzlawick, P., Bavelas, J.B., Jackson, D.D. : Pragmatics of Human Communication. W.W. Norton, New York, 1967（山本和郎監訳：人間コミュニケーションの語用論：相互作用パターン，病理とパラドックスの研究．二瓶社，1998）⇒ 89
30) Watzlawick, P., Weakland, J.H., Fish, R. : Change : Principles of problem formation and problem resolution. W.W.Norton, New York, 1974.
31) Watzlawick, P. : How Real is Real? : Confusion, disinformation, communication. Random House, New York, 1976.
32) Watzlawick, P.（鈴木浩二，他訳：MRI短期集中療法（Brief therapy）の理論と実際．家族療法研究，4 (1)；42-64, 1987 / 5 (1)；30-48, 1988.
33) Weakland, J.H. et al. : Brief therapy : Focused problem resolution. Family Process, 13 (2)；141-168, 1974. ⇒ 14
34) White, M., de Shazer, S. : New direction in family therapy. In S.Gilligan, R.E.Price (eds.) Therapeutic Conversations, pp.95-135, W.W.Norton, New York, 1993（森俊夫，瀬戸屋雄太郎訳：家族療法の新しい方向性：マイケル・ホワイト＋スティーヴ・ドゥ・シェーザ

　　　　ー．現代思想，30 (4)；84-112, 2002)
35) Zeig, J.K.(ed.) : Teaching Seminar with Milton H.Erickson. The Milton Erickson Foundation, 1980（成瀬悟作監訳：ミルトン・エリクソンの心理療法セミナー．星和書店，1984）

E．家族心理教育・家族評価

　　　　　　　　　　　　　　　　　　　　　　　　　　　　　後　藤　雅　博

1．家族心理教育（family psychoeducation）

1）心理教育（psychoeducation）の定義について

　その方法を心理教育的家族療法（psychoeducational family therapy）として日本に紹介したアンダーソン Anderson, C.M.は，心理教育の基本的構造として，①知識，情報の共有，②日常的ストレスへの対処技能の増大，③心理的，社会的サポート，を上げている。現在日本でも心理教育ガイドラインを作成中であるが，その中では「①精神障害やエイズなど受容しにくい問題を持つ人たちに（対象），②正しい知識や情報を心理面への十分な配慮をしながら伝え（方法1），③病気や障害の結果もたらされる諸問題・諸困難に対する対処方法を習得してもらうことによって（方法2），④主体的に療養生活を営めるよう援助する方法（目標）」（大島），として定義されている。広い意味では「継続的問題を抱えた人に対する，どう体験しているか，どう対処しているかに配慮しつつ行う教育的側面を含んだ援助プログラムの総称」と考えてよい。

2）家族心理教育と家族療法

　よく知られているように，家族療法の源流の一つは統合失調症の家族研究にある。アメリカでは精神分析の流れの中で1940年代の「分裂病原性の母親」という概念に始まって，二重拘束説など統合失調症の「家族病理」とされる特長が提出されてきた。一方英国では家族病因論に対しては慎重であり，1950年代に地域精神医療の促進とともに，ブラウン Brown, G.W.，レフ Leff, J.らは，退院後に同居する生活集団の違いにより統合失調症の再発率が異なることから，家族関係と再発との関連性に注目し，その中で再発予測因子として同居家族の「高い感情表出（expressed emotion : EE）」を見出した。1970年代後半には，いわゆる統合失調症の家族病理と言われるものは科学的根拠のないものとして退けられ，欧米ではこの時期から再発防止に焦点を当てた家族への教育的介入の試みが数多く行われるようになる。同時に家族療法の分野でも初期の一方的な家族病因論から，家族全体をシステムとして考え，家族間の相互関

係や問題を巡る悪循環に介入しようとするシステム論的家族療法が発展し，統合失調症のような精神障害に対してより，主として子どもや思春期の情緒・行動上の問題に広く適用されるようになったことは周知の通りである。

APA（アメリカ精神医学会）の治療ガイドラインに見られるように，欧米では家族心理教育に代表される教育的側面を含んだ家族支援は，特に統合失調症の治療とリハビリテーションにおいて現在では必須となっている。欧米の家族心理教育は，本人と家族同時参加で単家族もしくは複数家族で行われるプログラムが多い。それに対し日本の場合は，家族のみのグループ（家族教室）形態が主流である。

3）日本における家族心理教育の歴史

日本における家族心理教育の発展に特長的なのは，1965年にすでに精神障害者の家族の全国組織である「全家連（全国精神障害者家族会連合会）」が設立されていることである。これらの家族会活動の中で，家族の勉強会という形で1970年代から各地で家族のみの参加による家族教室が実施されてきた。その拠点の多くは保健所や精神保健センターであり，いわば地域ベースの家族心理教育の基礎が先にあったと言える。システム論的家族療法が日本に輸入，紹介され1984年に日本家族研究・家族療法学会が設立されたが，しばらくの間，治療としての家族療法の領域とこれら家族会活動の領域はほとんど関連がなかった。1987年に精神衛生法が精神保健法に変わり，人権の尊重と社会復帰の促進が初めて法的に明記された。その翌年1988年は日本の精神科リハビリテーションと心理社会的治療にとっては，エポックメイキングな年となった。この年に，リバーマン Liberman, R.P., アンダーソン, マクファーレン McFarlane, W.R.らが相次いで来日し，包括的リハビリテーションの考え方をベースにしたSST（生活技能訓練Social Skills Training）や家族心理教育を紹介した。1990年代に入り日本でもEE研究，家族心理教育による介入研究が行われ，1997年には日本心理教育・家族教室ネットワークが設立されている。

4）現在の家族心理教育

日本の家族心理教育は家族のみの参加の家族教室形態が一般的であるが，この日本的な心理教育的家族教室はこの10年間で大体プログラムが一定してきている。その多くは6～10回で構成されるプログラムで，最初の2，3回が教育的プログラムに当てられ，その後は家族のグループセッションを行う。入院初期，退院間近の対象者に対し，隔週で実施し，グループセッションを解決志向的に行う方法（伊藤らの国府台方式）や，保健所，精神保健福祉センター，社会復帰施設などでの，1カ月単位で，グループセッションはSSTの問題解決技法（problem solving）を応用する方法などが一般的である。目標は「家族介入」というより家族援助，家族のエンパワメントempowermentが主である。開催の間隔が長いこと，家族のグループを主体とするこ

と，介入より心理的支援に力点が置かれていること，などが欧米とは相違しているが，この形は，治療・リハビリテーションに必要な心理教育と地域ベースで発展してきた家族支援としての家族教室の融合ということができる。近年は本人も含めた複合家族形態や単家族への心理教育などの試みも増えている。また統合失調症や感情障害のみならず，摂食障害，老年期痴呆，薬物依存，非行，ひきこもりなどへも適用が広がってきていることは本学会での演題をみても明らかであり，「家族を治療する」から「家族と治療する」を経て「家族が治療する」に至っている家族療法の世界の動きと軌を一にしている。

2．家族評価

1) EE（感情表出 Expressed Emotion）

　EEは欧米と日本で共通して使用が可能であり，なおかつ日本も含めた世界各国で信頼性と妥当性が認められている数少ない家族評価法の一つである。EEは，家族関係性を指標する概念の一つであり，慢性疾患の患者を抱えた家族が，患者に対して表出する感情の内容を測定することによって評価される。先述したようにEE概念がうまれた背景には，1950年代からの英国精神医療における脱施設化の動きがある。地域・家族に戻った精神障害者の再発防止が課題となる状況下で，ブラウンらは，退院後に同居する生活集団の違いにより統合失調症の再発率が異なることを見出した。さらに家族関係と再発との関連性を明確にし，家族評価法の研究を重ね，批判（criticism），敵意（hostility），感情的巻き込まれ（emotional over-involvement），暖かみ（warmth）というEE構成要素について検討し，総合的なEE指標，すなわちhigh-EEとlow-EEを定義した。そして，この家族評価法（Camberwell Family Interview：CFI）を用いたEE研究により，high-EE，特に高い批判や高い敵意が統合失調症の再発と有意に関連することが示されたのである。この結果はその後の多くのEE研究でも追認され，EEと再発との関連を検討したメタ分析の結果からも，EEの再発予測性はほぼ肯定されているといってよい。EE研究の最大の特徴は，従来客観化することが難しかった心理社会的概念である家族関係の評価に半構造化面接を用いたこと，精緻に計画された予後評価，厳密な研究デザインにより，その実証性を支えたことである。一方で統合失調症のみならず，気分障害，老年期精神疾患，パニック発作，喘息，慢性身体疾患，小児期の問題行動，そして摂食障害などの経過とEEとの関連が研究され，いずれも，高EEが経過不良因子であることが肯定されている。EE自体が変化するものか（state），それとも家族側の資質というべきものか（trait），という疑問は常に提示されているが，心理教育的な家族介入で高い批判が減ることも示されており，一概には結論づけられない。いずれにせよ，「高いEEは慢性疾患を抱えた家族の対処様式としての情緒反応である」という視点が重要である。

2）EE 評価法
a）CFI（Camberwell Family Interview）とFMSS（Five-Minute Speech Sample）
　CFIはEEを評価するためにブラウンらが開発した標準的な面接法で，CFIにより評価された尺度のみを厳密にはEEと呼ぶべきである，という意見もある．CFIの評価は，正式なトレーニングコースを修了した認定評価者により行われる必要があり，現在は英国Institute of Psychiatryの社会精神医学部門で行っているコースが唯一のものである．FMSSは米国で開発されたEE簡便評価法である．CFIに比べ，サンプリングや評価が非常に短時間ですむという利点がある．評価は，UCLA Family Projectによる公式トレーニングを修了し，認定された評価者が3名以上で行う．

b）自記式EE評価法
　○Family Attitudes Scale（FAS）日本語版（藤田，1999）：FASは30項目の質問紙で，患者に対する否定的感情が強いほどEE（批判）が高いと判定される．
　○Level of Expressed Emotion（LEE）：日本語版は大島らが作成している．批判得点の再発予測性が認められたが，EOIをとらえにくく妥当性に問題がある．
　○家族の困難度・協力度尺度：大島（1994）が開発した．かなり優れた信頼性・妥当性・再発予測性を示すと言われる．日本でしか使用できない弱点がある．

3）その他の家族機能評価
　欧米と日本で共通して使用できて，日本での信頼性・妥当性がある程度検証されている家族機能評価法はそう多くはない．
　○FACES（Family Adaptability Cohesion Evaluation Scale）：オルソンOlson, D.らの開発による．家族機能の円環モデルとして有名だが，日本版としてFACES-KG（Family Adaptability Cohesion Evaluation Scale-Kansai Gakuin）がある．現在第4版でFACES-KG Ⅳとなっている．
　○FAD（Family Assessment Device）：広島大学医学部精神科で日本語版の信頼性・妥当性が検証されている．
　○FES（Family Environmental Scale）：日本語版もあり使用されることも多い．
　その他，EEと並んである程度再発予測性が認められていたものに，CD（Communication Deviance）やAS（Affective Style）などがある．CDはウィンWynne, L.C.らにより開発されたもので，ロールシャッハやTATのような投影法による心理テストを両親で行いコミュニケーションの特長を評価する．最近はあまり使われないが再評価されてもよい方法と思われる．

文　献

【家族心理教育関係】
1）Anderson, C.M., Reiss, D.J., Hogarty, G.E. : Schizophrenia and the Family : A practitioner's

guide to psychoeducation and management. The Guilford Press, New York, 1986（鈴木浩二，鈴木和子監訳：分裂病と家族（上・下）：心理教育とその実践の手引き．金剛出版，1988, 1990）⇒ *53*
2) Schaub, A. (ed.)：New Family Interventions and Associated Research in Psychiatric Disorders. Springer, Wien, New York, 2002.
3) Falloon, I.R.H., Laporta, M. et al.：Managing Stress in Families：Cognitive and behavioural strategies for enhancing coping skills. Routledge, London, 1993（白石弘巳，関口隆一監訳：家族のストレスマネージメント：行動療法的家族療法の実際．金剛出版，2000）⇒ *97*
4) 後藤雅博編：家族教室のすすめ方：心理教育的アプローチによる家族援助の実際．金剛出版，1998. ⇒ *90*
5) 後藤雅博編：摂食障害の家族心理教育．金剛出版，2000．
6) Kashima, H., Falloon, I.R.H., Mizuno, M., Asai, M. (eds.)：Comprehensive Treatment of Schizophrenia. Keio University International Symposia for Life Sciences and Medicine 8, Springer-Verlag, Tokyo, 2002.
7) 木戸幸聖監修／埼玉県精神保健総合センター心理教育グループ編：心理教育実践マニュアル．金剛出版，1996．
8) 近藤直司編著：ひきこもりケースの家族援助：相談・治療・予防．金剛出版，2001. ⇒ *102*
9) Kuipers, L., Leff, J., Lam, D.：Family Work for Schizophrenia：A practical Guide. Gaskel, London, 1992（三野善央，井上新平訳：分裂病のファミリーワーク．星和書店，1995）
10) McFarlane, W. (ed.)：Family Therapy in Schizophrenia. Guilford Press, New York, 1983. ⇒ *29*
11) 鈴木丈，伊藤順一郎：SSTと心理教育．中央法規出版，1997. ⇒ *88*
12) （特集）サイコエデュケーション：臨床精神医学，26 (4), 1997.
13) （特集）心理教育の新展開：臨床精神医学，30 (5), 2001.
14) （特集）家族心理教育の現在：家族療法研究，19 (2), 2002.

【EEと家族評価関係】
1) Leff, J., Vaughn, C.：Expressed Emotion in Families. Guilford Press, New York, 1985（三野善央，牛島定信訳：分裂病と家族の感情表出．金剛出版，1991）⇒ *69*
2) 立木茂雄：家族システムの理論的・実証的検証：オルソンの円環モデル妥当性の検討．川島書店，1999．
3) 上原徹，後藤雅博：感情表出（EE）．臨床精神医学，28巻増刊号，pp.340-348, 1999.
4) （特集）家族関係の診断学：精神科診断学，8 (2), 1997.

F．フェミニズムと家族療法

渋沢田鶴子

　フェミニズムは「女性が社会的に劣等的な立場におかれていることを認知し，男性優位を維持する社会構造を分析し，変革し，男女の平等を目指す運動である」[1]。女性の抱えるさまざまな問題を社会構造的な要因の中で理解し，介入するのがフェミニ

スト・セラピーで、その実践は1970年代北米の心理療法やソーシャルワークの分野で近親姦、レイプ、ドメスティック・バイオレンスなどの被害者である女性に対する援助を中心に発展した。1970年代後半には、男性を規範にした従来の心理学の諸理論では女性を理解することに限界があることが女性学者たちによって指摘された。そして、チョドロー Chodorow, N.、ギリガン Gilligan, C.、ベーカー-ミラー Baker-Miller, J.などによって「関係性における自己」などの女性心理の概念が紹介され、「フェミニスト認識論」が発展した。

家族療法の分野では、1978年にヘア-マスティン Hare-Mustin, R.T.がフェミニズムの視座から、家族療法の概念と方法論に対する批判を"Family Process"に発表した。男女が社会的に不平等な立場におかれていることを考慮に入れない従来の家族療法は、女性側に問題の責任を見出す傾向があることが指摘された。たとえば、女性に対する男性の暴力の問題を円環的因果関係の概念から捉えた場合、暴力は男性と女性の相互行動の連鎖をもとに起きたものとして理解されている。そして、暴力を振った男性の責任の所存は明らかにされず、被害者側の女性の非が問われることになる。

この他にも、家族療法の多くの概念や技法が男性優位の視点に根ざしていることがフェミニズムの視点から問題視された。たとえば、ボーエン Bowen, M.の「分化の尺度」を使って男性と女性を比べた場合、「分化」の概念そのものが男性的な特性を含んでおり、男性の方が必然的に分化のレベルが高い。また、構造的家族療法では、セラピストが母親に伝統的な性役割を期待し、父親に指導権を握らせようとする傾向があることが挙げられた。さらに家族の問題を記述する用語では、母親の養育機能が欠如している場合は「母親剥奪」という言葉が使用され、父親の場合は「父親不在」というラベルが使用されることが指摘された。

フェミニズムに基づく家族療法は、この20年、単一的な実践方法としてではなく、どの方法論にも導入可能な概念的なレンズとして発展してきた。多世代的アプローチであろうとナラティヴ・アプローチであろうと、共通の原則として見られるのは、1）家族の社会的コンテキストを考慮に入れること、2）ジェンダーの問題を扱うこと、3）平等な夫婦・カップル関係を目指すこと、4）エンパワーメント、そして5）セラピストと治療対象家族関係をパターナリステックなものではなく、協働的な関係として捉えることである。

最近の動向として北米で二つの傾向が見られる。一つは社会構築主義の観点から発展した「ジェンダーを配慮するセラピー」(gender-sensitive therapy) の、セラピー全般における浸透である。女性性だけでなく、男性性も社会構造において構築されたものとして理解されるようになり、男性セラピストも性差の問題を扱うようになったことである。しかし、「ジェンダーを配慮するセラピー」が目指す変化の範囲は、フェミニズムのように男女の不平等の根本にある社会構造の変革を訴えるのではなく、認知行動的な視点から個人あるいは男女間の関係に限定されている。このため、男性

優位を維持する社会的構造がもたらす問題が無視されつつある[3]。フェミニズムに基づいたセラピーは，男女間の特権と権力の不均衡を指摘する上で，政治的な行為であり，治療的中立性（therapeutic neutrality）は成立しないが，「ジェンダーを配慮するセラピー」の発展に伴い，政治的な意識が弱まりつつあることがフェミニストのセラピストたちによって指摘されている。

　二つ目の動向は，黒人やラテン系などの少数民族や貧困層の女性にフェミニストセラピストたちの関心が当てられるようになったことである。そして，これまで，北米におけるフェミニズムの学問およびセラピーが中流階層の白人女性を中心としたため，少数民族や貧困層の女性特有の世界観と体験が充分理解されてこなかったことに対する反省が見られる。そして，白人の女性セラピストたちが自分たちの人種特権による偏見を認識するようになり，より複合的で多層的な社会構造の分析に基づいた視点が発展しつつある。

文　献

1) Avis, J. : Feminist issues in family therapy. In F.Percy, D.Sprenkle (eds.) Family Therapy Sourcebook, pp.213-242, Guilford Press, New York, 1986.
2) Leupnitz, D. : The Family Interpreted : Feminist theory in clinical practice. Basic Books, New York, 1988.
3) Rampage, C. : Marriage in the 20th century : A feminist perspective. Family Process, 41 (2) ; 261-268, 2002.
4) Silverstein, L.B., Goodrich, T.J. (ed.) : Feminist Family Therapy : Empowerment in social context. APA, Washington, DC, 2003.

【6】1990年代以降の家族療法：世界の潮流と日本の現状
[Ⅱ 臨床現場の側面から]

A．夫婦療法

佐藤 悦子

1．はじめに

夫婦療法（marital therapy）は，「結婚によって結ばれている二者関係の心理療法」[5]であり，結婚療法（marriage therapy）と呼ばれる包括的なアプローチとは一線を画すものである。相談室に持ち込まれる問題は多様であるが，日本の臨床場面では主訴が子どもであることが多い。子どもの問題行動について親（特に母親）が来談することで夫婦関係の危機がセラピストの目にとまる。次に多い主訴は個人の病理（妻の抑うつ，夫の性的不能など），さらに夫婦関係（妻に去られた夫，離婚したいと訴える妻など）である。いずれの場合もさしあたっての目的は，本人たちの経験している痛みの軽減であるが，究極の目標は個としての自尊心の向上と，チームとしての親密さの強化である。

2．援助のプロセス
①初回面接：関係のアセスメント
　・コミュニケーション連鎖モデル[2]　⇒ 35
　・相互行為的精神力動モデル[4]
②援助介入の各段階[1]
　事柄中心→個人中心→相互交渉中心→関係中心→文脈中心
③ゆきづまり
　"コミュニケーションの凍結"ととらえ，言語化して対処する。
④終結[6]
　・予期悲哀の哀悼

3．モデル別による夫婦療法展開の歴史
1）個体モデル
　1900年代初期，セラピストは夫婦関係理解に個人心理理論を適用した。たとえばフロイト Freud, S. と後続の分析家たちは，心理・性的発達と無意識の葛藤という二つの軸を使い，夫を肛門的サディズム，妻を口唇的ヒステリーと診断し，二人の作る

関係をサド・マゾヒズム関係，二人の結婚を神経症的結婚とみなした。そうして妻が"ペニス羨望"を治療するための精神分析を受けることが多かった。

2）二者関係モデル

次に夫婦は相互作用を行う二者関係と見なされた。たとえばレイン Laing, R.D.[3] は問題夫婦を，二人システムが凍結した状態（コミュニケーションの分裂）にありながらもなお互いを守ろうと，無意識に共謀（collude）するチームと見た。したがって治療の目的は，二人を共謀関係から解き放つことにあった。

3）三者関係モデル

家族療法家たちは，家族システム内での相互関係を三者（または三項）モデルでとらえる。出生家族，子ども，セラピストと変化することはあっても，第三項は関係の社会的契機として家族関係を可能にするというのである。たとえばヘイリー Haley, J.[2] ⇒ *35* は，相互行為が繰り返されるとそれが固定化し，"連鎖"として家族システムの存続に貢献するとした。したがって援助介入の目的は"連鎖"をたちきることにある。

今述べたアプローチは，個から三者関係へと焦点の当て方は変わっているが，いずれも"問題解決的"セラピーであった。しかし1990年代に入り，アメリカの社会ー経済変動により何事にも早期決着を望む空気が強まった。メンタルヘルス界においても，"解決"つまりすでに効果的に働いている別のコミュニケーション循環を強化する，いわゆる"短期療法"的アプローチが夫婦療法にも影響を与え今日に至っている。とは言っても，各セラピストが各自の裁量で，クライエント夫婦の痛みに見合った，しかも自分に馴じむ方法で，夫婦を援助することが一番望ましい。

文　献

1） Bernal, C., Baker, J. : Multi-level couple therapy : Applying a metacommunicational framework of couple interactions. Family Process, 19 (4) ; 367-376, 1980.
2） Haley, J. : Problem-Solving Therapy : New strategies for effective family therapy. Jossey-Bass Publishers, San Francisco, 1981（佐藤悦子訳：家族療法：問題解決の戦略と実践．川島書店，1985）⇒ *35*
3） Laing, R.D. : Interpersonal Perception. Springer, New York, 1966.
4） Nichols, M. : The Self in the System. Brunner/Mazel, New York, 1987.
5） Sager, C.J. : Marital psychotherapy. in J.H.Masserman (ed.) Current Psychiatric Therapies, Grune & Stratton, New York, 1967.
6） 佐藤悦子：夫婦療法：二者関係の心理と病理．金剛出版，1999．

B. 児童・思春期（不登校・家庭内暴力など）

村 上 雅 彦

　1991年に行われた家族療法に関する全国実態調査報告によれば，家族療法が適用される問題の割合は，不登校22％，神経症13.6％，摂食障害12.5％，家庭内暴力10.1％の順で，不登校がもっとも多く，家庭内暴力は4番目である[10]。

　これは，この調査が行われた時点で，一般的に心理相談・精神療法の現場に持ち込まれる問題の中で不登校が占める割合がそれ程に大きかったことの反映であろう。特に対象を児童・思春期に限れば，そのかなりの部分を不登校と家庭内暴力が占めたのではあるまいか。ほぼ10年が経過した今日，筆者は家族療法の適応がどのように変化しているかの資料を得られずにいる。そのため，以下の記述は筆者の治療経験に基づいての私見になることをお許しいただきたい。

　不登校の対応には，一つのモデルだけでなく，構造[2,3]⇒**45, 62**，戦略[2]⇒**45**，ミラノ派システミックアプローチ[8]，などさまざまなモデル，技法が用いられてきている[9]⇒**62**。当初，不登校は，家族を変える種々の意味を内包[9]⇒**62**，家族システムの機能が停滞・膠着[5]，機能不全に陥っている家族の発するSOS[1]などと意味づけられたと思う。

　不登校を取り巻く状況はここ20年で大きく変化した。不登校に対する社会的容認が大きくなり，公的な適応指導教室，民間によるフリースクール・通信制の学校等，受け皿も多くなった。社会の不登校に対する意味づけが変化すれば，その下位システムである家族の不登校をめぐる意味づけも変化する。治療にあたって家族の目標が（再）登校におかれない場合も多くなった。治療は，家族自らが目標を選択し，その達成のため，家族システムに内在する力を発揮できるよう支援するという方向性を強めてきており，今後この傾向がますます強くなると思われる。

　一方，緒方[6]は不登校児のネットワークを家族外に拡大化させるネットワーク療法を提案し，吉川[11]⇒**93**は，学校をシステムとして位置づけてスクールカウンセラーが機能的に活動できることを示している。文部科学省が平成7年に導入したスクールカウンセラー（SC）により，不登校の対応の場がSCに移ってきたことを考えると，家族療法だけでなく，このような家族療法の視点を応用した対応が多くなってくると思われる。

　家庭内暴力の治療については，下坂が述べるように，暴力を止めること，家族の関係性への介入，本人に対するケアの三つの柱で考える必要がある[7]。家庭内暴力の治療には，本人の参加が望めない場合が多く，本人を除く家族に対応することが多い[4,7]。また，家庭内暴力の出現している家族には，家族の関係性に偏りが見られる場合

が多く，治療によって，家族の関係性が大きく変化している[4,5,7]。下坂は，家庭内にいささかの和んだ雰囲気がかもし出されなければ，暴力は根絶やしにすることは難しいと述べている。このように，家庭内暴力の治療においては，今後ますます家族療法の対応が必要となると思われる。

文　献

1) 東豊，福田俊一：登校拒否のシステム家族療法．日本心理臨床学会第4回大会論文集，pp.130-131，1985．
2) 東豊：構造派の治療技法．（大原健士郎，石川元編）家族療法の理論と実際Ⅰ，pp.44-65，星和書店，1986．⇒ 45
3) 東豊：構造的アプローチを中心とした登校拒否の家族療法．（鈴木浩二編）家族療法ケース研究2：登校拒否，pp.101-121，1988．⇒ 62
4) 成田善弘：子供の家庭内暴力と家族力動．家族療法研究，14 (2)；123-125，1997．
5) 中村伸一：家庭内暴力．シリーズ精神科症例集6，中山書店，1994．
6) 緒方明，他：不登校のネットワーク療法．家族療法研究，12 (2)；126-133，1995．
7) 下坂幸三：（特集）家庭内における暴力を臨床の中でどう扱うか：家庭内暴力に対する応急の対応について．家族療法研究，16 (2)；63-67，1999．
8) 志村宗生，他：体を引っ掻き傷つける一登校拒否児の家族療法．家族療法研究，6 (1)；19-24，1989．
9) 鈴木浩二編：家族療法ケース研究2：登校拒否．金剛出版，1988．⇒ 62
10) 鈴木浩二，他：家族療法に関する全国実態調査報告（第2報）．家族療法研究，9 (1)；40-57，1992．
11) 吉川悟編：システム論からみた学校臨床．金剛出版，1999．⇒ 93

C．摂食障害・心身症

佐藤　豊

　近年，摂食障害の患者は増加の一途をたどっているが，中でも，多彩な行動化が目立つ過食症患者の増加は最近の大きな特徴である。また，一口に摂食障害といっても，患者の病状は，軽症例から難治慢性例へと多岐にわたっている。
　摂食障害の親グループを対象としての家族心理教育は，この10年間で発展してきた領域である。家族心理教育は，患者の増加に伴い治療者の割ける時間に限界があるという事実から必然的に生じた工夫でもある。しかしそれだけでなく，症状の慢性化が家族に二次的な困難さを生じさせ，従来の家族機能が低下している，という観点からの家族援助の新しい流れでもあり，今後のさらなる実践が期待される。
　西園は摂食障害の転帰について，1990年代の研究から得られた知見として，長期

経過を持つという認識が広まったこと，再発（relapse）という概念が重要視されるようになったことをあげている．比較的短期に回復する患者がいることも事実であるが，長期にわたる治療を必要とする患者が存在することも忘れてはならない．

慢性化した摂食障害患者の治療に際しては，従来の「思春期・青年期の患者とその親」だけでなく，「患者とその配偶者（あるいは同居者）」というカップルを対象として家族療法を実践していく必要性も多く生じてきている．原家族からの独立，結婚，妊娠，出産といったライフサイクル上の出来事の摂食障害に与える影響，摂食障害の長期経過や難治慢性例に関する治療の工夫は，これから研究されていくべき領域であろう．

紙面の都合上，ここでは主に摂食障害を中心に述べた．なお，心身症に関しては，東が「虫退治」を用いた構造的アプローチの有効性についてまとめた報告が注目される．

文 献

1) 後藤雅博編：摂食障害の家族心理教育．金剛出版，2000．
2) 東豊，吉岡伸一：身体症状（心身症様愁訴）を伴う不登校に対するシステム論的家族療法：虫退治を用いた構造的アプローチの有用性．九州神経精神医学，48 (2)；83-94, 2002．
3) 西園マーハ文：摂食障害の中長期予後と死亡例．臨床精神医学講座S 4巻，摂食障害・性障害，中山書店，2000．
4) 下坂幸三：摂食障害治療のこつ．金剛出版，2001．

D．ひきこもり

近藤直司

「ひきこもりwithdrawal」は，情緒的交流の乏しさや内的対象関係の希薄さ，あるいは社会的に孤立した状態などを指す用語として，多義的に用いられてきた．たとえば，アイデンティティ拡散症候群の一症状としてみられる社会的なひきこもり（エリクソンErikson, E.H., 1968），思春期に特有の防衛機制としてみられる情緒的なひきこもり（アンナ・フロイトFreud, A., 1966），あるいは，英国の精神分析家がスキゾイド研究において取り上げてきた内的対象関係におけるひきこもりなどである．

1970年代からは，わが国においてもスチューデント・アパシーや退却神経症，逃避型抑うつなど，部分的な社会的ひきこもりを示す青年期ケースの精神病理学が研究テーマとして取り上げられるようになった．またDSM-Ⅲ（1980）では，社会恐怖，回避性パーソナリティ障害，小児期または青年期の回避性障害といった診断カテゴリ

ーが導入され，DSM-Ⅳ（1996）では，社会恐怖，外傷後ストレス障害，回避性パーソナリティ障害，気分変調性障害などにおいて，社会的ひきこもりをきたすケースがあることが述べられている．この他，軽度知的障害や高機能広汎性発達障害など，軽度の発達障害を背景として，思春期・青年期においてひきこもり状態に陥っているケースが稀ではないことも報告されている．

近年，年齢相応の社会的活動全般からひきこもっており，本人が外来や相談に訪れないケース，特に，上記のような精神医学的背景を有する，いわゆる非統合失調症性のひきこもりケースが増加していると言われている．これらに対しては，従来，民間援助団体の活動が中心であったが，塚本論文[3]の前後から，一部の公的相談機関や医療機関においても積極的な支援の試みが始まっていたようである．

家族療法・家族研究の領域においては，特にひきこもり状態に注目した臨床研究は近年まで見当たらない．しかし1991年の『家族療法研究』第8巻第2号では，特集「思春期と家族」において，川谷大治，中村伸一の両氏が思春期問題の一つとしてとりあげているように，家族療法を志向し，家族のみが治療・援助を求めるケースをも治療・援助の対象としてきた臨床家にとっては，むしろ日常的に遭遇してきた問題であったものと考えられる[2]．

こうした実践の積み重ねは，全国の援助者を対象に作成された援助ガイドライン[1]にも反映されており，近年，本人を対象としたグループ支援や個別ケースに対する家族療法の他，心理教育プログラムや親の会など，家族を対象としたグループ支援の試みが各地で始まっている．ただし現時点では，こうした援助プログラムの事業化が優先されており，その有効性や課題を個々のケースについて評価・検討する段階に至っていないため，全体的には治療・援助の質が大きく向上したとは言い難いように思われる．今後の臨床研究にあたっては，ひきこもりケースにみられる精神医学的・心理学的背景の多様性を踏まえた検討が必要であること，中断例や遷延例，フォローアップ研究などを含め，個々のケースについての詳細な症例検討が重要であること，グループ支援については，その対象や有効性，課題などを慎重に検討することを共通の認識とすべきであろう．

文　献

1) 伊藤順一郎, 他：地域精神保健活動における介入のあり方に関する研究. 平成14年度厚生科学研究報告書, 2003.
2) 川谷大治, 下坂幸三, 束原美和子, 東豊, 中村伸一：(特集) 思春期と家族. 家族療法研究, 8 (2) ; 107-137, 1991.
3) 塚本千秋：ひきこもりと強迫症状を呈する青年期患者への訪問治療. 精神経誌, 96 ; 587-608, 1994.

E．学校・教育

吉川　悟

　1980年代以降，家族療法が紹介されるにつれ，教育現場でも僅かずつであるが，家族療法が取り入れられてはいる。1960年代以降急増した不登校などに対して，教育現場では「教育相談」と称されている不適応に対する相談・援助が展開されている。しかし，その基本的な方法論は，文部省が「不適応指導」のガイドラインとして「非指示的療法」などの「カウンセリング」を基本として指導書を作成してきた経緯もあって，家族療法的な対応は，ごく一部での実践に留まる。

　現在まで学校教育の現場で利用されている家族療法的な実践には，1）教職員の行っている家族・生徒への家族療法的対応，2）教職員への家族療法的な立場のコンサルテーション，3）スクールカウンセラーの立場での家族療法的対応，がある。

　まず，教職員の行っている実践記録は，久楽論文[1]のように秀逸なものもあるが，多様で一般には入手困難で，教育学部の大学院修士論文の中に散見できるに留まっている。教育現場での家族療法的な対応については，家庭訪問や教育相談研修や役割行動の規定がされている吉川[3]の論文が参照されている。また，教職員が家族療法的な相談活動を実践する際の具体的な方法論・認識論が提示されている。

　また，教育現場に対する医師や心理士などの外部関係者からの二次的な支援という意味では，家族療法の立場を利用したコンサルテーション活動が報告されている。楢林ら[2]は，80年代後半より，カプランCaplan, G.らの行っている地域精神医療の理念に基づき，ウィンWynne, L.C.の提唱したシステムズ・コンサルテーションの発展型を教育相談の中に位置づけ，その有効性と理論的背景を紹介している。この活動は，吉川[5]によってその発展が示され，システムズ・コンサルテーションによる具体的な取り組みとともに実践結果が示され，その有効性を強調している。これらの教職員に対するシステムズ・コンサルテーションに関しては，多くの教育相談機関などで利用されるようになるとともに，スクールカウンセラーが積極的な活用をはじめていることも報告されている。

　教育現場の相談活動に関して特徴的なものは，90年中頃より臨床心理士を中心としてスクールカウンセラー事業が展開していることで，この領域における家族療法的対応の重要性が注目されている。吉川は，学校をシステムとして位置づけることでスクールカウンセラーが学校の中で機能的に活動できることを示し，学校臨床での家族療法的な活動のあり方について述べている。また，吉川[6]は，スクールカウンセラーに対して，より具体的な方法論を展開し，その取り組みの中で家族療法的な技法を紹介している。

このように，学校・教育の領域では，先行して導入されていたカウンセリングなどの方法論を用いて，教職員が生徒に対して行う「教育相談」に利用されていたが，教育現場では必然的に「保護者対応」が不可欠であり，それに言及したカウンセリングの方法論がないことから，より家族療法的な対応が求められるようになっている。そして，教職員・外部の専門家・スクールカウンセラーと，学校に関わる立場の違いを超えて，児童・生徒への援助だけでなく保護者を含めたそれぞれの家族に対する支援の必要性が強調されることで，今後も家族療法的な対応が求められていると考えられる。

文　献

1) 久楽信吾：システムズアプローチに基づく家族療法の研究．兵庫教員大学修士論文，1990.
2) 楢林理一郎，三輪健一，他：学校教育におけるシステムズ・コンサルテーションの可能性：滋賀県での「さざなみ教育相談」の経験から．家族療法研究，11 (2)；99-107，金剛出版，1994. ⇒ *79*
3) 吉川悟：協同的学校システムのあり方：教育相談への効果的な学校システム形成に向けて．(宮田敬一編)学校におけるブリーフセラピー，pp.105-124，金剛出版，1998.
4) 吉川悟編：システム論からみた学校臨床．金剛出版，1999. ⇒ *93*
5) 吉川悟：学校精神保健のサポートシステムとしてのシステムズ・コンサルテーション：教育現場の要求するコンサルテーションに向けて．家族療法研究，17 (3)；238-247，2000.
6) 吉川悟：学校臨床における心理療法の工夫：プロフェッショナルなスクールカウンセラーが増えることを期待して．精神療法，26 (4)；352-359，2000.

F．高齢者

松 本 一 生

　高齢者の精神障害は古くクレペリン Kraepelin, E. の時代から研究されているが，高齢者の家族へのアプローチは「昔からあるように見えて，実は新しい領域」である。医療に限って述べても，いわゆる老人病院などへの入院が主流であった時代から家族合同面接を活用し，家族への視点を保ち続けてきた家族療法家[2]の存在が，これまで高齢者と家族を支えてきた。しかし，本書でとりあげられている名著『老人と家族のカウンセリング』⇒ *81* の米国での出版が1979年であり，当時から包括的なカウンセリングが研究されていたことと比較すると，わが国の高齢者と家族への支援の歩みは緩やかであった。「痴呆」など高齢者をめぐる疾患の多くが器質性であるために，神経病理学など生物学的なかかわりが多く，臨床心理や家族療法にはなじみにくいと誤解されてきたことも一因であろう。もちろん現在では高齢者と家族への心理療法（精神療法）の必要性は周知のことである。

社会福祉や地域の保健活動，看護領域では，わが国が高齢化社会（65歳以上の人口が全人口の7％を越える）を迎える以前から，現在のような高齢社会（同人口が全人口の14％を超える）になるまで，一貫して高齢者と家族への支援の大切さが認識されていた[1]にもかかわらず，それぞれの専門分野が領域を越えて協力することは容易ではなかった。

　このような状況は，2000年（平成12年）4月に導入された介護保険によって大きく変化した。高齢者と家族の支援は社会全体のテーマとして浮上し，ケアマネジメントとともに積極的かつきめ細やかなケースワークやコミュニティーワークが求められるようになった。

　「生物学的・心理的・社会的」側面を統合した心理教育の流れは家族療法の対象を広げたが，今後さらに高齢者にも応用が広げられるようになれば，家族療法界を発信源として，保健・福祉・医療を統合した高齢者および家族への強力な支援となる。

　家族療法家の中には，慢性疾患への家族療法のかかわりやターミナルケアなど，これからの社会にとって不可欠な「高齢者と家族へのまなざし」を持ち続けてきた研究者がいる[3]。慢性身体疾患は，アルツハイマー病やパーキンソン病と並んで支援の対象となるが，今後，支援者が積極的に精神疾患ならびに慢性疾患を持つ高齢者の家族の自助的グループとも協力することで，家族療法のアプローチは社会資源としてさらに裾野を広げるだろう。

　20年前とは「家族のありよう」が変わった。多様化し高齢化した社会の中で，家族療法界はこの先も変化しつつ発展して行くと思われる。

文　　献

1) 川久保芳彦：老年痴呆患者とその家族．精神医学，31 (6)；617-622, 1989.
2) 福山和女：痴呆高齢者の在宅ケアと家族支援．（下坂幸三編）心理臨床としての家族援助, pp. 185-202, 金剛出版, 2001.
3) Walsh, F., Anderson, C.M.：Chronic Disorders and the Family. The Haworth Press, New York, 1988.（野中猛，白石弘巳監訳：慢性疾患と家族．金剛出版，1994）

G. 虐待

福 山 和 女

　米国においては，すでに1973年にMRIで，虐待について児童を中心に家族の研究プロジェクトを組んで研究を進めていた。1974年に連邦法として「子ども虐待予防と治療に関する法律」が制定され，虐待の定義が明確にされた。子どもの外傷は親が

故意にもたらしたものと考えられ，被殴打児症候群と名づけられたが，虐待には，これだけではなく，心理的虐待やネグレクト（不適切な養育，保護の怠慢，放置，放任）をも含めることとなった。専門家に対して通告義務を課したのもこの法律からである。多くの専門家が学際的チームにより，支援体制を形成した。また1980年代には，高齢者の虐待の研究調査にも力を入れ始めていた。高齢者の虐待にも児童の場合と同様に，身体的，心理的，ネグレクトをその虐待の定義に含めている。家族療法の理論家の一人であるボーエンBowen, M.は，身体的虐待について低い分化レベルと情動的発達の遅れとを関連させ，子どもと他の家族成員との関係を説明している。コミュニケーション理論家のサティアSatir, V.は，ドメスティック・バイオレンスについて，低い自己評価と貧弱な自己像を関連づけ，さらに家族の影響性を加味している。このように虐待現象についての理解が，個人レベルだけではなく，家族をも視野に入れたものに変化してきた。

　一方，21世紀に入り，日本においては虐待について，児童虐待，高齢者虐待と並び，配偶者（女性）虐待が主として研究の対象にされている。これらの虐待現象に対して，家族を考慮した取り組みがなされてきたのは，文献などからみれば比較的最近であり，1980年代後半である。しかし，法整備はさらに遅れ，10年後の2000年代に入ってしまった。実際には，虐待現象は10倍の増加と言われながらも，やっと2000年11月に児童虐待防止法が制定され，その1年後，2001年10月にDV（ドメスティック・バイオレンス）法が施行された。高齢者については，高齢者虐待予防法の制定に向けて検討がなされている現状にある。『家族療法研究』に児童虐待に関する文献が現れるのが1980年前半であり，高齢者虐待については非常に遅れて，1990年代後半である。

　また，これまで虐待現象に対する家族援助や支援には，カウンセリング，アートセラピー，家族療法，心理教育などを実施して，解決への試みがなされてきた。配偶者暴力については2000年代に入ってから夫婦療法の観点からの調査を行っている。『家族療法研究』第16巻第2号（1999年）の特集では，「家庭内における暴力を臨床の中でどう捉えるか」と題して，児童，青年，配偶者，高齢者を取り上げ，虐待やドメスティック・バイオレンスについて論じている。研究には，家族を理解する上で，精神医学からフェミニズム，家族システム論，交流分析，心理社会的アプローチ，ナラティヴ・アプローチ，危機介入など，さまざまな方法や理論が適用されている。

H．アルコール・薬物（嗜癖）

遠藤優子

　嗜癖臨床は物質乱用，病的賭博・浪費癖・暴力癖等の過程嗜癖，共依存・恋愛嗜癖等の人間関係嗜癖と対象が広がっている。ことに共依存・アダルトチルドレン（AC）に対する治療が盛んに求められている。共依存はアルコール依存症の夫婦研究から，ACはアルコール依存症家庭を代表とするさまざまな機能不全家庭で育ち成人した子どもの生きにくさを定義した概念で，治療には家族病理の理解が重要で家族システム論が必然的に採用される。

　アルコール依存症の夫婦研究では1950年代にストレス学説が台頭し，アルコール依存症者の妻たちの示す認知・情動・行動のパターンが，嗜癖者の病的対人関係態度に対する反応型であると定義された。個人病理から関係性の病理の見方へと転換したのである。この流れは1960年代になって，妻たちの対応行動が嗜癖者の問題を無意識に維持・促進しているというイネーブラー（病気の支え手）の概念へと続いていく。これはアルコール依存症に対する家族介入技法の発達をもたらした。そしてイネーブラーに対する心理教育は不可欠なものになる。この二つは，今日では嗜癖臨床では特別に家族療法と銘打つまでもなく，当たり前に実践されるに至っている。そして1980年代になって，嗜癖者とイネーブラーの双方が支配・被支配をめぐって刺激と反応を繰り返す，循環的で病理的な人間関係を「共依存」と定義するようになった。正に家族システム論の循環的認識論に立った理解である。これによって，夫婦療法がより積極的に実践されるようになった。さらに嗜癖者の回復とは別に，主に配偶者である共依存症者の「必要とされる必要」というアイデンティティと主体の喪失の病理に対する治療が単独でも行われるようになったのである。そして，このような夫婦サブシステムの歪みに巻き込まれ，世代伝播し，子世代にさまざまな問題が生じてきたのがACの問題である。今日では，ACの問題を表出する子どもをIPとして，家族全体の嗜癖問題を治療していく家族療法の積極的な取り組みも実践されているのである。

　以上のように，嗜癖臨床では家族システム論を抜きにした治療的接近は考えられず，具体的に家族介入，家族への心理教育，夫婦治療，子どもの問題を視野に入れた統合家族療法といったさまざまな治療が展開しているのである。

文　献

1) 遠藤優子：家族の病をときほぐす．ヘルスクエスト選書5，ヘルスワーク協会．1999.
2) Jackson, J.K.: The adjustment of the family to the crisis of alcoholism. Quart.J.Stud.Alc., 15

; 562-586, 1954.
3）斎藤学：イネイブリングと共依存．精神科治療学，10 (9)；963-968, 1996.
4）清水新二編：共依存とアディクション．培風館，2001.
5）Pressman, S.D., Pressman, R.M.：The Narcissistic Family：Diagnosis and treatment. Lexington Books, Lanham, MD, 1994（岡堂哲雄監訳：自己愛家族：アダルトチャイルドを生むシステム．金剛出版，1997）

I．犯罪・非行

生島　浩

　犯罪・非行の原因としての家族論が，犯罪的資質の遺伝論，環境形成論のいずれであっても，パーソナリティ形成の基礎的な場である家族のマイナス要因や病理が犯罪者・非行少年を生み出すといった家族へのアプローチの主流を長くなしてきた。
　これに対し，臨床的には，「立ち直りの手だてとしての家族」が注目されてきた。実刑判決や少年院送致により矯正施設にいる間の本人にとって家族の面会・通信が心理的支えであり，釈放時には身元引受人となり，家族のもとに帰住できることが，再犯・再非行の抑止に大いに関係するからである。しかし，犯罪・非行の要因となった家族が，そのまま更生の場となるはずはなく，健全な社会化を行うことができる家族に変容させ，機能するよう専門家の援助があることが前提となる[6]。
　このような観点から，1960年代に入り，東京家庭裁判所において家族集団療法が実施され[1]，さらに，アメリカのケースワーク実践をモデルとして，法務省により保護観察少年およびその家族に対する実践研究も試みられている[7]。また，刑務所で服役することが，受刑者の家族に与える影響やニーズに関する面接調査も実施された[4]。
　これまでの家族への治療的関与が，特定の個人による試行にとどまっていたのに対して，システム論に基づく家族療法が，1980年代から公的な臨床機関の中でシステミックに展開しはじめ，家庭裁判所調査官[3]，児童相談所[2] ⇒ *70*，保護観察官[9]によるものなど，その成果が公刊された。治療者が，権力の執行者を兼ねる犯罪・非行臨床においては，従前の心理療法的アプローチが有効でない場合が少なくないが，権威や指示を治療的に駆使し，家族員の行動そのものに着目して短期集中的に変化を目指す家族療法の"戦力"は極めて高いものと言える[8]。今後は，社会的関心を集めている犯罪被害者（遺族）への援助に関しても家族療法の適用が期待される[5]。

文　献

1）新井実暁，他：家族集団療法の非行事例への適用．調研紀要，16；36-52, 1969.

2）団士郎，他：非行と家族療法．ミネルヴァ書房，1993. ⇒ 70
3）廣井亮一：家族システム論による少年事件の調査と処遇．調研紀要，56；71-107, 1989.
4）井上義隆，他：受刑者の受入環境に関する研究．法務総合研究所研究部紀要，28；131-163, 1985.
5）小西聖子：犯罪被害者遺族．東京書籍，1998.
6）望月嵩：犯罪者とその家族へのアプローチ．犯罪社会学研究，14；57-69, 1989.
7）仙田正夫，他：ファミリー・ケースワークの研究．法務総合研究所紀要，13；125-158, 1970.
8）生島浩：非行臨床における家族療法の導入・展開について．家族療法研究，4(2)；155-161, 1987.
9）生島浩：保護観察における家族援助に関する実証的研究．法務研究報告書，81(1), 法務省法務総合研究所，1993.

J．家事調停

村松　励

　戦後，1947年に家事審判法が制定されて，家事調停が発足した。家庭に関する紛争解決においては，一刀両断に法律のみで決めるのではなく，当事者の協議を重視し，これを優先させることを基本としている。家事調停は，家庭に関する紛争の専門機関である家庭裁判所によって，個人の尊厳と両性の本質的平等を基本として，家庭の平和と健全な親族共同生活の維持を図ることを目的として行われるものである。
　家事調停で扱う対象は大きく分けて，夫婦の問題，子どもの問題，遺産の問題の三つとなる。家庭に関する紛争の代表的なものは周知のように，離婚問題に代表される。わが国の離婚手続には，協議離婚，調停離婚，審判離婚，判決離婚の四つがある。近年のわが国では，離婚総数のほぼ90％は協議離婚であり，残りの10％のうちの約9割が調停離婚となっている。
　家事調停を進める調停委員会は，裁判官（審判官）と民間から選任された調停委員とで組織されており，家庭に関する紛争の性格上，両性の平等を考慮して調停委員は男性，女性1名から構成されている。裁判官の役割は，家事調停制度の適切な運用の目的のために，調停による解決が正しい事実認定と法的判断に基づいているかチェックすることにある。調停委員の役割は，当事者の語る一言一句に耳を傾け，言葉の背後にある本心を確かめ，的確なケース理解をし，紛争解決を図ることにある。こうした意味において，調停委員は心理療法家と同様に，調停独自の面接の専門家であることが要請されるのである。
　調停員に期待されている面接の基本とは，当事者それぞれが紛争によって認知に歪

みが生じてしまい，その結果，問題解決を長引かせてしまっていることに気づかせ，当事者双方の主観的事実認識を客観的事実認識に変化させることにある。当事者それぞれが調停委員の協力援助によって，紛争の実情，原因，いきさつ，今後の予測などもろもろの事実を冷静に見つめ直すことを通じて，主観的事実認識を客観化し，それぞれが考え直したり決断することによって合意がもたらされる作業を援助することにある。

　当事者によっては家事調停が家庭裁判所に申立てられても，調停の場で冷静な話し合いが持てない場合がある。調停委員会は効果的な調停の実現のために，家庭裁判所調査官によるカウンセリングを受けるように当事者に働きかけることもある。また，当事者に精神障害が疑われるようなケースの場合には，裁判所技官（精神科医）に調停への関与を求めることになる。このように，家庭裁判所における家事調停は多くのスタッフによって運営されていることが特徴なのである。近年は性格に偏りの大きい当事者が増えてきており，理解が困難なケースが増加してきていると言われている。ゆえに，紛争解決のためには，家族システムといった視点抜きでは援助に繋がらない。今後は調停委員の研修に家族療法は欠かせないものとなるであろう。

K．リエゾン・医療現場と家族

渡　辺　俊　之

　身体疾患患者において家族は重要な役割を担う。高齢化社会の到来，医療技術の進歩は，医療や看護の場を病院から在宅医療や在宅看護に移行してきている。その結果，医療における家族の役割はとても大きくなった。今や，医療における家族支援や家族アプローチは中心的テーマの一つになっている。家族療法が培ってきた理論や技法は，リエゾンや医療現場における家族アプローチにとても有用である。

　家族療法を勉強した読者は，一般医療現場に思いをはせるだけで，さまざまな問題を連想されるであろう。「身体疾患を抱えた家族はどのように変化するのだろうか」「心身症を来たす家族はどのようなものか」「介護における家族の問題は」「患者が健康な家族メンバーに与える影響」など，たくさんのテーマがそこには積み残されている。

　これまで医療現場における家族アプローチは，大きく分類すれば三つの領域から行われてきた。

　第一は医師によるアプローチである。特にプライマリケアの領域では家族との協力関係の構築が重要課題となる。第一線で働く開業医たちは，家族療法的な関わりを毎

日，意図的，非意図的に行っている。

　第二は看護師によるアプローチである。看護領域では家族看護学という専門分野があり，カルガリーモデルを中心に論議が行われている。病棟や訪問看護場面で，看護師は家族にもっとも近い位置にいる。看護師が家族へ介入するための理論や技術は，創傷ケアの知識と同じくらい重要なテーマである。

　第三はソーシャルワークにおける家族アプローチである。ソーシャルワークの領域で培われてきた心理・社会的療法という方法論自体が，家族システム理論と深い関係がある。

　こうした三つの領域と協力しあい，家族療法の観点を育てていく役割を担う領域がリエゾン精神医学である。リエゾン精神医学における家族アプローチは，これから大きく発展する可能性を秘めている。リエゾン精神科医の介入は，身体患者の精神症状や心理的問題への対応が中心（患者中心アプローチ）であったが，身体患者の精神状態は家族関係の影響を受けることが理解されてきた。身体患者の心理的問題を家族という文脈の中でもう一度とらえていく必要性が最近では強調されている。

　家族療法学会でも，身体疾患における家族アプローチといった自主シンポジウムが行われ，介護や慢性身体疾患への家族についてのワークショップが企画されるなど，一般医療現場における家族アプローチの発表も増えてきている。

　米国では，ロチェスター大学においてmedical family therapyのトレーニングが毎年行われている。この領域の先駆者であり，Bio-psycho-social modelを提唱したジョージ・エンジェルEngel, G.が主任教授であった大学であり，彼の伝統を引き継いだ精神科医や心理学者たちが，世界から医師，看護師，ソーシャルワーカーたちに呼びかけて，医療における家族アプローチの発展を援助している。

　リエゾン・医療現場と家族について学ぶための代表的な書籍を文献に挙げた。この領域の雑誌は，"Families, Systems & Health"である。

　これまで，医療現場と家族療法には少し乖離があった。それは，家族療法理論が伝統的生物学モデルや還元主義モデルと異なっていたし，家族療法を志向する精神科医が，一般医療から離れた位置にいたからである。医療現場と家族療法の間には，未開拓な研究領域，助力を必要としている領域が数多く残されている。二つの世界がリエゾンされれば，医学全体の発展に大きく貢献するであろう。

文　献

1) McDaniel, S.H., Campbell, T.L., Seaburn, D.B. : Family-oriented Primary Care. Springer Verlag, New York, 1990.
2) McDaniel, S.H., Hepworth, J., Doherty, W.J. : Medical Family Therapy. Basic Books, New York, 1992.

L．災害と家族，移民と家族など

五十嵐善雄

　筆者の精神科医としての出発点に，フロイトFreud, S.の言う「悲哀の仕事（喪失体験，mourning work）」がある。精神に障害を抱える人に精神科医として初めて出会った時に感じたことは，彼らが病気や障害を抱えることによって部分的な健康さや期待された未来を失う「悲哀の仕事」をしているという事実であった。家族もまた自分の子どもが失ったものに悩み，その原因を自分たちの内的な体験の中に求め，そのためにもがき苦しんでいるのである。DSM-Ⅳの第4軸「心理社会的および環境的問題」は，そこに表現された項目はすべて喪失体験そのものであると筆者は考えている。

　一人の人間の喪失体験は，当事者のみならず，そこに共存する家族においてもそれぞれの喪失体験として波紋を広げていくものである。たとえば交通事故で最愛の子どもを失った家族は，父親はその忌まわしい過去を忘れるために，過去の清算として子どもの部屋をないものとすることに躍起になり，母親はその子どもが亡くなった当時のままにその部屋を残そうとする。子どもを失ったという共通の悲しみを営むプロセスにおいて，家族成員それぞれは異なった悲しみの仕事に夢中になるのである。そのために夫婦の間に亀裂が生じ，離婚に至る事例を筆者は見てきた。

　いわゆる外国人花嫁という移民さえも，その理由がいかなるものであっても，祖国や母語や住み慣れた家を捨て，国際結婚を行うのである。そこに悲哀の仕事があり，その女性を送り出した家族にも悲哀の仕事があり，時によってはそのために悩むのである。明治維新以後の人口爆発と食糧難を危惧した榎本武揚は，メキシコへの移民を企てたのであるが，そのことと現代の移民である外国人花嫁の姿は，形を変えた移民とも言えるであろう。メキシコのパレンケ遺跡のさらに山奥に日本人最初の移民の地があった。その荒涼とした土地に立った時に筆者の脳裏を掠めたのは，豊かなコーヒー農園をイメージすることなど到底できない悲しみであった。

　個人の悲しみは，個人だけのものではない。その個人を取り巻く家族もまた，否応なくその悲しみに巻き込まれる。親族やその地縁の者たちもまた，その悲しみを別な形で取り入れるであろう。家族への支援を行おうとする者もまた，その悲しみに触れ，自らの体験の中に悲しみを想起するであろう。悲しみを受け入れ，悲しみと共に生きるだけの価値を見出そうとすることもまた，家族療法家の「悲哀の仕事」である。

第2部

家族研究・家族療法
105の
文献ガイド

1 Toward a Theory of Schizophrenia
統合失調症の理論化に向けて

著者 Gregory Bateson, Don D.Jackson, Jay Haley, John H.Weakland
所収 Behavioral Science, 1 (4) ; 251-264, 1956.

　本論文は20世紀最大の認識論者と言われたグレゴリー・ベイトソンを筆頭に，家族療法のパイオニアとして知られるドン・ジャクソン，ジェイ・ヘイリー，ジョン・ウィークランドによって書かれた。趣旨は，統合失調症の症状をコミュニケーションという視点から分析し，その症候と発生を探求しようとするものである。その中で中心をしめる概念がダブル・バインド（二重拘束）である。

　彼らによると，患者は，「①他者から受け取るメッセージに，適切なコミュニケーション・モードをふり当てることが困難である。②自分が発する言語的・非言語的メッセージに，適切なコミュニケーション・モードをふり当てることが困難である。③自分の思考，感覚，知覚に，適切なコミュニケーション・モードをふり当てることが困難である」とする。コミュニケーション・モードとは，あるメッセージに対してより高次の論理階型（抽象レベルの高い）メッセージを意味する。犬を例に挙げると，「これは遊びだよ」というメッセージをおじぎ姿勢によって伝達し，お互いに追いかけあったり，じゃれあったりする。

　患者はどのようにして，メッセージの整然とした論理階型化ができない状態に陥るのか。その点をダブル・バインドによって彼らは説明する。ダブル・バインド状況を構成する必要条件は次のようなものである。①二人あるいはそれ以上の人間，②繰り返される体験，③第一次の禁止命令（例「これをすると，おまえを罰する」「これをしないと，お前を罰する」），④より抽象的なレベルでの第一次の禁止命令と衝突する第二次の禁止命令（例：「これは罰ではないのだよ」「お前を罰するのは，おまえを愛しているからなんだ」など），⑤犠牲者が関係の場から逃れるのを禁ずる第三次の禁止命令。

　最終的に，以上のような条件によってダブル・バインドを繰り返し経験し，生きる世界をそのようなパターンにおいて知覚するようになれば，以上の構成因子のすべてが揃う必要はなくなるのである。その一部が生じるだけで，パニックや極度の興奮が引き起こされることになる。

　ダブル・バインドに近似する状況として，彼らは禅師が師弟を悟りに導く場面を引

用している。「この棒が現実にここにあると言うならば，これでおまえを打つ！　この棒が実在しないというならば，これでおまえを打つ！　何も言わなければ，これでお前を打つ！」

　統合失調症の患者はたえずこの師弟と同じような状況に身を置いている。しかし，患者は混乱へ，師弟は悟りへと導かれる。師弟は棒を奪い取るという策をとり，それを禅師が「よし」と認めるかもしれない。一方で患者はそのような策にでることは許されていない。つまり，矛盾をときほぐすために，その状況に言及することはできないのである。発症以前の患者とその母親との間だけではなく，こうしたダブル・バインド状況は一般的な現象である。このダブル・バインド状況にとらわれた人間は自己防衛の手段として統合失調症的反応パターンを示していく。それは，①あらゆる言葉の裏に，自分を脅かす隠された意味があると思い込むようになる，②他者が自分に言うことを，すべて文字通りに受け取るようになる，③抽象度の高いメッセージに対して過敏になるのでもない，また，無頓着になるのでもない第三の道として，それに対して耳をふさぐようになる，というものである。これらは妄想型，破瓜型，緊張型に対応するものである。

　本論では次のようなケースを取り上げている。「統合失調症の強度の発作からかなり回復した青年の見舞いに母親が訪れた。喜んだ青年は衝動的に母親の肩に手を回した。すると母親は身体を硬直させた。そこで彼が手を引っ込めると，母親は『もう私のことが好きじゃないの？』と問いかけた。そして青年が顔を赤らめるのを見て『そんなにまごついちゃいけないわ。自分の気持ちを恐れることなんかないのよ』と言いきかせた。患者である青年はその後数分しか母親と一緒にいることができず，母親が帰った後病院の掃除夫に襲いかかり，ショック治療室に連れて行かれた」

　本論の最終部分は，ダブル・バインド仮説の展望やその治療上の意味について言及していることはとても興味深い。フリーダ・フロム-ライヒマン Fromm-Reichmann, F. の事例，そして，ミルトン・エリクソン Erickson, M.H. の事例などを紹介し，治療的ダブル・バインドの可能性について示唆的に述べている。

　最後になるが，本論の意義は，統合失調症という個人に還元し考えられる向きのある病理が，コミュニケーションという社会的側面から定式化されたことにある。これは構成主義の幕開けとしても重要な意味を持つものであろう。　　　　　　（若島孔文）

関連文献
1) Bateson, G. : Steps to an Ecology of Mind. Ballantine Books, New York, 1972（佐藤良明訳：精神の生態学，改定第2版．新思索社，2000）⇒65
2) Bateson, G. : Mind and Nature : A necessary unity. John Brockman Associates, 1979（佐藤良明訳：精神と自然：生きた世界の認識論，改訂版．新思索社，2001）
3) 若島孔文：ダブル・バインド，2002. 立正大学臨床心理学研究，1 ; 35-39, 2003.

2 The Question of Family Homeostasis
家族ホメオスタシスの問題

著者 Don D. Jackson
所収 The Psychiatric Quarterly Supplement, 31 (Part 1); 79-90, 1957. reprinted also in D.D.Jackson (ed.) Communication, Family, and Marriage. Science and Behavior Books, Palo Alto, 1968.

　著者は，家族療法の父，ドン・ジャクソンである。ダブルバインド論文のセカンドオーサーであり，MRIの創設者である。しかし，著作が少なく活動期間も短かったため，家族療法の母であるヴァージニア・サティア Satir, V. とは対照的に，アメリカでも彼の治療そのものはあまり知られていないのが実情である。本論がここで紹介されるのは，言うまでもなく「家族ホメオスタシス」についての最初の論考だからである。

　当時，ジャクソンらは家族を閉鎖系情報システムとして捉えていたが，その理由の一端が，ワツラウィック Watzlawick, P. の回顧談に伺われる。

　ジャネット・ビービンと私は，週に何時間か，何週間にもわたってドンに教えをこうていました。たとえば，ある構造化面接の一部をブラインドでドンに聞いてもらっていたのです。それは，カップルに「世界中の何億という人の中で，どうやってお互いを選んだのですか？」と尋ねた時の彼らの答を録音したテープでした。だいたい2分から5分までのサンプルを60例，用意しました。もちろん，ドンの知らない人たちばかりです。彼が一度も会ったことのない人たちを選んでおいたのです。年齢も含め，いかなる情報も彼には教えませんでした。ドンは，ごくごく短いやりとりを聞いた後で，驚くほど具体的な診断を披露したものです。もちろん，ドンには，言葉とそれに付随する音声しか判断材料はないわけです。つまり，彼は，カップルの表情も姿勢その他もろもろのものは見てないわけです。ただテープを聞いただけです。彼は，こんなふうに言ったものです。「そうだね，もしも二人に息子がいるなら，その子は多分，非行少年だね。もしも女の子だったら，おそらく心身症ってところだろう」。彼は，いつでも間違うことはありませんでした。「いったいぜんたい，どうやったらそんなことがわかるんですか，ドン？」と尋ねると，彼は，そんなことわかり切っているだろうと言わんばかりに，「だって，二人は，ここであんな風に笑うからだよ」なんて答えたものです。私たちは，そんなことを言われても，どうやって彼がそう結

論するのかわからずじまいでしたが，とにかく，彼はいつでも正しかったのです。この話には，まだ落ちがあるんですよ。私たちは，いわゆる正常カップルを対照として使うことを思いついて，なんとか3例のケースを駆り集めたんです。覚えているのは，結婚後17年ほどつつがなく暮らしているという夫婦です。二人には，15歳の娘がいて，学業成績も優秀で品行方正でしたから，私たちの正常という概念にあてはまるわけです。そこで，「どうやって知り合ったか」という部分をドンに聞かせたんです。そうしたら，ドンは，開口一番，こう言ったんです。「わからないね，これは。私には，正常に聞こえるけどね」(文献[2] pp.13-14)

本論の目的は，1）精神科治療の経過中における患者の変化の結果として他の家族メンバーに変化が起こることの重要性，2）家族相互作用パターン（特に親の相互作用）と精神科疾病学的類型との関連を明らかにすることである。後者については，先の引用が当時の雰囲気をよく伝えているし，本論においても六つの関連性が示唆されている。

一方，前者「家族ホメオスタシス」については，「患者にポジティヴな変化がおきても，それを逆転させるほどのネガティヴな変化が他の家族に起こるという視点」などと一括されることが多い。しかも，そのような事態が家族の一般特性として提唱されているかのように，現在では理解されている。しかし，原文にはこうある。「患者が外来治療をはじめることで家族にはどんな影響が起こるのだろう？　特に，長期精神療法ないし精神分析をはじめるなら，精神科医は，患者の相互作用的対処変化によって家族メンバーにもたらされる影響について考慮しなければならない。多くの場合，患者と家族にとって幸いな結果が訪れるため，このような問題はすぐにどうでもよくなるというのは，間違いではない。しかし，少数の状況では，適切な治療計画として，家族の状況についてのトータルな理解が必要になる」。つまり，ジャクソンは，治療が家族ホメオスタシスを崩せなかった時に起こるであろう出来事を予測しておくべきだと警告しているに過ぎないのである。ダブルバインド論文同様の専門用語濫用の一例である。

(小森康永)

関連文献
1) Watzlawick, P., Weakland, J.H. (eds.) : The Interactional View : Studies at the Mental Research Institute Palo Alto 1965-74. W.W. Norton, New York, 1977.
2) Weakland, J.H., Ray, W.A. (eds.) : Propagations : Thirty Years of Influence from the Mental Research Institute. The Haworth Press, New York, 1997.
3) www.dondjackson.com

3 Pseudo-Mutuality in the Family Relations of Schizophrenics
統合失調症の家族関係における偽相互性

■著者■ Lyman C.Wynne, Irving M.Rychoff, Juliana Day, Stanley I.Hirsch
■所収■ Psychiatry, 21 ; 205-220, 1958.

　母親研究から出発した統合失調症の家族研究（いわゆるファミリースタディ）は，1960年前後「分裂病因性の家族 schizophrenogenic family」をめざし，一つのピークを迎えた。そのためには，家族成員個々を全体として（family as a whole）把握しなければならない。ウィンらの「偽りの相互性」とは，この一言で一次的に家族全体の特徴を精密にとらえた，唯一の仮説的理論であろう。
　人間は個性を発展させることと，他人と関わることという，一見相反する問題を，うまく調和し解決しなければ生きてゆけない。関係の中で個性的に成ってゆくこと，それをウィンらは真の相互性（genuine mutuality）と呼んだ。
　しかし，相互関係をうまく維持するために，個々の個性を抹殺し，同一性（identity）が犠牲になっている場合がある。逆に言えば，同一性を犠牲にすることで，関係が保たれる場合がある。それはちょうど全体主義国家のあり方とどこか似ているが，このような様態を「偽りの相互性」とウィンらは名づけた。なぜこのような家族様態の維持が必要か？　ウィンらは統合失調症の家族においては，めいめいの家族成員が分離した存在としてそれぞれの個性を発揮することは，家族全体が崩壊すると受け取られ，脅威を感じられるからだという。
　偽りの相互性を維持することが一義的となり，変化は恐れられる。そこで各々の家族成員が担う役割は硬直し柔軟性に乏しい。ライフサイクルに伴って各々の役割は柔軟に変化してゆくはずだが，それは脅威と受け取られ，さらに偽相互的体制の維持にしがみつくことになる。そこには特殊な眼に見えぬ仕組みがあり，それを「家族共有の機制 shared family mechanism」と呼ぶが，たとえば誰かが自分の個性を主張すると，この機制がサーモスタットのように働き，排除されるような仕組みが発達しているという。次いでウィンらは家族と社会との関係に触れた。偽相互性という体制下では家族成員は互いに開かれていないが，同様に社会に対して正常な家族のようには開かれていない。したがって自給自足組織のようになっていることは容易に想像されるが，より重要な特性として偽相互的な家族は「ゴムの塀 rubber fence」のようなもの

が，その周りを囲んでいると述べた。この「ゴムの塀」とは，次のような構造と機能を持つ。それは，出口も入口もはっきりわからないが，持続的に社会に対して存在する境界であって，偽相互的態勢を保つのに都合がよければ伸展して内に取り込み，そうでなければ締め出すべく収縮するという。このような比喩からアメーバーのような伸縮自在な，弾力的な働きが頭に浮かぶ。

　このような態勢維持に，患者も加担していたのだが，次第に自分が誰なのか，自分は一体どこへ向かおうとしているのか，といったことがわからなくなってしまう。それは自己同一性を確立するためには困難な状況であろう。そして，「私は一体誰なのか？　あなたは誰なのか？」と問うた時，家族共有の機制が働いて，「お前は病気なのだ」と家族から排除されてしまう。ウィンはそこに統合失調症発現の要因を見出そうとした。

　以上がpseudo-mutualityの説明である。ジャクソンJackson, D.D.の家族平衡論や，フェレイラFerreira, A.J.の「家族神話に支えられた家族平衡」という考えととても類似している。これらはいずれも大幅に仮説的であるが，統合失調症の家族を全体として把握しようとした，その腐心の様子がうかがえるし，大変システム論的である。

　さて，ウィンはその後より実証的にコミュニケーションを分析し，親の思考が子どもへと内在化され伝承すること，類似のことが遺伝的なつながりのない里親と統合失調症になった里子との間でも見出せること，を証明しようとした。こうしてウィンは統合失調症の発病への家族環境の持つ重要性を立証したかにみえた。しかしここでウィンは「注意の焦点づけ」を重視することで，心理学と生理学のはざまへ，一歩進んでしまった。これをもって統合失調症の家族研究は衰退する。折しも統合失調症の生物学的研究が盛んになり，ウィン自身も心理教育へと傾いていった。　　　（牧原　　浩）

Operational Mourning and its Role in Conjoint Family Therapy

治療操作としての喪と合同家族療法におけるその役割

著者 Norman L.Paul, George H.Grosser
所収 Community Mental Health Journal, 1 (4) ; 339-345, 1965.

　ノーマン・ポールは米国の精神科医（精神分析家）で，家族療法家としてはフラモ Framo, J., ボスゾルメニ-ナジ Boszormenyi-Nagy, J.らとともに精神力動的立場の人である。彼は，家族の問題の多世代伝達を重視し，抑制された感情を家族が共有することの治療的意義を強調したことで知られている。共著者のジョージ・グロッサーはタフツ大学精神科の社会学者である。

　本論文において著者らは，不適応を起こしている家族の均衡関係に変化を促し，個人の自我発達を促進させる手段として，合同家族療法の中で喪の仕事を展開させるという新しい技法すなわち「治療操作としての喪」を提案している。

　この新しい技法は，ボウルビィ Bowlby, J.の喪の仕事に関する精神分析理論と彼らが行った家族研究に基づいて開発された。彼らは，統合失調症患者50家族，神経症患者25家族を調べ，柔軟性のない相互関係パターンが何年も持続している家族の存在を見出した。このような家族はもともとの対象喪失を否認し，さらに家族成員の分離・自立に際して，家族関係の変化に抵抗するような生活スタイルをとっていた。その特徴は，家族が喪った対象の再生を願う（ボウルビィの喪の仕事第一段階）結果，投影によって患者は喪った対象の特徴をいくつも持ち，アンビバレントな感情の担い手になっていること，このために個々の家族成員の自立は阻止され，互いの共生的つながりが顕著だということである。

　このような家族に対して著者らは，合同家族療法という設定の中で，家族に「修正された喪の体験 corrective mourning experience」の機会を与えることによって，共生的つながりという病的な相互関係（固定した家族均衡）が変化すると考えた。治療手順は以下のようである。

　1）治療者は，実際にあった喪失に関連して回想された出来事を詳細に探求し，喪失を体験した当の家族成員の感情の表出を促す。その時，他の家族成員は悲嘆反応を目撃し，さまざまな感情を体験する。治療者は，彼らにそうした感情体験を振り返り検討するように促す。2）この出来事によって，子どもたちは，初めて両親の感情の

表出を経験することになる。この体験は強い共感をもたらし、患者と他の家族メンバーは互いに情緒的連続性を持っていることを経験する。この時、治療者は、こうした情緒体験は正常であることを伝え家族を安心させる。ここがもっとも重要な治療機序だとして、著者らが強調している治療過程である。3）この作業の結果、もともとの対象から患者に憎しみが置き換えられていたということが理解され、さらにこれまで知られていなかった家族の秘密が明らかになる。同時に、患者や他の家族成員は、家族をつなぎとめていた「見捨てられ恐怖」について率直に見つめられるようになる。分離不安が徹底操作されると共に、見捨てられ恐怖や不安は軽減する。4）家族は情緒体験を互いに共有することができるようになり、悲嘆やそれにまつわる体験になじんでくる。治療者は、家族を勇気づけ、他の成員が示した感情に共感的に対応するよう促す。この過程が、家族成員一人ひとりの観察自我を発達させる。5）患者が、適切に振舞うようになると、固定した家族均衡は次第に崩れるが、同時に個々人が症状を訴えたり、メンバー間で摩擦が起きたりする。たとえば、不眠、消化器症状、うつ、不安などである。他の医者や宗教家に助言を求めたり、仕事に熱中したりするという防衛的動きも示す。しかし、これらは一時的であり、個体化が進むとおさまってくる。家族相互関係が変化し、摩擦はおさまる。6）以上の現象はボウルビィのいう喪の過程の第2段階に相当する。7）終結の計画は、各々の家族成員に中に新しい関心が芽生えてきた時に始める。具体的には、家族の歴史の振り返り、治療者との別れに関連することが取り扱われる。特に、治療終結という喪失に対するアンビバレントな感情を受け入れ耐える能力の展開が強調される。

　最後に著者らは、第一に統合失調症では問題になる喪失は患者に直接体験されずに世代を超えて子孫に影響を及ぼしていること、治療への抵抗が強いこと、他方神経症では喪失が患者に直接体験されており、喪失に関する記憶を取り上げると、あとは家族が自発的に探求できること、第二にこの方法は共感能力の展開、特に家族の相互関係における共感を促進する点で他の治療設定では得られない効果があること、第三にこの方法は終結における、喪失へのアンビバレンスを徹底操作することができるという点で優れていると主張している。

（狩野力八郎）

関連文献
1）Paul, N. : The role of mourning and empathy in conjoint marital therapy. In G.Zul, I.Boszormenyi-Nagy (eds.) Family Therapy and Disturbed Families, Science and Behavior Books, Palo Alto, Calif., 1969.

5 Mystification, Confusion, and Conflict

幻惑，混乱，および葛藤

著者 Ronald D.Laing
所収 in Boszormenyi-Nagy, I., Framo, J. (eds.) Intensive Family Therapy, pp.343-363, Harper & Row, New York, 1965.

　レインの主な著作は，わが国では1970年代に笠原嘉らが中心になって続々と精力的に翻訳が進められた。当時のわが国の統合失調症に対する家族研究を含めた精神病理学的探求の気運と反精神医学運動の勢いが，レインの著作を歓迎したのだと思う。

　本論文はレインの論文の中でももっとも代表的なもので，引用されている症例の断片は，彼の代表的著作である『狂気と家族』の中に収められているものでもある。そもそもmystification（眩惑あるいは欺瞞）は，マルクスが，社会階層での搾取する側が搾取される側に対してその利益を維持するために用いているとした概念であった。つまり搾取する側は，搾取されている側にその搾取を同感に値し，それを慈悲と感じさせたり，搾取によってなされたこと（実現されていない）に，感謝の念を抱かせたり，少なくとも，悪意や復讐心という激しい感情を抱かぬようにさせる方法である。レインはこの概念を統合失調症（搾取される側）とその親（搾取する側），特に母親との病原的関係性を表現する際に転用した。まずは以下にその例をあげることにしたい。

　母：あなたがそういう風に言っても，母さん怒ったりはしないわ。本当にそう思っていないことは分かっているから。
　娘：本当にそう思っているのよ。
　母：ねえ，そんなこと思ってないと母さんは分かっているのよ。自分ではできないわ。
　娘：いいえ，自分でできるわ。
　母：いいえ，あなたは病気なんだから自分ではできないって母さんには分かっているのよ。一瞬でもあなたのことを病気じゃないって思ったとしたら，あなたのこと猛りくるって怒るわ。

　レインは眩惑の家族の中における機能として，まず第一に平衡状態の維持をあげる。家族同士がいつものやり方で結びついているその方法が脅かされる時に，眩惑が用い

られ，家族の縛り（nexus）が強められる。また家族のそれぞれのステレオタイプとなった役割を維持することにも役立っている。両親は自身の統合性を維持するために，自身は何者か，何者であるべきか，子どもたちは何者か，何者であるべきか，さらに，家庭生活の現在の状況といったことについての固い先入見を保持しようと躍起になる。両親は，彼らの予見している考え方やイメージを脅かすような子どもたちの情緒的要求を受け入れず，家族生活に降りかかってくる煩わしい状況を，あたかもそれが存在しないかのように振舞うことで覆い隠す。受け入れないこと，覆い隠すことは，たとえば，情緒的要求が実際には決して満足されていないにもかかわらず，満足されているのだとその人に信じさせようとすること，あるいは，両親がそういう情緒的要求は満たすことができない，あるいは満たしたくないのだから，それらの要求は不当で浅ましく身勝手なものだとみなすこと，そして，その人はそういう要求があるのだと単に「思っているだけ」で，「実際」にはその人にそういう要求はないのだということを執拗に伝えたり，もしそういった要求を訴え続けるなら，親としてはそれを「狂気」としてなら受け入れ，哀れみの情を子どもに示すのである。そして，この現象は，必ずしも当事者たちによって気づかれるものではなく慢性的に進行し，維持されるところが病原的であるとしている。

　このレインの論文は，今日のわれわれが読んでも，その鮮烈とも言える例示と論述が印象として残るであろう。今やこのような，主に統合失調症の家族関係を対象とした家族病理研究の全盛時代は終わったが，二重拘束理論にしろ，この眩惑現象にしろ，それらの今日的意義は失われてはいない。時に治療者さえも混乱する家族のやり取りの中に，こうした現象を時として見出すことができる。筆者の経験では，その対象家族は，かなり健常とみなされる家族から重症の境界例のいる家族にまで多岐に渡ると思われるが，やはり先達の指摘したように，こうした病理的コミュニケーションが慢性的に続く家族は，重篤で変化しにくい家族であるように思う。実際の面接場面で，治療者がこうした概念的知識を持ち合わせるだけでも，こうした混乱したコミュニケーションに巻き込まれることなく安定した家族介入をもたらすことができることがあるだけに，今なお一読に値する論文である。

（中　村　伸　一）

関連文献
1) Laing, R.D. : The Divided Self. Tavistock, London / Quadrangle Press, Chicago, 1960.（坂本志貴，笠原嘉訳：ひき裂かれた自己．みすず書房，1971）
2) Laing, R.D., Esterson, A. : Sanity, Madness and the Family, vol.1. Families of Schizophrenics. Tavistock, London / Basic Books, New York, 1964.（笠原嘉訳：狂気と家族．みすず書房，1972）
3) 本論文の抄訳は「眩惑，混乱，及び葛藤」（中村伸一，信国恵子訳）として，思春期青年期精神医学，7 (2)；185-194, 1997.に掲載されている。

6 家族生活の精神力学
(上）家族関係の理論と診断
(下）家族関係の病理と治療

- **著者** Nathan W. Ackerman
- **訳者** 小此木啓吾, 石原潔
- **発行** 上：1967年／下：1970年　岩崎学術出版社
- **原典** Psychodynamics of Family Life. Basic Books, New York, 1958.

　ネーサン・アッカーマンは精神分析家であり，役割理論を用いて精神分析の精神内界論と家族システム論との掛け橋を築いたという意味で家族療法の創始者であり，「祖父」と位置付けられている。彼は徹底的に臨床の現実を見つめた人で，臨床の要請にしたがって，個人・集団・親・夫婦・家族集団に対する精神療法を駆使しつつ，家族力動論を構築した。

　本書は彼のこうした業績の集大成である。彼の貢献は，第一に全体としての家族という視点から，家族を診断・治療の一単位であるとみなしたこと，第二に家族関係ひいては人間関係は，子どもから親へという一方通行的ではなく双方向性の関係であることを理論化したこと，第三に役割理論によって家族メンバー間の相互関係を情緒的役割関係ととらえ相補性という概念を明らかにしたこと，第四にホメオスターシス概念により家族の健康や変化について明確化したことが挙げられる。そして，本書に通底している彼の家族観は，第一に，葛藤の消失だけでなく，いっそうの情緒的成長のために葛藤を建設的に使う方向に進み，葛藤の不在よりもむしろ夫婦・親子といった役割関係の中での創造的な相補性を持ち，第二に，家族は必要な時に家族内の均衡を変え，新しい方法で相互関係を持ち，家族の価値体系を見直すことによって変化していくのが健康な家族関係のあり方の指標だということである。

　本書の訳出は，家族について明確な理論を持ちえていなかったわが国の精神医学に，しっかりとした理論にもとづいた臨床的家族精神医学を導入したという点で画期的な出来事であったと言えよう。本書は，理論編，臨床編，治療編，展望編の四部構成になっている。

[第1部　理論編]

　第1章「家族の精神力学」では，家族は一つの有機体であるという視点から，個人的同一性と家族の同一性という問題を相互的な役割適応という概念を用いて考察し，

家族力動論を提唱する。第2章「フロイトと家族に関する精神分析的な観点」では，フロイトFreud, S.の生物主義的発達論を批判し，パーソナリティの形成における家族の役割を考察する。そこで，内面から外界に向かう力と外界から内面に向かう力の両方が等しく重要であるという二方向性を持った一つの過程という見方を主張し，この視点から精神分析の公式たとえばエディプス葛藤を捉えなおす。第3章「フロイトとパーソナリティ概念の変化：個人的なまとめ」では，パーソナリティは，個々の生体と環境の相互作用と融合の産物であるとし，個人的同一性と社会的同一性の統合を試みる。その際，共感と同一化の能力つまり他者とやさしい結びつきを持つ能力を一次的な人間の能力とみなす。

　第4章「社会的役割とパーソナリティ」では，社会的役割適応とパーソナリティとの力動的相互関係を解明しようと試みる。社会的役割（社会的自己）とはパーソナリティが社会的行動に統合される側面のことであり，社会的行動を左右するものとして目標や価値観を重視する。第5章「行動のホメオスターシス」において，ホメオスターシスの目的は，成熟や外界との発展的な関係に必要な条件と調和するような生産的かつ創造的であり，しかも統制された生体の不安定性を保つことであり，静的な安定性（均衡）の維持ではないと主張する。第6章「家族の同一性，安定性とその障害」では，われわれは誰か？　という家族全体に特有な独自の精神的表象である家族の心理的同一性を解明する。同一性感覚において自己イメージ・ペアーのイメージ・家族イメージは相互に関連しあっているが，それは行動の安定があってはじめて生じる。行動の安定化は，同一性の時間的連続性，葛藤の統制，変化し学習しそれ以上の発達を遂げる能力（つまり役割関係における適応性と相補性）に影響される。家族の安定のために柔軟で相補的な役割関係が必須である。人は，児童期，青年期，成人期で異なった役割関係や相互関係パターンを持つ。健康な場合，葛藤を解決し，相補性を確立し，新しい水準の同一性を促進するような家族役割関係における相互性という潜在力がある。疾病へと動くのは相補的役割関係が機能しない場合である。どの家族もこの相反する傾向を持つ。家族生活は，家族内役割関係の相補性と相互性，その破綻，修復，回復といった過程だと考えられる。

[第2部　臨床編]
　第7章「家族診断の臨床」において，診断は，個体・役割・家族集団・それらの相互関係・均衡のすべてを十分調べることだと強調する。個人的葛藤や個人の精神病理学的特徴は家族相互関係の脈絡の中でその破壊的影響を緩和するので，適応状態か代償不全かを判断することが重要である。家族結合の解体は，解決ができず行動化し，自己破壊的パターンをとり，いけにえを家族の内外につくるという三つの水準での失敗が続くと起きる。第8章「現代家族の行動障害」では，当時の米国社会の問題を安定性，葛藤と回復の試み（代償の仕方），役割関係から考察する。エリクソンErikson, E.H.の同一性拡散の概念は家族の同一性についても適応できるという。第9

章「専門的な家族診断の方法」は診断のためのガイドラインの章である。巻末に家族診断のためのデータ整理の手引きがある。情報収集（個人面接，合同面接，家庭訪問，心理検査などをチームで行うことを強調），整理統合する，解釈し評価するという3段階を示す。病理を精神内界のものとしてみる診断から，個人，役割，家族集団，それらの相互関係からなる広範な分野を含む診断方法を提案する。

こうした方法に準拠して，第10章から15章はそれぞれ「父母としての障害」「児童期の障害」「青年期の障害」「青年の"精神病質的"行為と家族の障害」「心身症と家族の障害」について詳細に記述する。しかも，個人的障害について，一つ一つそれらがどのように家族内の二人関係，家族関係の全体的なパターンと結びついているかを考察する。

[第3部　治療編]

ここで主張されている治療技法を要約すると，家族に感情レベルで接し，共感的関係をつくり，感情の自由な表現を促すこと，それによって病理的な家族の均衡を打ち破り，誰か一人の問題にせず家族全体が共感しあうことを通して新しい生活スタイルを作り上げることだと言える。

第16章「現代の精神療法」では，個人精神療法や並行精神療法がもっぱら効果的であるという考えを批判し，第17章「精神療法の技術」では，精神療法はパーソナリティのさまざまな統合水準にそれぞれ特有な効果を発揮するという観点から，個人療法と集団療法を比較しながら詳しく述べ，さらに母親治療，児童治療，青年の治療を説明する。第18章「精神療法の目標」では，精神療法の目標，治癒は，第一に特定の疾患の持つ機能障害に特有な徴候を除去する，第二に脆弱性の解決，第三は潜在能力の発揮，自由と幸福の体験，有能で生産的な人間として自己の資質を活用する，第四に他者を愛し，家族友人や地域社会の福祉に積極的に貢献することに満足を感じる能力の達成，を挙げる。その際，症状の消失や治療関係を患者がどのくらい理解しているかが判断の基準となる。また，治癒という目標は，自己像，他者像，それらが関連した人生の価値に結び付けられているがゆえに，治療者は目標に向かう動きの中で家族の価値観を吟味するが，それを決定するのは家族だという考えを強調する。第19章「統合的家族療法」では，家族集団そのものへの治療的接近が一次的であり，個々の成員への精神療法は二次的だと主張する。まずは，家族評価に基づいて，社会的治療，教育的助言指導，精神医学的援助，二人一組の家族員の葛藤に対する精神療法，家族集団全体の治療，一人への個人精神療法のどれが必要か，どんな時必要かを判断する。それらの治療アプローチ設定の順序は家族ごとに異なるという柔軟な考えを示す。

[第4部　展望編]

第20章「家族研究の諸問題」では，家族研究について多面的に考察する。最後に，家族力動論に立脚して，創造的相補性，健康的な領域と不健康な領域，両者の均衡，

家族関係の回復的代償的傾向というパラメーターを用い家族の病態を7型に類型化する。第21章「価値観，家族構造，精神的健康」では，同一性と価値観は，個人と集団を結ぶような中核的な表象だととらえ，価値観は個人的同一性と社会化の確立という過程が有機的に関連しながら発達するという。家族関係に共通なものを決定するのは価値観であるという視点から家族構造や健康について考察する。

　本書は現代の技法論からすると歴史的な書かもしれない。しかし，一人の患者に多様な治療を必要とする場合，それらを理論的・技法的に統合しなければならない。その際，フロイトの多くの概念に対する批判的検討のように本書で展開されているアッカーマンの考察は今なお有用性を持つと言える。　　　　　　　　　　（狩野力八郎）

関連文献
1) 小此木啓吾：家族療法の基本問題．講座・家族精神医学4，弘文堂，1982. ⇒ *26*
2) 小此木啓吾，狩野力八郎：家族力動とその病理．異常心理学講座第10巻，みすず書房，1992.

7 合同家族療法

著者 Virginia Satir
訳者 鈴木浩二
発行 1970年　岩崎学術出版社
原典 Conjoint Family Therapy. Science and Behavior Books, California, 1964.

　家族療法の草創期に本邦で翻訳された数少ない家族療法の古典的テキストの一冊であり、いまなお、初心者が合同家族療法のエッセンスとコミュニケーション理論の基本を学ぶに最適な著書である。

　著者のサティア（1916～1988）は、精神科ソーシャルワーク出身の第一世代家族療法家の一人であり、家族内コミュニケーションと家族メンバーの自尊心を強調する理論と実践に卓越した功績を残した家族療法家として有名である。彼女は、1955年にイリノイ州立精神医学研究所で医学生対象の家族力動訓練プログラム開発をした後、1959年にドン・ジャクソンJackson, D.D.に招かれてMRI（Mental Research Institute）の設立に参加、1966年にEsalen研究所に所長として移籍するまで、初代訓練部長としてMRIのコミュニケーション理論の研究と家族療法家の訓練に貢献した。本書は、彼女がイリノイ州での訓練を引き継いでMRIでさらに洗練していった家族理論とコミュニケーション理論を集大成したものである。

　全体は第1部「家族理論」、第2部「コミュニケーション理論」、第3部「治療の理論と実際」の3部から構成されており、特色は、初心の家族療法学習者のためのトレーニング・マニュアルとして、多くの会話の事例を挿入しながらわかりやすく講義ノート形式で書かれているところである。

　第1部「家族理論」では、家族の一人が痛みを感じると、家族はみな痛みを感じること、IP（Identified Patient）は家族の機能に貢献しているゆえにIPと呼ぶべきであることなどの観点から、合同家族療法の必要性を記述し、特に、夫婦のコミュニケーションとその関係によるIPと呼ばれる子どもへの影響の問題などについて、MRIの先駆的コミュニケーション研究の観点から解説している。その内容は、時代の違いはあれ、家族システムの視点を心理療法に導入することの重要性を簡略に、明解に示している点で、今日でも、家族療法の初心者には必要な解説書と考えることができる。また、家族メンバーの自尊心の育成が強調されているところは、後の彼女の主張の萌芽が感じられる。

第2部「コミュニケーション理論」に含まれている2章は，MRIの初期コミュニケーション研究の中核となる二重拘束説を中心に人間のコミュニケーションについての探索を理論的に詳説したもので，初心の臨床家にとっては，コミュニケーション理論の基本を分かりやすく説いた刺激的な読み物であり続けるであろう。第8章「コミュニケーション：情報の交換過程」では，主として言語的コミュニケーションの問題をとりあげ，コミュニケーションにおけるシンボルとしての言葉（単語）が異なった意味を持つことによるコミュニケーションの不完全さと，それゆえに送り手と受け手の機能性の向上が必要性なことが解説されている。第9章「コミュニケーション：聞き手の言語的，非言語的要請過程」は，コミュニケーションにおける言語的メッセージがどのような文脈で，どのような非言語的メッセージ（メタ・コミュニケーション）を伴って発せられるかについての考察と解説である。文脈と非言語的メッセージが持つ機能とメカニズムが，相互作用の中で明確になっていくプロセスと，言語と非言語の矛盾するメッセージによる相互作用によって起こる問題などについて，会話の逐語を引用しながらとりあげ，人間のコミュニケーションの裏と表を詳細に読み解くことの意味を示唆している。

　第3部「治療の理論と実際」では，まず，サティアの成熟を志向したセラピー観に基づいた「治療の概念」が示され，機能的コミュニケーションと機能不全のコミュニケーションがもたらす病理と健康の問題が探られる。続いて，「治療の開始」「家族生活歴の収集」「子どもたちを家族治療に含めるには」「治療者の役割と技術」の各章では，彼女独自の発想と得意とする関わりの方法について実例を多用して紹介しながら，実践に有用，かつ，効果的なセラピーの技術を紹介している。

　本書は，ワツラウィックWatzlawick, P.らの"Pragmatics of Human Communication"（1967）⇒89と共に，米国における家族療法の普及とMRIの主張するシステミックな考え方の広まりに大きな貢献をした著書とされており，また，治療者向けの本書の内容を一般に人々にわかりやすく解説した本が求められて，以下の関連文献が出版されている。

（平木典子）

関連文献

1）Satir, V. : People Making. Science and Behavior Books, California, 1972.

8 精神分裂病と家族

■著者　Theodore Lidz, Stephen Fleck, Alice R.Cornelison
■監訳　高臣武史，鈴木浩二，佐竹洋人
■発行　1971年　誠信書房
■原典　Schizophrenia and the Family. International Universities Press, New York, 1965.

　本書はアメリカの高名なリッツ，フレック，コーネリソン，およびその共同研究者による"Schizophrenia and the Family"の翻訳である。ここにはすでに発表済のものを含む20数篇の論文が収めてあるが，これを一読すれば，ほぼ彼らの20年にわたる研究の足どりと核心が把握できるとみていい。

　リッツはこの分野において，一方の雄と目された学者だが，その特徴は，すでに多くの人が指摘したように，前もって特定の仮説をたてず，対象の詳細かつ慎重な吟味を通して得られた事実を重んずる点にある。それは多くの時間と労力を要する地道で科学的な態度だが，反面リッツ自身が述べているように，必要な探索のためには多少の方法論的な粗雑さには目をつぶり，また批判を承知で，あまり有益ではないと考え，control studyをやめている。ここに実際的で，いたずらに形骸化した科学主義に陥らぬリッツの面目が窺われるように思う。

　その見事な結実は，intensiveな事例研究からなる第2部「17家族についての諸研究」である。ここでは一家族ごとに個人，または二者一組（たとえば父と母），というように家族は断片化され，さまざまな角度から追求されている。たとえばNussbaum夫人は，父対母，母対患者，母親，などをそれぞれ扱った諸論文に繰り返し登場し，あたかもいくえにも壁を塗るごとき綿密な操作の中で，次第にその特色が浮かび上がる。リッツは決してはじめから性急に他の母親との共通点のみを抽出しようとしていない。この真摯で粘り強い手法は読者を驚かすだろうし，また読んでゆくにつれて，一見不統一にみえる各論文に，実は深い内的関連があることが次第にはっきりしてくるに違いない。

　ここで豊富な知見のすべてには触れられぬが，2，3をあげると，母のみでなく父にも歪みがあること，両親の夫婦関係を重視しこれを「分裂した夫婦marital schism」と「歪んだ夫婦marital skew」の二型にわけたこと，患者のみでなく同胞にも深刻な障害が多いこと，などが重要な知見であろう。そしてこれらの知見の背後に存在し，またそれらを結びつけてもいる重要な概念に「世代間の境界の侵害violation of generation boundary」という概念がある。この概念のもっとも端的なあらわれは父母間の葛藤に由来した親子間の近親姦的色彩の強い関係だが，リッツは単に近親姦と呼ばず，「一般の社会や文化では親子の世代間には越えてはならぬ一線があるが，この一線が夫婦葛藤に由来して侵害される現象」と見直した。したがってこの概念では，社会，文化，心理，などの諸観点が，事実に則した言葉の中に巧みに統合され，しかもこの概念には将来発見されるであろう諸事実を包含しうる広さがあり，リッツの真摯であると同時に心憎いほどの巧妙さが感じられる。ボーゲルVogel, E.F.がリッツをwiseだと評したこと（訳者あとがき）も，このようなことと関連があるのではなかろうか？

若干批判めいたことを述べると，この事例研究では，家族の情報で再構成された家族の歴史がウエイトを占めすぎる観があり，当然その客観性が問題となる。しかしそれはこの種の研究の避けがたい障害であり，また他の分野では立派に認められているこの手法を，家族研究に限り，ことさら厳密にするのも酷なことと思われる。

次に第1部「本格的研究に至るまでの諸研究」に目を転ずると，はじめの「精神分裂病患者の家族環境」は，限られた枠内では調査が行き届き，一見平凡に見えながら後年の成果の萌芽が感じられる。また統合失調症患者の共生関係を論じた次の小論は，ややこの書全体と釣り合わぬ感じだが，すっきりとまとまり，統合失調症の対人態度の理解に役立つ点が多い。第3部は，主に親の思考障害と患者のそれとの関連が論じられ，object sorting testが用いられていて，1，2部と趣が異なっている。そして親の思考障害が子どもに伝承されると結論づけている。これはウィンWynne, L.C.らの仕事に類似しているが，率直に言ってウィンらほどの綿密さに欠けているように思われる。やはりリッツの本領はintensiveな事例研究にあるのではなかろうか？

ともあれ，リッツの残した足跡は大きい。特に事例研究の平明さは，この道を志そうという精神科医，ケースーワーカー，サイコロジストなどの方々に格好の入門となるであろうし，一度踏み入れれば，その奥行きの深さに，だんだん魅了されることと思う。

（牧原　浩）

9 精神分裂病者およびその家族に対する家族ロールシャッハ法
第1報・女子分裂病者の父を中心とする母娘の戦い

著者 田頭寿子
所収 ロールシャッハ研究，XIII；131-144, 1971.

「近年，精神分裂病の家族研究では，家族成員個人のパーソナリティの解明や，母と子あるいは父と子の直接の関係を分析するだけでは不十分であることが強調されている。そして家族全体（family as an unit）の力動を明らかにすることに関心がむけられてきた。そのために患者を中心とする家族全体あるいは患者と両親の合同面接が行われるようになった。われわれも家族内の対人関係の特徴をとらえ，その力動を解明することの重要さを感じ，それを実証的に確かめようとした。それがこれからのべる家族ロールシャッハ法である」で始まる本論文は，著者のライフワークの一部をなしている。

著者は片口安史らと共にわが国のロールシャッハ界を長年リードしてきた。そして現在も後進の育成にたえまぬエネルギーを注ぎ続けている。

本論文で著者は，レビィ Levy, J.とエプスタイン Epstein, N.B.[1]の「家族ロールシャッハ法」に類似した方法を26歳の女性患者とその両親に適用した。すでに統合失調症への家族研究は，井村恒郎を中心とする通称「日大グループ（日本大学精神医学教室）」が積極的に推進し，家族合同面接での家族員同士のインターアクションの緻密な分析などを行っていたが，それを家族にロールシャッハ・カードを提示し，その個々の家族員の「何に見えるか」という相互交流から家族研究を行ったものである。おそらく長年個人のロールシャッハテストを取り続けてきた著者にとっても，このように家族の「関係を観る」ためにカードを差し出した経験は新鮮なものであったのであろう。著者にとっては慣れ親しんだカードをめぐって目の前で繰り広げられるやり取りに，著者自身がある種の興奮を感じながら同席している様が叙述の行間に読み取れる。

もとよりこの時代の家族研究が統合失調症の家族病理を見出すことに力を注いでいたために，二重拘束的コミュニケーションや冷徹な拒否，世代間境界の侵害，共謀（coalition）と言えるような関係が抽出されている。読者はいわゆるEEの高い家族が目の前にいるような印象を持つことだろう。多くの統合失調症患者のいる家族にこう

した病理が見出せるとは言い難いが，筆者の家族ロールシャッハ法の経験でも，ある種の統合失調症患者のいる家族で同じ経験をした。そして著者の述べているように，「暗い，切ない，どうにもやりきれない気持ち」で満たされたこともある。明らかに健常家族でみられるような，家族でゲームを楽しんでいるようなリラックスしていて自由なインターアクションがみられることが少ないことも経験した。

　結びに著者は「この症例からもみられるように，普通の合同面接では見過ごされるような，しかも深刻で重要な問題を，比較的明瞭に把握できた」と述べ，この方法の利点について言及している。しかしその後の家族ロールシャッハ法あるいは家族コンセンサス・ロールシャッハ法は，その分析法を一般化するにあたっての困難さから発展したとは言えず，論文数も減少していった。しかし，特にロールシャッハ・テストに馴染みのある者であれば誰でも，この家族ロールシャッハ法をうまく治療面接の中で用いることが，著者の強調しているように「現在の家族の問題を比較的簡単且つ明瞭に横断的に解明する一方法」になり得ることは，今も昔も変わらない。

（中村伸一）

関連文献
1) Levy, J., Epstein, N.B. : An application of the Rorschach test in family investigation. Family Process, 3 (2) ; 344-376, 1964.
2) 中村伸一：家族ロールシャッハ法．家族療法研究，3 (1) ; 16-26, 1986.

10 分裂病家族の研究

■著者　井村恒郎，川久保芳彦
■所収　土居健郎編「分裂病の精神病理 1」
■発行　1972年　東京大学出版会

　アメリカの動向に影響を受け，わが国でも統合失調症の家族研究が1960年代から1970年代にかけて隆盛となった。藤縄昭（京大），小此木啓吾（慶大）などの諸研究とほぼ同じ頃，日大井村教室ではテストによる家族研究が行われていった。この論文は，その集大成である。

　テストの一つはレアリー Leary, T.が対人関係調査のために考案した ICL (interpersonal check list) を，レアリーと異なった用い方をして，家族の相互理解のあり方を知ろうとしたものである。被験者は父，母，寛解した患者，患者の同胞の四者。この中で二者一組の関係は六つの組み合わせができる。その二者関係（たとえば父と母）において，自分はどんな態度で相手に接しているか，また相手はどんな態度で自分に接しているか，を質問紙法で評価させた。その結果，二つの家族類型が得られた（図1，2）。この図の実線は自分の相手に対する自己評価，破線は相手の自分に対する態度の評価である。

　一つは「離散型」であり，家族全体の相互理解がバラバラ

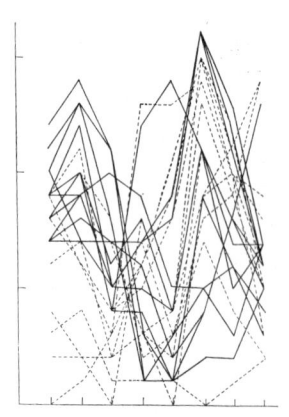

図1　ICLの家族プロフィル
　　　離散型（O家族）

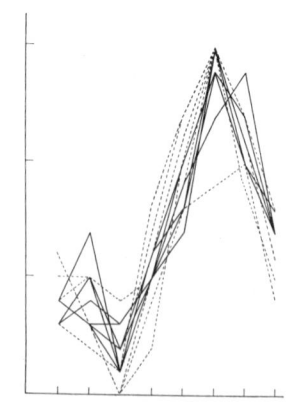

図2　ICLの家族プロフィル
　　　画一型（M家族）

であることを示す。この類型の家族は概してまとまりがなく，コミュニケーションに乏しく，家族間の役割もあいまいであり，かつ，患者に再発を繰り返しやすいタイプが多かった。

　いま一つは「画一型」で，家族成員が符を合わせたかのように極端に相互理解がゆ

き届いているかに見える。そこに「われわれの家族は皆愛し合い，憎しみを持っていない」という神話（格率）がうかがえる。この型について一概に言えないが慢性化する経過をとる場合が多くみられた。

　テストの二つ目は，教室で考案された「音調テスト」であり，共感能力を調べる目的を持つ。このテストは「こっちへいらっしゃい」という母親を思わすような呼びかけの声を，熟練した俳優が，あらかじめ設定された状況にふさわしい感情をこめて使い分けた計8種類の録音を聞かせる。そのうちテスト1として比較的分かりやすい4種類について「どんな感情か」を直接聞き（生の共感を反映），テスト2としてそれも含めた8種類の音調と絵を照合させるという作業（知的要素を含んだ共感的理解を反映）を家族4人にしてもらう。その結果，ICLでみた離散型においては，患者の共感能力がもっともよく，同胞もよく，両親は概してよくないことが分かった。もう少し仔細にみると多くの母親はテスト1では良好だがテスト2でおち，総じて共感能力が

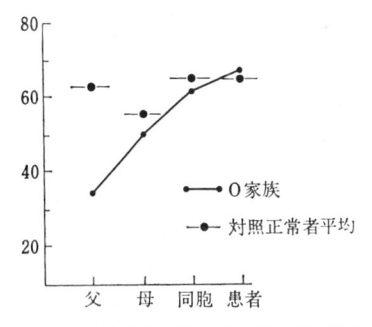

図3　離散型（O家族）音調テスト成績

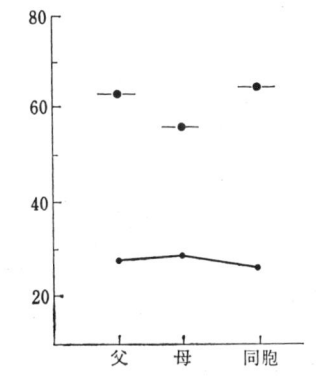

図4　画一型（M家族）音調テスト成績

患者や同胞よりおちている。このことは母は基本的には共感能力を持ちながら，ある状況下で混乱や不安を呈し，共感的理解が悪くなることを示唆している。他方父親は概して，テスト1，テスト2とも悪かった（図3）。

　ICLでみた画一型では，音調テストは図4のように，父，母，同胞がテスト1，2とも悪い結果が得られた。この場合患者は寛解せず慢性の経過をたどっているので，テストは受けていない。ただICLの画一型は離散型よりも均一でなく，かならずしも図4にあてはまらない例もあり，この点で問題を残している。

　以上で，この論文の説明を終わる。最後に，こんにち，家族のhigh expressed emotionが重視され，それが再発の一つの要因になると考えられている。井村グループが「再発型」に関して述べたテスト知見は，それを予告するものであったことを付け加えておこう。

(牧原　浩)

11 The Open Door
A structural approach to a family with an anorectic child
開いたドア：神経性食思不振の子のいる家族への構造的アプローチ

著者 Harry Aponte, Lynn Hoffman
所収 Family Process, 12 (1); 1-44, 1973.

　本論文は，構造的家族療法の創始者であるミニューチンMinuchin, S.による神経性食思不振の子のいる家族との一つの面接を，後述のフィラデルフィア・チャイルド・ガイダンス・クリニックの，文中で熟練のセラピストと紹介されている著者の一人ハリー・アポンテが注釈し，構造的アプローチの心身症家族への適用の方法を示そうとしたものである。実際には面接のビデオを聴衆（専門家）とともに視聴し質疑応答して注釈したものに基き，第二の著者リン・ホフマンが要約・編集している。

　ミニューチンは1960年代前半にニューヨークでの非行少年家族との面接により，葛藤解決療法と呼んで構造的家族療法の原型になるものを開発し，1965年には前述のクリニックに所長として赴任した。以後同クリニックは適用を広げ勢力的に方法を精錬してきた。神経性食思不振症はじめ心身症家族の治療は同クリニックの重要な仕事の一つとなったが，本論文は初期にその適用の可能性を問うたものである。

　前書きでは，1）著者も構造的アプローチをミニューチン（以下Th）と共有し，家族機能を構造の視点で理解し，症状を支持しない家族構造に変化させるよう意図する，2）事例の主訴は14歳のローラの体重減少（28.2kg），医学的問題はなし，家族は父母と3人の子（妹12歳，弟10歳），面接は初回の同席，などが短く記される。

　以下面接部は区切って逐語的に，とまどう発言や体の動きなどで雰囲気も伝えられ，解説部も面接の動きに添って詳細に，視点，情緒も含めて，家族の見立て，技法，臨床的配慮，など注釈される。見出しなしで面接全体が紹介され，これが全編を成す。

　著者が三つのコンテクストに従って面接が進行したと注釈するそれに従って，第一のそれだけ会話形式の香りを残すよう試みながら，いずれも短く要約する。

　第一のコンテクスト：親子関係の探索〈面接部〉 Th（妹に）：家族に言いたいことない？　妹：パパが髪を梳かしてというけど，時々気が進まないの。父：家では就寝前にベッドで皆でわいわいするんですよ。その時子どもたちに私の髪の毛を梳かしてもらいます。もっともローラは最近あまり。Th：ああ，その時お母さんは？　母：そこでTV見ていたり，台所にいたり。Th：ああ，お母さんはあまりわいわいし

ないのですね。時にはご主人と二人で居たいとは？　母：いいえ！　Th：お宅では部屋のドアは開けておきますか？　母：ええ。Th：そうだと思いましたよ。〈解説部〉A（アポンテ）：妹が意見を述べると，父が対立を否定，家族は親密だという話に変えています。O（聴衆）：インセストですか？　A：いえ，構造的に，父子の間の境界がないと解釈できます。文化によるとしても夫婦の連携と親子の間の境界が必要です。それがないことをThは「絡みあい」と呼びます。O：母の"いいえ！"は語気が強いですね。A：絡んだ家族の夫婦には隠れた溝があるもの。母は父に関心が薄く，子が父を慰めることをあてにしています。母も絡み合いの共犯です。開いたドアは単なる比喩ではなく，空間の利用のあり方を通して，家族の間の境界が見えにくいことを表し，それがこの面接のテーマです。

　第二のコンテクスト：夫婦関係の溝に取り組み，関係改善に向ける。ようやく出た母の要望を，Thは父母に直接話しあいさせようとし，しかし再三Thの方を向いてしまう父を置いて，母に，「十分闘わないのは，大切なことではないから？」と問う。母を避ける父を非難すれば攻撃を誘うだけだから，母を支持して間接に父に挑戦し，そうして父母の周囲の境界を醸成しているなど解説される。

　第三のコンテクスト：姉妹からローラを年上として分化し，かつ親子間の境界を作り，成長できるコンテクストに向ける。ローラに振り向けるべき役割を当然姉妹共同のものとする父母に（具体的には夫婦外出時の弟の世話），Thは，ローラが14歳として妹と区別して扱われるべきと，二人の分化と世代間の境界形成にメッセージを発する。ランチが運び込まれる。「ローラは14歳になれば食べますよ（不食は暗黙の父母への闘いだが，14歳になれば必要な時に（衣服の選択など）はっきり闘えるわけだから）」とThは皆に言う。いつのまにかローラは食べている。近しいことはすてきだが，時にはドアを閉めることも必要と，それを課題に出して終わる。夫婦関係や世代間境界などに慎重に取り組んできた今，その枠組みの中でローラの不食にタッチして家族がそれを受け入れていると解説される。

　用語の未確定を除けば，ミニューチンによる構造派の家族面接法が当時すでにでき上がっていたことが分かる。「境界」の概念を駆使し，サブシステムに介入しながら，家族の構造の問題と規定してゆくことで症状解消を図っている。開いたドアの表題に象徴される通り，絡み合いに注目し，後に有名なランチセションの例示でもある。逐語的記録と詳細な解説を熟読すれば，構造派の方法が，繊細な臨床的配慮までを含めて読み取れて，興味深い。　　　　　　　　　　　　　　　　　　（信国惠子）

関連文献
1) Minuchin, S. : Families and Family Therapy. Harvard Univ. Press, Cambridge, 1976（山根常男監訳：家族と家族療法．誠信書房，1984）⇒ *33*
2) Minuchin, S., Rosman, B., Baker, L. : Psychosomatic Families. Harvard Univ. Press, Cambridge, 1984（福田俊一監訳：思春期やせ症の家族．星和書店，1987）⇒ *48*

12 Invisible Loyalties
Reciprocity in intergenerational family therapy
隠れた忠誠心：多世代家族療法における関係のもつれ

著者 Ivan Boszormenyi-Nagy, Geraldine Sparks
発行 Haper and Row, New York, 1973.

　著者のボスゾルメニ-ナジは，米国の家族療法創設期に活躍したパイオニアの一人で，多世代家族療法家として知られる。ハンガリーでフェレンツィ Ferenczi, S.の影響色濃い精神分析を学んだ精神科医だったが，戦火を逃れて渡米し，その後はペンシルバニアの精神医学研究所長を勤めるなどしながら家族療法の研究と教育指導にあたった。当時の多くの家族療法家同様，統合失調症患者の家族の治療から，境界例，問題行動，機能不全の家族へと実践を積み重ねてゆく過程で，精神力動論と親密な関係理解に架け橋を渡すことを自分の研究課題と考えるようになった。ブーバー Buber, M.の「我と汝」の概念や対人関係論に影響を受け，他の家族療法家との交流からシステム論的観点を取り入れ，ナジ本人の言葉を借りれば「力動的心理学と実存的現象学とシステム論の合流点」として文脈療法（contextual therapy）を誕生させた。

　本書は，ナジが53歳の時に弟子のスパークとの共著として出版された。タイトルに掲げた「忠誠心」は，具体的な言動を通じて表出・確認され，精神内界と関係性の両方，さらには社会の秩序や倫理といった次元にまで影響を及ぼす概念としてナジが注目したものである。66歳で出版した"Between Give and Take"が，文脈療法の技法論という特徴を打ち出しているのに比べると，本書は，親密な関係とは何か，どのように特別かについて，山ほど疑問を向け，迷い，あれこれ考え深めた成果であり，文脈療法に基づく家族理論だと位置づけることができるだろう。関係を形容する耳慣れない言葉も頻用され，その一つ一つに簡潔な日本語訳を当てはめるのは容易ではないが，家族についての考察が幾分荒削りなまま盛り沢山詰まっていることが本書の最大の魅力である。

　さて，内容の詳細だが，全部で13章に分かれている。まず1，2章で，イントロダクションのように家族関係の特殊性が解説される。近しい間柄の人々が一つの出来事に共通理解を抱くとは限らず，客観的真実などそもそも想定することができないこと，個人であることと関係を絶つことの違いなどが説明される。個人の欲求と集団の欲求はしばしばぶつかり合うという文脈で，3章には「忠誠心」の様態がいくつか紹

介される。対象に向かう自発的な好意や感謝だったはずの「忠誠心」が，義務感や罪悪感に絡み取られ搾取－被搾取関係へと姿を変える。純粋な表出がどれほどねじ曲げられ強制されるかによって関係の質が決まるとは，理屈を越え，多くの人々に受け入れられる考え方だろう。

　4，5，6章は，関係の病理論と読むのがよいだろう。「健康－病理」の軸を家族関係にあてはめるなら，「正義（justice）や公平性が保たれた関係」「長い目で見て授受の収支がそこそこ釣り合った状態」が健康の指標だと捉えられている（4章，5章）。最たる関係の病理は文脈療法が「親役割代行」と命名する状況で，ケアを享受するはずの幼少者・弱者がケアを受けられず自給自足したり，逆に親をケアする側にまわるからくりが6章に解説される。親役割代行は，一対一面接では転移関係にその姿を現し，複数面接では家族間のやりとりに見て取ることができる。それゆえ，個人面接は転移を扱い，家族面接では家族の対話を生み出すのがセラピーだというナジの論が打ち出されている（7章）。

　8～11章には，児童相談所のソーシャルワーカーを20年勤めたスパークの，子どもがいる家族や三世代家族との臨床経験が綴られている。虐待の多世代連鎖を取り上げた章には，虐待被害者の心身の安全確保最優先という原則通りの処遇に加えて，多世代的視点に基づいた親治療と「隠れた忠誠心」の観点に基づく子ども理解を併用した事例が掲載されている。いずれの事例も，諦めずに働きかけ続けることの意味を再確認させられるように感じた。

　12章は，本書の大団円でもあり，青年期の二人姉妹がいる家族との3年間170回に及ぶ治療過程が記されている。次女の行動化と精神病様症状の発現を契機に家族面接に誘われた一家が，冷淡でてんでバラバラ，関わりが薄いと見えた状態から，長女の「家からの巣立ち」とその失敗，母方祖母の臨終といった事態を経て，家族の対話を積み重ねた経過が綴られている。3年の長さを批判する向きも確かにあるだろう。が，本書の主題は個人の欲求と関係の欲求の折り合いを捜し出すことにあり，関係の治療は，家族の発達支援や長期的な修復・返報のプロセスでもあるという視点はなお貴重だと言えるのではないか。

（中釜洋子）

関連文献
1) Boszormenyi-Nagy, I., Krasner, B. : Between Give and Take. Harper and Row, New York, 1986.
2) 中釜洋子：いま家族援助が求められるとき．垣内出版，2001.

Family Sculpting in Preventive Work with "Well Families"

「ふつうの家族」を対象とした家族造形法による予防的試み

著者 Peggy Papp, Olga Silverstein, Elizabeth Carter
所収 Family Process, 12 (2); 197-212, 1973.

　これはアッカーマン研究所のペギー・パップとオルガ・シルバースタイン，ニューヨーク大学メディカルセンターのエリザベス・カーターという3人の才能豊かな家族療法家による意欲的な実践報告である。
　注目すべきは，1）1970年代前半に試みられた当時としては先駆的な，予防を目的とした心理教育プログラムである，2）家族造形法を使い，知的な洞察よりも行動の変化，家族システムの変化に力点を置いている，3）グループ設定である，という3点である。
　このプログラムでは治療という言葉は使われていない。深刻な問題や症状があっても，相談機関や病院に行くほどではないと思っていたり，治療や相談に対して抵抗感のある家族の気持ちを大事にしているからである。予防とは，すなわちこのような家族がストレスにより早い段階で対処することなのである。
　まず著者たちは，家族が抱える心配事を話し合う会を作ることを考えた。教会や学校関係者を通じて研究所周辺の地域に呼びかけ，自発的に応募してきたモチベーションの高い家族を，既往の聴取や評価面接などいっさいスクリーニングをせずに，子どもの年齢のみを基準にして3グループに分けた。はじめに全体に対して家族機能を理解する際の概念的枠組みについての講義を行った。その上で，それぞれのグループを各著者が担当し，家族造形法を行った。グループのミーティングは週1回6カ月間にわたって続けられた。
　家族造形法とは家族システムに介入する強力な治療技法である。家族メンバー同士の感情的関係のあり方を，姿勢とか空間的位置関係でメンバーを配置し，ありのままの家族を肖像画もしくは彫像のように作り上げるものである。言語的コミュニケーションは封じられ，家族の中の三角関係や連合，葛藤など，その人が家族の中で体験していることが象徴的に目に見える形をとって表現される。造形法を通して，家族は一つのユニットであり，その中で個々が他の部分に影響を及ぼす大切な部分であることを認識するようになる。

家族メンバーが順次造形者になって現在自分が体験している家族を造形してゆくのだが，家族の抱えているテーマによって，こうありたい家族を造形したり，家族の〜年後を予想する造形を行ったり，親の原家族を造形するなどの方法がある。この三世代造形法では，原家族メンバーの役割はグループメンバーが取ることになる。

　この論文では，豊富な事例の記載が重要な部分を占める。著者たちの介入は鮮やかで，家族システムが変化してゆくプロセスの描写は感動的でさえある。たとえば，父親を「ジブラルタルの岩」とたとえた家族では，父親が造形してゆく中で両親・子どもたちの提携関係が変化し，家族が向かうべきゴールが何なのかを見せてくれた。9歳の息子の家の中をぐるぐる歩き回る行動を扱いかねていた家族の場合，その子の造形によって症状行動と家族間の交流パターンとの関連を家族自身が認識できた。14歳の吃音の娘との関係に悩む母親の事例では，母親に14歳だった頃の原家族を造形させ，母親が自分の母との間に解決できていない問題があることが明らかになった。母役のグループメンバーにハグしてもらった母親は，自分が母に求めていたものに気づき，娘をハグした。同時に，娘の中にも「私よりもお母さんの方がよほど大変だったんだ」と母親を理解する気持ちが生まれた。

　すべての家族が造形法によって変化したかというとそうではない。変化への抵抗を示す事例にも触れている。たとえば，造形が型通りだったり，ほとんど何も明らかにならなかったり，表れたものにその人が反応を示さなかったり，あまりにも多くの問題が一挙にあふれてきたりなどである。また，恐怖感や親をかばいたいという気持ちから，理想的な家族を現在の自分の家族として造形する子どもたちの事例もある。

　最後に，著者たちは問題解決には知的洞察は不可欠ではないとする結論を導き出した。重要なのは，考え方の枠組みを示すこと，感情の自然な開放を促す構造を作ること，グループ体験を深めることであり，このようにして慎重に行動を変化させることが，逆に洞察的な変化をもたらすことができるとした。

　この論文は，家族造形法が有能な臨床家たちの繊細かつパワフルで独創的な試みの積み重ねによって，家族療法の主要な道具として確立されてきたことを示す，家族造形法のエッセンスの詰まった，貴重な研究報告である。　　　　　**（中村はるみ）**

14 Brief Therapy
Focused problem resolution
ブリーフセラピー：問題解決焦点型

著者 John H.Weakland, Richard Fisch, Paul Watzlawick, Arthur M.Bodin
所収 Family Process, 13 (2) ; 141-168, 1974.

　著者らは，カリフォルニア州パロ・アルトのメンタル・リサーチ・インスティチュート（MRI）のブリーフセラピー・センターの中心メンバーである。MRIは，ベイトソンBateson, G.のパロ・アルト・グループが発展的解消を遂げて創設された研究所であり，当初は，家族内コミュニケーションとさまざまな疾患の関連が研究された。しかし，本論文により，ブリーフセラピーがMRIの研究事業として大きく注目されることになった。メンバーの代表的著作が邦訳されていることもあり，日本でもすでにブリーフセラピーは広く実践されるに至っているが，その原点が本論にある。

　彼らの提示しようとするブリーフセラピーとは，初期の家族研究から派生したもので，家族療法の中核を成す二つの思想――a）現時点で観察可能な行動の相互作用に焦点を当てること，b）現在のシステムを変えるための慎重な介入の重要性――に基づいていたが，それに関連した手順についての個々の概念化に至ってみると，それは当時の家族療法とは大幅に異なるものになったという。

　彼らはブリーフセラピー・センターにおいて，このアプローチを6年にわたって発展させ，試行した。この間センターは週に1日開かれ，236人を含む97症例に治療が施された。症例の大部分は，どちらかと言えばありふれた結婚問題や家庭問題なのだが，扱われた患者は白人，黒人，東洋人を取り混ぜた，5歳の子どもから60歳を越える老人たちで，福祉の補助を受けている人もいれば非常に裕福な人もおり，問題も急性のものから慢性のものまでさまざまであった。学校や仕事の問題，アイデンティティの危機，結婚，家庭，性の問題，非行，アルコール，摂食障害，不安，抑鬱，統合失調症などが含まれた。問題の性質や深刻さに関係なく，どの症例も通常週に1回の間隔で1時間の面接を，最高10回までに制限された。このような状況において，治療は――主訴に関して，限局性ではあるが有意義な目標を達成するという意味において――4分の3の症例で成功を収めたという。

　本論自体は，「問題，方法，対象，結果，考察」というオーソドックスな執筆様式に準じて書かれている。たとえば，「私たちのブリーフセラピー：基礎と比較」には，

次のように記されている。「ブリーフセラピーという言葉は，通常好ましい治療法ができないか，あるいはうまくいきそうにないと思われる場合に必要となる，その場しのぎの便法というニュアンスを含んでおり，これに相応して，このようなブリーフセラピーの目標は，限局性の応急手当のようなものと考えられている」が，彼らのアプローチは，「第一に，根本的な原因や因果関係——仮にそんなものが，本当に正しく突き止められるのであればの話だが——のいかんを問わず，臨床心理士のもとに持ちこまれる類の問題は，患者や患者と影響を及ぼし合う人々の，現在進行形の行動によってのみ存続していること，そして第二に，問題を存続させているそのような行動が，適切に変えられたり取り除かれたりすれば，問題はその性質や原因，持続期間に関係なく解決，あるいは消失する」ことを基本的前提にしている，と。また，「主な原理」においては，彼らのアプローチが，広義の症状志向であり，相互作用を取り扱い，問題とは主に日常的な困難の結果である（つまり，家族生活における正常な移行ステップこそが，問題へとつながる）と考え，問題を発展させるには主に二つの方法（ごく普通の困難を問題として扱うか，普通の困難をまったく問題にしない）のどちらかが取られていることなどが明記されている。そして，「困難は，一旦問題と見なされ始めると，大抵の場合，システムの中の誰かの，困難を解決しようとする行動そのものを中心として，悪循環が創り出され，その結果として問題が存続し，しばしば悪化すると推測される。すなわち困難に対して解決努力が試みられ，それがもともとの困難を一層強化するということが，延々と続くのである」とされ，「本来，問題解決には，悪循環を断ち切るための代替行動パターンが必要である」ため，一見非論理的に見えても，役に立つ有益な変化を促進する方法を追究するのだという。

その後に「ブリーフセラピー・センターの運営」として，1）治療体制への導入，2）質問と問題の定義，3）問題を存続させている行動の見極め，4）治療目標の設定，5）行動介入の選択と実施，6）終結が詳述されている。これはウィークランドの『老人と家族のカウンセリング』で紹介されているものとほぼ同じである。特に，5）の部分は詳しく記述され，従来のアプローチとの違いが強調されている。ただし，ここには介入を控える最近の家族療法の動向に対しても貴重な意見として必読の部分が含まれていることを補足しておきたい。

最後に，本論における治療効果判定はおおまかなものではあるが，ディ・シェイザーDe Shazer, S.らやガイアホッファーGeyerhofer, S.らによっても受け継がれた方法であり，効果判定をないがしろにしてきた精神療法文化におけるささやかな誠意である。

(小森康永)

関連文献
1）Herr, J.J., Weakland, J.H.：Counseling Elders and Their Families：Practical techniques for applied gerontology. Springer Publishing, New York, 1979（小森康永，他訳：老人と家族のカウンセリング：応用老年学のための実践技術. 金剛出版，1996）⇒ *81*

15

Family of Origin as a Therapeutic Resource for Adults in Marital and Family Therapy
You can and should go home again

夫婦家族療法における成人にとっての治療的資源としての源家族：あなたは再び家に帰ることができるし，そうすべきである

■著者　James L.Framo
■所収　Family Process, 15 (2)；193-210, 1976.

　著者は，マレー・ボーエンBowen, M., ボスゾルメニ-ナジBoszormenyi-Nagy, I., ドナルド・ウイリアムソンWilliamson, D.S.らとならぶ多世代家族療法（Transgenerational Family Therapy）のパイオニアの一人であり，ロナルド・フェアーバーンFairbairn, W.R.D.の対象関係論とそれを夫婦理解に適用したヘンリー・ディックスDicks, H.の理論に強く影響を受けた独自の治療理論を展開している。
　著者は，現在の夫婦家族の問題は，源家族との関係にその起源があるという前提に立ち，過去あるいは現在の源家族との問題を直接扱うことができれば，現在の夫婦家族関係を再構成するような変化の機会が得られると考える。ボーエンも成人クライエントの源家族との関係を重視し，クライエントに源家族を訪問させることを好んだが，著者は，クライエントと源家族との同席セッションを積極的に行い，そこで生じる対話を重視する。
　著者は，家族療法として始まったケースであっても，焦点が症状や子どもの問題から移った時に夫婦療法に切り替え，しばしば複合夫婦グループを行う。そこでお互いの関係と源家族について簡単に描写してもらい，治療経過の終盤で源家族をセッションに交えることが役立つだろうと伝える。この提案に抵抗を示す夫婦は少なくないし，疑問を投げかけるセラピストも少なくないが，こうした反応は，家族療法の初期の時代に，子どもの治療に家族を同席させることに対して，個人療法家が抱いた危惧と同じであると指摘する。
　複合夫婦グループでは，しばらく現在の夫婦間の問題に取り組む。コミュニケーションをより明確にし，お互いに傾聴することを身につけ，建設的な喧嘩のやり方を覚えていくうちに，お互いに相手に何を望むか，結婚生活はどうあるべきかについての違いが浮き彫りになる。そして，配偶者に対する不満の源が自分自身の中にあること

に気づき，ここで再び源家族の問題を取り上げ，両親や同胞との同席セッションを実施する。そこで再び抵抗を示す人は少なくないが，そのもっとも深い動機は，両親や同胞を傷つけたくない，助けたいというものであると主張する。また，このセッションの焦点は，現在および過去の両親や同胞との関係にあるので，現在の配偶者は同席させず，後で録音テープを聴いてもらう。

　同席セッションでは，とりわけ両親は，クライエントやセラピストから責められるのではないか，クライエントとの関係を断ち切られるのではないかという不安を抱いていることが多く，十分な配慮とサポートが必要である。セッションが始まると，通常は話に詰まって不安や緊張感が高まったり，反対に次々と話が出てきて混乱したり，お互いに責め合うということも起こりやすいので，セラピストは，質問や明確化，あるメンバーに発言を促したり，反対に他のメンバーの話を傾聴するよう頼んだりというような，交通整理の役割を担わなければならない。

　クライエントは，親や同胞に対してこれまで言えなかった自分の気持ちを語ったり，訊けなかったことを訊いたりする。時には，長年の憎しみや恨みや強い孤独感をぶつけることもあり，親や同胞はショックを受け傷つくこともある。反対に，クライエントが子どもの頃から真実だと思い込んでいたことが誤解や空想であったことが分かり，クライエント自身が混乱し傷つくこともある。また，親は過去の自分たちの言動の理由を説明するために，親自身の家族背景を初めて語り，時に重大な秘密が打ち明けられることがある。

　このような対話を通して，クライエントは子どもの頃の知覚に基づく歪曲された親イメージを修正し，一人の現実的な人間として親を理解し受け入れることが可能になり，成人対成人としての対等な関係に変化する。また，同胞との葛藤も解消され，より友好的な関係に変化する。こうして源家族との関係が改善されると，現在の配偶者や子どもとの関係も，より親密なものに変化する。このようなセッションは，非常に複雑でデリケートなことが速い展開で生じる。また，セラピストの役割は，家族メンバーたちが本当のお互いの姿に触れ，彼らの怒りと同様に温かさや肯定的な感情を率直にお互いに表現できるように手伝うことであり，そのためにも異性のコ・セラピストと組むのが望ましい。

　本論は，もはや古典の部類に属するものであるが，夫婦問題を主訴として来談する人や，源家族との関係に悩む成人クライエントが増加している今日の日本の家族臨床にあっては，むしろ非常に示唆に富むものと言えるであろう。　　　　　　（野末武義）

関連文献

1) Framo, J.L. : Family-of-Origin Therapy : An intergenerational approach. Brunner /Mazel, New York, 1992.

2) Framo, J.L., Weber, T., Levine, F. : Coming Home Again : A family-of-origin consultation. Taylor & Francis, London, 2003 (in press)

16 ファミリィ・スタディ

著者 笠原嘉
所収 「精神科医のノート」「新・精神科医のノート」
発行 1976年／1997年　みすず書房

　著者は，1928年生まれの日本を代表する臨床精神科医の一人である。精神病理学を基礎に該博な知識と幅広い問題意識をもって常に世界の精神医学の動向を敏感に感知し，その成果を鋭い批評眼で紹介してきた。そして，欧米における家族研究にも早くから注目し，実はわが国における家族療法の隠れた紹介者でもある。
　標題の小論が収められている『精神科医のノート』は，「みすず」という出版社の発行する小冊子に不定期に連載された著者の論考を集めた本で，当時の多くの精神科医を魅了した。20年後には『新・精神科医のノート』として，同様のテーマを巡って内容は新しく書き直されて出版された。標題の論文も両著に収載されたものである。
　日本の家族研究の黎明期にあたる1976年版では，当時の内外の家族研究の成果を簡潔に紹介し，「家族」の研究もまた精神医学の領域の一つであり，統合失調症の環境的要因の解明にとっても意味があること，古くからの遺伝学的な家系研究とは一線を画する意味で，「ファミリィ・スタディ」と表記したことが述べられる。
　いまや歴史的となった「分裂病をつくる母親」の概念などを経て，家族を全体としてみる新たな見方（family as a whole）が紹介される。家族をホメオスターティックな機能と構造を持つものと考え，家族の共有する認知，コミュニケーション，思考の様式などに注目する家族研究には，それまでと異なる客観化された研究の方法論が用いられることの新しさを指摘する著者は，同時に家族全体を見る視点の中に新しい疾患モデルが提起されていることを指摘する。
　ついで，当時の統合失調症の家族研究の代表的な三つの研究として，ウィンWynn, L.らの「偽りの相互性」仮説，日大の井村恒郎グループの音調テストなどの一連の研究，さらにベイトソンBateson, G.らによる「二重拘束説」をレインLaing, R.D.や牧原浩を引用しながら解説する。
　躁うつ病の家族研究にも触れられるが，躁うつ病は仮説構成のしやすさという点で統合失調症にまさり，その分あえてファミリィ・スタディをそれほど必要とはしないのではないかと指摘した上で，著者独自の仮説を提示している。
　一方で，考察している家族の状況が，病人の発病にとって病因的役割を果たしたも

のか,発病したことへの家族の反応的変化なのかが判然としない点や,具体的な病人への対処が導き出されていない点などが,ファミリィ・スタディの研究方法としての弱点であり,家族研究が当時やや停滞気味となっていったことの背景ではないかと見る。

　そうは言うものの,「精神病の成因論に社会という次元を改めて導入したこと」,統合失調症の研究を通して「人間一般にひろくみられる二人的関係に顕微鏡的解析の道をひらいた」という点で,ファミリィ・スタディが精神医学に無視できぬ役割を果たしたと述べる。この論文は,書かれた年代を考えると,システム論という言葉こそないが,おそらくわが国でももっとも早くシステム論的家族療法の考え方を紹介した論文の一つと言えよう。

　20年後,家族変動が社会的な関心を引く時代に再執筆された続編では,ファミリィ・スタディはその後統合失調症の心因論の研究の役割をほぼ放棄し,青年期の境界例的な障害への治療にシフトしたと述べる。

　その背景には,1960年代中頃から増え始めた家庭内暴力や拒食症など衝動コントロールの障害を呈する青年例が急に増えたことがあり,それにつれてファミリィ・スタディは,家族「研究」から家族「療法」へウェイトを移したと指摘する。

　また,前稿後の家族療法の発展に触れ,とりわけ著者らが初めてわが国に紹介したベイトソンらの二重拘束説がその後家族システム論として発展し,家族療法の重要な枠組みになったことが紹介される。同時に,若い臨床領域ゆえに若い治療者の技術への過信,治療倫理の面での懸念などが正直に語られる。そして,牧原浩の本学会10周年大会講演や下坂幸三の「常識的家族療法」に触れ,また,英国由来の感情表出(EE)研究が登場してきたことを紹介しながら,より常識的,実践的な家族へのアプローチが潮流となってきたことが述べられる。

　一方で,統合失調症などの本格的な精神障害の心因説,環境説の実証の観点から家族研究に期待を寄せてきた著者にとって,このような20年の家族療法の展開はややあきたりなく感じられる。そして,家族研究を巡るその後の内外の議論に触れながら,従来の病因志向よりも未来志向,解決志向のシステム論的家族論の中に新しい可能性を見ようとする。特に,家族研究が精神医学における「全体論」を展開できるほぼ唯一の舞台であることに期待を寄せ,議論はシステム論からオートポイエーシス論,さらに双生児研究に及ぶ。

　家族研究は,「個人と社会」「現実と空想」に加えて「遺伝と環境」という三つの軸の交差する場所であると捉える著者は,家族療法が持っているはずの問題提起性をもっとも早くから感知し,期待を寄せ,その後の家族研究,家族療法の展開にいささかの不満を抱きながらも,なおかつ精神医学における理論的,臨床的な貢献に希望を寄せている。

　この二編の論考は,揺籃期以来20年余の歳月を経て展開してきたわが国の家族研究,家族療法に対する,鋭い臨床的感性とファミリィ・スタディへの豊かな関心に裏打ちされた著者の,公平でかつ優れた家族療法論であると言えよう。　　　（楢林理一郎）

17 Observations of Conjointly Hospitalized "Alcoholic Couples" during Sobriety and Intoxication
Implication for theory and therapy

一緒に入院した「アルコール依存症夫婦」の禁酒時・酩酊時における観察：または，理論と治療の関係について

著者 Peter Steinglass, Donald I.Davis, David Berenson
所収 Family Process, 16 (1) ; 1-16, 1977.

　筆頭著者であるスタイングラスは，1991年より8年間の長きにわたる"Family Process"の4代目エディターとして，または家族療法発祥の地と目されるアッカーマン研究所のディレクターとして，世界に影響を与え続けている。特に，アルコール依存症家族についての研究と実践は継続的な積み重ねに定評があり，この周辺の知見に言及するにあたって，彼の名が引用されないことはまずない。

　彼の概念形成の基礎にあるのは，家族を一つの有機的全体としてみなす一般システム論であり，その部分である家族員同士の相互作用への着目である。アルコール依存症をシステム論と関係づけて捉える視点は，1950年代，ベイトソン Bateson, G. やジャクソン Jackson, D.D. の家族システム理論に端を発したが，スタイングラスはその正当な嫡子として，円環的関係概念を推し進めた。1971年頃からの先行研究や文献的精査があり，1977年本論文を経て，さらに研究や治療実践を重ね，1987年にはこれらの集大成というべき単行本"The Alcoholic Family"が上梓されているので参考にされたい。

　その中でも本論文は，治療的に組み立てられた実験的誘発酩酊の観察を通して，一つの円環的相互関係モデル「アルコール依存症維持の家族システムモデル family systems model of alcoholism maintenance」——日本の文献中には「アルコール維持モデル」として紹介されている——をはじめて示した点で画期的なものである。本論文あってこそ，生物学的遺伝研究を超えて文化やコミュニケーションパターンの世代間伝達が語られる基礎が築かれた。スタイングラスは後に，アルコール依存症の家族の中で育ったアダルト・チルドレンの家系図についても論じているが，本論はそのような議論の地盤と考えることもできる。

　治療設定は，2週間中に6回の外来グループセッション，7〜10日間の夫婦一緒

の入院，退院後約6カ月週1回の外来グループセッション，さらに6カ月6週間ごとのフォローアップセッション，という丁寧なものである．入院中は，多家族のグループセッションを要求される他は，自由で家庭的な環境が提供され，対象者が自然な行動をとり，飲酒する（これが誘発酩酊である）ことも治療的に許容される．入院中，種々の葛藤があらわになり，飲酒時および禁酒時の行動が観察ビデオに納められる．10組，20人の夫婦がこの過程を終了した．

　通常の治療では，禁酒時のみにしか行動観察できないので，この点，飲酒時のコミュニケーションが直接に観察されるところに意義がある．直接観察およびビデオから得られたデータから，考察が展開され，先述の「アルコール依存症維持の家族システムモデル」が提出されるに至る．2ケースを詳述しているので，その1ケースについて見てみよう．

　G夫妻．夫は腕のいい大工だが，アルコール依存症のために外では働けなくなり，家事一般を引き受けている．妻はコンピューター関係の仕事についており，多忙だが，抑うつ傾向があり感情的交流に乏しい．まず，禁酒時．均衡状態であるが妻優位で，夫婦の距離は遠い．夫婦間の性役割は通常の夫婦と逆転しており，夫婦葛藤があるが表面的にはあらわではない．しかし，夫G氏が飲酒すると，夫婦の相互交流は活発になる．G夫人に性的な誘いをかけ，性役割は再逆転する．彼女は拒むが，酔った夫に対応しきれず，感情的になって泣いてしまう．すると，夫は「拒まれたので男性としての役割が果たせない」という立場をとることができる．婦人の方は女性的被害者の立場を取り，実は夫が押さえつけられて不能になっているとか，自分に魅力がないことから目をそらすことができる．根本的な解決ではないのだが，夫婦の性的事柄にまつわる葛藤は，アルコール摂取によって中和され，夫婦関係は維持される．

　論文に当たる際，関心を払っていただきたいのは，観察，実験というキイ・ワードである．近代科学的知性の優勢であった1970年代初頭は，精神医学領域においても客観的な直接行動観察を根拠とすることの必要性が論議された時代である．しかし，実験的誘発酩酊という20世紀生物学の戦略を取り入れた方法による本研究プランは，予定の対象数に至らないまま終了した．AAなど節酒を受け入れない人々から研究に対する理解を取り付けられず，協力を得られなかった事情は大きいのであろう．

　本論中後段，著者らが，実験と言っても対象者に説明と了解が得られていて，人間的に配慮された治療的関与が優先していたこと，対象者のみならず治療者にとっても学びの経験であってお互いの学びの中でこそ治療成果は上がること，などをコメントしている．

　ここには，研究活動と実践の関係，ひいては治療とは何かという，家族療法家個々のスタンスに関わる重要なテーマが含まれていることに気づかれよう．　　（三井敏子）

関連文献
1) Steinglass, P. et al. : The Alcoholic Family. Basic Books, New York, 1987.

18 10例の分裂病者の父親
家族史の立場からの比較研究

著者 伊勢田堯，中沢正夫
所収 精神神経学雑誌，79 (6)；287-302, 1977.

本論文において，著者らは統合失調症を有する患者10例の家族関係，特に父親像を詳細に分析し，父親が示す「公正さ」を装うが実質的な指導力を発揮しない生活行動様式に注目しながら，横断的，縦断的にその父親像を理解しようとしている。特に，縦断的側面として家族史的に考察し，統合失調症を持つ患者の父親は一世代前に没落に類するような不利な出来事があり，同じ失敗をしないために安全第一で家の建て直しを図るか，あるいは再度挑戦して失敗し，家族，特に母親からも理解されないまま「孤立した犠牲者」となるという共通した特長を見出している。

これらの分析により，著者らは統合失調症の家族史に一定のサイクルがあるとした家族史周期論を発展させた。それは〈―没落期―再建期―安定期―没落期―〉という周期であるという。おおむね患者の祖父母の時代は没落期，父母の代は再建期，患者の代は安定期を目指しており，先代の没落を受けて両親世代は，家族一丸となって家の修復を目指し，実質よりは家の体裁を整えることがその目的となる。安定期を目指す患者世代では父母の果たせなかった「家の格を上げる」ことが目標となり，その三世代にわたる「無理」「矛盾」が露呈し，統合失調症者が生じやすくなるという仮説である。

本論文はこの家族周期論のスタートとしての価値を持っている。しかしこの論文は単独に成立したものではない。著者らは1960年代より群馬大学を拠点として「生活臨床」として知られる実態的調査に基づく統合失調症の具体的な治療方略を発展させていた。生活臨床について詳しくは述べないが，統合失調症の再発には生活破綻が関係し，それぞれ特長的な生活上の弱点を持っているので，そこに焦点を当てる援助を行うこと，また類型として能動型，受動型があり，対応を別にすること，など地域生活援助に際しての実践的な方法論が含まれている。そういう文脈においては，このような家族史的考察に基づく家族理解もまた実践的な治療方法に結びつくものとなり，精神障害者を単に症状からだけではなく，その背負っているものや，人生，生活から理解しようという態度に結びつく。

しかし日本においては，家族療法の前史とも言える1970年代という時代の限界は

当然存在している。一歩間違えると家族病理説と誤解される可能性があり，対照群の取り方や家族評価の方法論的な問題から，実証しうる仮説とは言い難い面もある。また，明治以来日本では多くの家族が同様の家族史サイクルを生きてきているはずで，それを即統合失調症の特長とするのはどうか，という意見もある。しかし，輸入ではない日本文化に密着した，オリジナルな発想は現在でも十分に価値を有している。ボーエン Bowen, M.の三世代仮説，情緒の世代間伝達が改めて見直されている現在，このような「縦断的な家族の物語」は治療上有効に使える。生活臨床の考えはストレス－脆弱性モデルによる再発防止や生活援助の中に蘇っており，同様に，家族史的考察から現在の「問題行動」を捉えようとする姿勢は，「その人の独自のストレスへの対処法」として問題行動を説明しようとする時に役立つ。たとえば，統合失調症によく見られる現実的ではない「一流」へのこだわりなども，家族史的に「家の格を上げるため」「期待に沿うための努力」という文脈で説明する時に家族の理解と共感が深まる。実は筆者は家族心理教育のグループや面接場面でよく使わせてもらっているのである。

著者の伊勢田堯らは，家族史的考察を本人も含めた家族全体の中で共有することによって著明な改善をみた例を多く報告しているが，これらの成功例の多くはこのようなリフレイム（reframe）の成功として読める。もう少し敷衍すれば，「生物学的な脳の病気」という物語同様，家族史の物語は地域文化と家族の生活にその根拠を持つ場合に「オルタナティブ・ストーリー」として強力なものになりうるのである。

（後藤雅博）

関連文献
1) 伊勢田堯, 井上新平, 他：精神分裂病の家族研究：3世代の家系の物語るもの. Medical Way, 14 (2); 48-52, 1987.
2) 伊勢田堯：家族史の文脈に基づく精神分裂病の家族研究. 家族療法研究, 12 (2); 152-158, 1995.

19 Family Therapy in Clinical Practice
臨床実践における家族療法

著者 Murray Bowen
発行 Jason Aronson, New York, 1978.

　ボーエン家族システム理論（Bowen Family Systems Theory）の創始者，マレー・ボーエンの1957年から1976年までの約20年間にわたるボーエン理論構築の集大成が本書である。

　ボーエンは初期には，当時の精神力動的治療のメッカ，メニンガー病院で精神分析的な治療を行っていたが，統合失調症の治療において行き詰まり，家族の役割が大きいと感じ，母子の入院治療を行った。しかし，母親だけでなく父親の影響も重要だと考え，親子入院形態での家族研究を掲げてNIMH（国立精神保健研究所）に1954年に移った。1959年にはジョージタウン大学（Georgetown University）に籍を移し，Georgetown University Medical CenterのFamily Centerで統合失調症のみでなくより幅広い，ボーエン自身の家族の理解も含めた家族システム理論の構築を進めた。本書も，その彼の理論の発展の歴史と相応した形で構成されている。

　第1部は「統合失調症と家族（Schizophrenia and the Family）」と題して，彼の初期の（1957年から1961年までの）六つの論文が6章に分けて収録されている。第1章はTreatment of family groups with a schizophrenic member（1957年）で，精神分析が主流だった当時，家族を含めた，しかも統合失調症の治療は革命的なものであった。第2章はThe role of the father in families with a schizophrenic patient（1959）で，父親の役割にもっとも早く注目した文献の一つであろう。第3章はFamily relationships in schizophrenia（1959），そして第4章から6章までは "A family concept of schizophrenia（1960），Family psychotherapy（1961），Out-patient family psychotherapy（1961）と，統合失調症の家族理論，家族療法についての彼の理論と臨床の発展が展開されている。

　第2部は「家族システム理論（Family Systems Theory）」で，1965年から1974年までの七つの論文が収録されている。第7章はIntrafamily dynamics in emotional illness（1965），第8章はFamily psychotherapy with schizophrenia in the hospital and private practice（1965），第9章はThe use of family theory in clinical practice（1966），第10章はFamily therapy and family group therapy（1971），第11章はPrinciples and techniques of multiple family therapy（1971），第12章はAlcoholism and the family（1974），そして第13章はSocial regression as viewed through family systems theory（1974）と，ボーエン理論と臨床の発展の軌跡をたどることができる。

そしてそれらの研究，臨床，考察の集大成が，第3部の「ボーエン理論（The Bowen Theory）」で，そこには1975年と1976年に発表されたボーエン理論と，1976年に発表されたボーエンのインタビューのテープ起こし，そして時代は遡るが1973年に発表された家族システム理論の社会への応用の五つの論文が収録されている。第14章はFamily therapy after twenty years（1975），第15章はFamily reaction to death（1976），第16章はTheory in the practice of psychotherapy（1976），第17章はAn interview with Murray Bowen（1976），第18章はSociety, crisis and systems theory（1973）となっている。第4部はボーエン理論の「応用（Applications）」についての四つの論文が収録されている。

ボーエンの家族研究の特徴は，彼の臨床における緻密な家族の動きと患者の変化の観察，そしてそこから導き出された治療の技法の活用で，そのプロセスを通して，徐々に彼の理論が構築，発展，統合されていった軌跡を本書からたどることができる。彼の理論にも，不安に対する反応としての防衛機制的な発想がうかがわれ，精神分析の影響も見られる。しかし，その焦点を個人の精神内界，無意識に止めずに，精神内界と家族との関係性を患者の経験のみならず，個々の家族構成員の経験とその相互影響性，すなわち家族システムに目を向けた。現代では常識になっているかもしれぬが，当時は統合失調症の精神療法そして精神療法に家族を組み込むことは，異端のすることであったと思われる。それにもかかわらず，ボーエンは従来の治療法，特に精神分析に縛られず，地道に，緻密に，そして臨床的実証の積み重ねを通してボーエン理論を発展させたが，その態度自体，ボーエン自身の自我の分化を反映しているのかもしれない。

（遊佐安一郎）

関連文献

1) Kerr, M.E., Bowen, M. : Family Evaluation : An approach based on Bowen theory. W.W.Norton, New York, London, 1988.（藤縄昭，福山和女監訳：家族評価：ボーエンによる家族探求の旅．金剛出版，2001）⇒ *101*

20 Drug and Family Therapy in the Aftercare of Acute Schizophrenics
急性期統合失調症の退院後アフターケアにおける薬物療法と家族療法

著者 Michael J.Goldstein, Eliot H.Rodnick, Jernome R.Evans, Philip R.A.May, Mark R.Steinberg

所収 Arch.Gen. Psychiatry, 35 ; 1169-1177, 1978.

　ゴールドスタインはカリフォルニア大学心理学教授で，米国における感情表出研究および心理教育的家族療法の第一人者である．本研究は，心理社会生物学的立場から行われた臨床研究であり，優れた社会医学的かつ臨床薬理学的研究でもある．この研究が行われた背景には，北米における精神医療状況の変化，すなわち地域医療への急激な移行，薬物治療を含めた生物学的研究の台頭，そして家族の感情表出研究の成果，がある．本研究は，NIMH（National Institute of Mental Health）の助成を受けて行われた．

　著者らは緒言として，二つの問題を投げかける．まず，入院中に薬物療法が有効であることは明らかだが，退院後の地域医療においてコンプライアンスを高めるには，薬物の服用期間や量，再発予防の役割を裏付けるデータが必要となる．また，統合失調症に対して心理社会的治療は残遺症状や再発予防に有効かどうか，有用であるならば薬物療法との統合を目指す必要性がある．

　この研究はカリフォルニアのヴェンチュラ精神医療センターで行われ，統合失調症エピソードで入院した104名の急性期若年患者を，入院治療後のアフターケアに関して以下のような4群にランダム割付けをし，6週間の対照追跡研究を行った．対象は2週間の入院治療後地域に帰る患者で，平均年齢は23.4歳，80％が白人，62％が独身，70％が初回入院という初発例が多かった．

　治療条件は，フルフェナジン・エナンテート高容量（1ml）および低容量（0.25ml）の薬物療法と，危機介入的家族療法の有無を組み合わせた4群に分けられた．薬剤は長時間作用型のデポ剤を用い，入院時と退院後2週間間隔で，3回の注射が行われた．病前の適応状態はUCLA社会適応スケールで評価され，良好群と不良群が性別によって偏らぬように治療グループが決められた．

　家族療法は6回のセッションで構成され，患者家族が精神病エピソードの事実を受容する，これまでのエピソードに関係するようなストレスを同定する，患者や家族が

そうしたストレスに脆弱であることを今後に生かす，こうしたストレスの影響を最小にする対処を獲得する，ことを目的としている。いわゆる行動的家族管理とか，心理教育的家族援助と言われるものの原形とも言える内容である。患者の行動評価は治療にブラインドな医師によって行われた。また，6カ月後の自然転帰も調査された。

　その結果，アフターケアを完了したのは全体の92％で，残り8％はドロップアウトした。6週以内の再発率は全体で10.4％（10名），低容量家族療法なし群で最高の24％であった。再発患者のうち8名は家族療法なし群で，家族療法の効果はBPRS (Brief Psychiatric Rating Scale) 症状評価の抑うつー不安，退却，総得点で有意に認められた。服薬量と病前適応との関連では，適応良好群は高容量例が低容量例より不安抑うつが高く，適応不良群はその逆であることが示されたが，これには性差も関与しており，複雑な相関が示唆された。6カ月後の追跡結果では（この間の治療内容は統制されていない），再発率は高容量家族療法あり群で最低（0％），低容量家族療法なし群で最高（48％），高容量家族療法なし17％，低容量家族療法あり22％であった。統計的には薬物療法がp<.01と再発およびBPRS症状評価に有意に影響し，男性における病前適応がp<.06と再発に関係していた。家族療法の効果は，6カ月時点では高容量服薬群においてのみ持続しており，適応良好群の女性において有効性が高い傾向が認められた。

　彼らは，回転ドア現象を抑止するための地域医療の手だてとして，こうした危機介入的家族療法が適切な薬物療法との併用において有用であるという基礎的データを提供した。加えてこうした家族介入が，適応の悪い慢性患者にはかえって逆効果になることも示唆している。今後こうした介入の長期的効果や，家族間の実際の関わりとの関連を研究する必要性も言及しており，この後彼らが行う感情表出（EE）や情緒スタイル（AS），コミュニケーション偏倚（CD）などの家族関係評価法の発展と，それに基づいた家族療法の展開に結びついていくことになる。

　この論文の重要性は，実証的に評価しにくい心理社会的治療の効果を，科学的に厳密な方法で検証した点にあり，この後同様の試みの雛形となった研究でもある。

（上原　徹）

21 家族クライシス療法
地域精神衛生活動の実際

- **著者** Donald G.Langsley, David M.Kaplan
- **訳者** 桑原治雄，打田茉莉，融道男
- **発行** 1978年　医学書院
- **原典** The Treatment of Families In Crisis. Grune & Stratton, New York, 1968.

　本書の出版は，急速な脱入院化とそれに対応しようとする地域精神医療の新しい試みが各所で行われていた1960年代後半のアメリカにおいて，大きな影響を与えた。本書の米国での出版は1968年である。訳者の桑原治雄はあとがきで，1973年から留学していたラングレー・ポーター研究所のクライシス治療病棟での経験を述べている。「サマータイムの7時30分から，昨晩入院した患者の生活状況や，何が生活の破綻になったかを討議」「スタッフの二人は家庭訪問に，二人は職場の調整に，二人は患者との話し合いに残り」「症状としてではなく，患者を支えていたシステムの破綻としてみるように注意され」「家庭訪問や職場連絡から帰ったスタッフが，患者の支援システムがどう結ばれていたか，何がクライシス誘発因子かを報告し討議」「その後，家族，友人，職場同僚，本人も交えてミーティングを行い，クライシスにより破綻した家族の調整をして，友人たちにも支援の役割を決める」。そして，そこで教科書のように使われていたのが本書であったという。

　ラングスレイとカプランは，コロラド精神病院において1年間の家族クライシス療法の試行の後，国立精神衛生研究所の後援の元に1964年から5年間にわたって研究を実施した。まず，コロラド精神病院救急部で入院が必要だと精神科医が判断した人のうち，家族同居で病院より車で1時間以内のところに住んでいる患者全員を母集団として，そのうち無作為に家族療法群と通常治療の対照群に分ける。その結果，150名の家族クライシス療法と入院療法の比較が行われた。ラングスレイらによれば，家族クライシス療法は24日間に平均4回の面接，1回の家庭訪問，4回の電話連絡で終了であり，その結果，対照群150名全員が平均28日間の入院を行ったのに対し，家族療法群は一人も入院しておらず，フォローアップにおいても良好な結果であったという。フォローアップの評価法は現在からみれば限界があるが，無作為抽出による振り分けという手法により効果が実証された，数少ない家族療法の効果研究の一つである。

本書の第8, 9章がこれら家族評価や効果報告に当てられているが，前半4分の3は，この効果的な家族クライシス療法の実践的方法論，戦略，ガイドライン，実例に当てられている。家族療法チームは精神科医，ソーシャルワーカー，保健師によるチームであり，それまでの短期精神療法モデル（防衛機制破綻モデル）やストレスモデル（クライシスインターベンション）とともにシステム中心モデルを採用し，救急で呼ばれる家庭医のやり方に似ているとして「家庭医モデルfamily practice model」と命名している。また「個人，クライシスとなる出来事そのもの，そして社会環境を扱う」として，クライシスの起こる場としての家庭と回復するための同盟者として重要な家族の役割が強調されている。

　このすばらしいチームのその後はどうなったのだろうか。"Foundations of Family Therapy"（邦訳『システムと進化』）⇒*42*の中でホフマンHoffman, L.は，「いうまでもなく，時間，経費，人手は大いに削減された。この発見の意義は，短期家族治療の成功を詳述した本（本書）が出版されるとすぐに，この部門は廃止され，コロラド精神病院は急性患者の入院を再開した事実が如実に物語っている」と皮肉っぽく述べている。洋の東西を問わず精神医療を取り巻く状況は似たようなものである。

　しかし，本書に描かれた実践と地域生活支援への可能性は，欧米でもっとも成功した地域実践とされる家庭訪問と24時間対応のケア・マネジメント・サービスを中心とする「アサーティブ・コミュニティ・トリートメントAssertive Community Treatment : ACT」の中に脈々と受け継がれているように思われる。

　周知のように日本の地域精神医療の歩みは遅々として進まず，1978年当時，驚異的に斬新であった本書は，現在でも日本においてはまったく古びていない。というより，むしろ現在ようやく地域精神医療が実態的に語られるようになってきた日本にあって，本書に盛り込まれた実践と方法論は改めて見直す価値があるように思える。実のところ，本書はこの20年にわたって筆者自身が地域活動の際に折に触れて読み返す座右の書であり続けているのである。

（後藤雅博）

22 情緒障害児とその母のケース

著者 ドロシー・デッソー，依田和女
所収 杉本照子，中島さつき編著「ソーシャルワークの臨床的実践」
発行 1978年　誠信書房

　本論文は，事例研究の形式で，1978年頃の時代を反映している事例を取り上げている。当時，ソーシャルワークが一般に普及していなかった頃であり，ましてや情緒障害児へのソーシャルワークという用語を初めて現場で使い始め，学校で情緒障害を呈した8歳の児童とその家族に対して家族ソーシャルワークを展開し，家族を援助した結果，家族の変化を導き出せたものである。日本における家族援助として，数年をかけて3世代の家族成員の力動に焦点を当て，家族のアセスメントを的確に行い，児童には遊戯療法，母親，父親，祖母に対しては，個人面接だけでなく，合同面接を頻繁に実施した貴重な事例である。面接記録をプロセス記録形式で著わし，詳細に状況の変化を提示した，これだけ詳しい重量感をもった家族援助の臨床記録は数少なく，その意味では最初の文献の一つに挙げられる。

　この事例では，家族から，本人から，研究に使用することの同意と了解を得たという点で，研究体制が整えられている。この事例は，米国での訓練を経た米国人の精神科ソーシャルワーカーが，心理・社会的アプローチを適用し，家族に面接すると同時に，社会資源である家族外のネットワーク，学校をも活用し，協働体制を形成した。このソーシャルワーカーのスーパービジョンを受けながら，日本人の精神科ソーシャルワーカーが児童の遊戯療法を担当するというチーム体制で行われた。

　本論文から以下の文章を抜粋し，概要を一部紹介する。本児は，8歳の少女であり，1歳年下の弟がいる。彼女が学校でも家庭でも不適応状態になっており，彼女の祖母が「母親が少女を虐待するために心身症の身体の痛みを訴えている」と友人に話したことから，その人の紹介でファミリー・クリニックに来所した。この子は学校でも友人がなく，この少女の情緒障害がクラスを振り回わしていた。家庭では腹痛，頭痛を訴え，夜一人で寝るのが恐いという。怪獣や幽霊やねずみが恐ろしく，昼間遊んだ大きなフランス人形が自分を見つめて恐いという。

　以前に別のところでカウンセリングを受けた経験がある。この家族は祖母と母親の葛藤，父親と母親との関係がうまくいかないため，少女が対祖母，母親，母親と父親の関係と三方に分裂し，気持ちを混乱させていた。まず，家族援助では，家族間の事

態をつかみ，母親との関係づけに主力を置き，母親がその事態や意味を理解するように援助しながら少女のプレイ・セラピーにはいった。両親が面接に来所するのと並行して少女の症状も好転していく。

　約1年間の37回の1時間プレイ・セラピーが実施された。少女にとって過去に形成された人間関係は常に少女を脅かすものであったので，最初は防御的になり，一つの言葉を言うのにも警戒し，嘘もついていたと記されている。しかし，プレイ・セラピストとの関係で，自分の思うままを話しても危険もなく傷つかないことをこの少女は体験した。そのため学校でも自宅でも建設的に動けるようになり，自分の力を出すことは気持ちのいいもので，楽しいものであることを感じるようになったと表現している。そして，セラピストをして「これほどすばらしい子どもはいない」と感嘆させるまでになったのである。

　母親もソーシャルワーカーとの面接を続け，それに支えられながら少女を個人として尊重し，少女の苦しみは祖母と母親との葛藤から来ていることを徐々に感覚的に認められるようになった。そして，少女と祖母を同一視することをやめて，自分の子どもとして知るようになりたいという気持ちになった。このことが，少女にとって自分を形成するよりよい動力となってきたとのことである。

　本論文は4部構成である。「Ⅰ　概説」では，援助計画および援助目的，家族図での解説を加えている。「Ⅱ　ケースの概要：母親の面接を元に」，この部分が合計11項からなる詳細な記述である。ケース提示の理由，申請時の状況，母親の面接時における少女の態度観察，ケース開始，治療，祖母との面接，父親との面接，父母との合同面接，ケース終了，ワーカーの意見，ワーカーの最終意見にわけて，少女を取り巻く環境について検討がなされている。特に，ワーカーの意見の部分は，このような事例に対する家族への援助の必要性を詳しく解説している。援助プロセスに添ってケースの展開が見られる点が興味深い。「Ⅲ　父との面接」では，特定の日の面接記録を掲載している。「Ⅳ　プレイ・セラピー」では，「1．セラピストから見た子どものセラピーの目的」「2．プレイ・セラピー」について述べている。ここでは，第1回と最終回のプレイ・セラピーをすべて逐語録で示し，その他は5回分のプレイ記録を要約して少女の成長プロセスを概説している。

（福山和女）

23 The Greek Chorus and Other Techniques of Paradoxical Therapy

グリーク・コーラスとさまざまな逆説的な治療におけるテクニック

著者 Peggy Papp
所収 Family Process, 19 (1) ; 45-75, 1980.

　ペギー・パップは，アッカーマン Ackerman, N.W. に憧れ，アッカーマン家族療法研究所に開設初期から所属しているソーシャルワーカーである。この論文の書かれた1970年代当時，家族療法の世界では逆説的アプローチが全盛の時代であり，加えて，新たな逆説的家族療法として注目されたのがイタリアのパラツォーリ Palazzoli, M.S. らのミラノ派であった。これらの逆説的なアプローチの発展を目的として，1976年から Brief Therapy Project の活動を行っていた。これは，さまざまな立場の逆説的な方法論について実践的に試行錯誤しており，本論文には逆説的なアプローチの総説的な意味もある。

　まず，本論で取り上げられているのは，逆説的なアプローチに関する利用のガイドラインである。家族療法の中では，逆説的介入を行うことに対する指標が求められていた時期であり，その意味では逆説的なアプローチを実践するために必要な実践的留意点があれこれ示されている。特に，それまでの多くの逆説的指示の有効性を理論的・方法論的に証明するというものではなく，新たにそれぞれの事例ごとに異なるものとなる治療関係との関連が明確に示されている。それは，「direct interventions, compliance-based（順接による指示：治療者に従うことを前提とした状況に対して）」と「paradoxical interventions, defiance-based（逆説による指示：治療者に逆らうことを前提とした状況に対して）」という対比的な説明がなされている。これは，治療者の指示に従うことを前提としているような治療関係においては，順接の指示を与えるべきであるが，治療者の指示に逆らうことを前提としているような治療関係においては，逆説の指示を与えるべきであるということを示している。逆説的アプローチが対人関係のあり方に左右されることは，実践を行っている立場から言えば当然のことであるが，当時は画期的であった。

　これに留まらず，「reversals, defiance-compliance-based（意味や効果が逆転することを考えた指示：治療者に従う／逆らう前提の人がいる場合）」という方法を示している。これは，後に reversal paradox と呼ばれる指示の与え方で，治療者の指示に従

う人（A）に対しては順接で指示を出すのだが，Aはその指示通りに行動してくれることとなる。しかし，そのAの行動は，指示に逆らう人（B）にとっては治療者が与えた指示そのものとしての意味があることとなり，BはAが行っていることに逆らおうとするのである。したがって，治療者がAに依頼した順接の指示は，結果的にBにとってその影響に逆らう反応を引き起こすことを前提としたものである。

　さて，本論文で取り上げられているテーマである「グリーク・コーラス」とは，当時標準であったミラノ派の実践でも行われていた観察室にいるチームを，面接を行っている治療者の中立性を維持するという主要な目的だけでなく，新たに治療的に利用するという斬新な方法論としてパップらのBrief Therapy Projectの活動から生まれたアプローチである。"Consultation Group as a Greek Chorus"でより詳細を示しているが，最初の部分でパップは，グリーク・コーラスの特徴を以下のように述べている。「グリーク・コーラスとして働くコンサルテーション・グループは，面接室にいる治療者の介入を強調したり，家族にシステムとしての変化の結果について示唆を与えたりする。このグループは，治療者とグループの間で，家族がどのように変化するかについての可能性について論争するという方法を用いて，家族と治療者とグループの間に治療的なtriangle（三角関係）を作ったりもする」

　通常であれば，このコンサルテーション・グループは，家族にあれこれのコメントを出すのだが，それは，事実についてのコメントを与えたり，面接の推移を予言したりする役割である。具体的には，「家族がどのようにするか，結果がどうなるのか，誰がどんな影響を受けるか，具体的な手続きや方法，意見対立を二者択一すべきかどうか」など，ある意味で面接の推移に関しての予想屋のような役割を取る。また，治療関係が良好になるように，家族を支持・対立・混乱・激怒させたりすることで，治療者が家族の怒りや反発から自由に治療に取り組めるようになるコメントをする。

　このグリーク・コーラスの秀逸なのは，ハイダーHider, F.の提唱していたバランス理論を基本とした三者関係の変遷プロセスを反映した治療的三角関係を作ることを提唱していることである。「forming a therapeutic triangle（治療的三本軸アプローチの作り方）」では，家族の中で慣れ親しんでいる意見対立が存在する時，グループと治療者の間に葛藤を計画することである。グループが変化に反対の立場となって，治療者に変化することの結果についてさまざまな意味を持ち込みながら治療者に警告を発し，治療者は家族の抵抗に準じてグループに同意したり反対したりしながら，葛藤関係の間を漂うのである。

　こうしたパップらが行ったBrief Therapy Projectの活動から生まれたグリーク・コーラスは，その後にリフレクティング・チームを提唱したアンデルセンAndersen, T.らに引き継がれる。その意味でこの論文は，ミラノ派などの多彩で構造化された逆説的アプローチのさまざまな方法論と，治療者が治療的に機能できることを示したリフレクティング・チームとの架け橋としての意味が大きいと考えられる。（吉川　悟）

Communication, Action and Meaning
The creation of social realities
コミュニケーション，行動，意味：社会的現実によって創るもの

■著者■ W.Barnett Pearce, Vernon E.Cronen
■発行■ Praeger, New York, 1980.

　ピアースとクローネンは，情報科学の最先端の研究者であって，家族療法に直接的な影響を与えた臨床家ではない。社会学者であるピアースとクローネンがその著書で明らかにしたことは，Coordinated Management of Meaning（統制された意味管理）の頭文字を取ってCMM理論と称され，個々の発話・用語・メッセージなどの包括関係が階層的に形成されているとのことであった。彼らの研究の元となったのは，「クラスとメンバー」という言葉の違いに着目したベイトソンBateson, G.が，言語の論理階型（logical type）を持ち込んだことが基本である。ピアースとクローネンの業績は，そのベイトソンが指摘した言語の論理階型をより拡大し，日常的な言語使用に潜んでいた階層性の存在を提唱したことにある。

　彼らの述べている意味の階層性とは，「発話行為−エピソード−関係性−人生脚本−家族神話−文化規範」という6階層を基本としたものであり，それぞれの言語が指し示している対象となっているものの枠組みの違いを，このような六つの階層に分類しているのである。この6階層の具体例を示せば，「私の家は，名家」という家族神話は，居住地域では「元気に『おはよう』『こんにちは』の挨拶をする」などという何気ないほどの日常的な対応という発話行為によって支えられ，家族や地域の人たちが「こちらが気づかないのに丁寧な挨拶をされた」などという数々のエピソードにつながり，「地域のどんな人とも良好な関係を持っている」という関係性に発展し，「地域では適切で良心的に振舞う」という人生脚本によって支えられていることとなる。

　また彼らの主張の重要性は，言語が六つの階層によって構成されていることに加えて，意味構成のプロセスに再帰的なディスコース（reflexive discourse）の存在を知らしめたことである。前述のような六つの階層によって成立している枠組みの包括関係は，樹形図のような広がりと関連性を持つものである。人が生まれてから自分の存在している世界を認識するためには，こうした意味のネットワークを作る必要がある。そのためには，日々の中で行ってきたその人にとって必要だとされた経験を常にその

一部として位置づけ，それに準じてこの意味ネットワークをより強固なものとしていく。また，一旦できあがった枠組みの包括関係は，日常的なその人の発言を規制する機能を持ち，この包括関係に準じた発言のみを生みだすことになる。

しかし，一旦できあがったこの意味ネットワークは，その後一切の変更が行われないわけではない。むしろ，それぞれの場面では，常に自らの意味ネットワークを参照して自らの経験をその一部として収束させているのであるが，ある経験した出来事や言葉が，自分の作り上げている意味ネットワークの構成に一致しているかどうかは，常に自分自身で再参照されなければならないことになる。いわば，自分で自分が経験した出来事の意味を常に参照するというプロセスが存在することを示したのである。こうしたことをCMM理論では，人が判断した一定の状況での行動の決定要因として機能することを「regulative rule（調整ルール）」に則っていると考え，その場面での行動，発言，出来事，関係に意味を付与・解釈する機能を「constitutive rule（設定ルール）」と呼んでいる。

こうした意味のあるCMM理論は，まず1988年にトムTomm, K.によって家族療法の世界に紹介された。この理論を導入した段階では，後者のreflexiveが注目されていた。トムは，それまでの円環的質問法の中にある特殊な効果を引き起こす介入的質問として，再帰的質問法（reflexive interviewing）という家族の中に起こる自発的な変化に対する希求性を引き出す質問の方法を提唱した。

加えて，家族療法でCMM理論が尊重されたのは，枠組みの包括関係が変化することによって，新たな意味ネットワークが形成されることに着目されたからである。ある階層の意味が変化することでその枠組みの包括関係が変化する，いわばリフレイミングなどに見られるような治療者が導入した言葉やエピソードに対する解釈がどのような効果を及ぼしているかについての説明をする理論としても利用されていた。それは，CMM理論では，意味の階層の包括関係が変化するのは，「階層的上位のカテゴリーの変化によって，下位のカテゴリーに文脈的影響が与えられる」というトップ・ダウンの変化と，その逆の「下位のカテゴリー変化が文脈的な影響力となって，上位のカテゴリーに変化を与える」というそれぞれが強調されている。

しかし，ホフマンHoffman, L.などは，臨床的にこうしたカテゴリーの階層性そのものが常に存在するのではないとしている。むしろ，話されている文脈の中で，状況に合わせて結果的に階層性があるかのような意味ネットワークが構成されているだけで，個々の意味ネットワーク自体は可変的なものであるとしている。また，CMM理論の階層的意味ネットワークの存在は，言葉の持つdiscourseを理解する指標ともなっている。それは，個々の意味ネットワークの中で，それぞれの言葉のつながりが文脈的に規定されていることをより明確に理解できるための切り口だからである。

（吉川　悟）

25 Hypothesizing-Circularity-Neutrality
Three guidelines for the conductor of the session
仮説をたてること－循環性－中立性：セッションを指揮する者のための三つの手引き

■著者■ Mara Selvini-Palazzoli, Luigi Boscolo, Gianfranco Cecchin, Giulana Prata
■所収■ Family Process, 19 (1) ; 3-12, 1980.

ミラノ・グループとは，パラツォーリ，プラタ，ボスコロ，チキンの4人のグループをいう。その足並みがそろったのは1971年であった。彼らはもともと分析畑の仕事をしていたが，やがて家族療法へと志向し，MRIで勉強している。彼らの独創的な理論や実践の著"Paradox and Counterparadox"（1975年）にもっとも深く影響したのはベイトソンBateson, G.のサイバネティクスであり，この論文はそれを煮詰めた彼らのいうシステミックな治療の原則で，標題の三つの事項が解説されている。

a．hypothesizing（仮説をたてること）

彼らにとって家族面接は一種の科学実験で，「仮説をたてること」が出発点となる。仮説とは，彼らのいうシステミックな視点に立つもので，家族全体の関係を営む働きが包括されるような仮説で，たとえば一部のサブグループにのみあてはまるようなものではない。彼らは治療開始前に紹介医や家族自身を通じて集められた情報をもとに，前もって仮説をたててセッションにのぞむ。実際の家族面接では，仮説を立証すべき情報が集められる。仮説をたて，その有用性を検討し，仮説を修正し，その検証のためさらに新たな情報獲得をめざすということを通じ，治療者は関係のパターンをアクティブに明らかにしようとする。

b．circularity（循環性）

「循環性」とは次のような治療者の能力を意味している。すなわち，「関係（relationship）に関し，つまり差異（difference）と変化（change）ということに関し，治療者が得た情報に応じて，家族からのフィードバックに基づいて自分の探求を誘導してゆく」能力である。「関係」が「差異」や「変化」と同義に使われている。「われわれが（外部の出来事を探求して）容易に認識するものは，差異と変化である（ベイトソン）」とも書かれている。そこで，「差異」と「変化」ということを明らかにする必要がある。

「Aは怒りっぽい」といった人の性質をあらわす言葉を考えてみよう。「Aは怒りっ

ぽい」という言葉は，相対的にAよりもおとなしいBとの差を示し，さらにAとBで反復される交互的な相互関係の表現である。次に「変化」とは，システムの継時的変化を意味する。

　理論的なことはひとまず終え，彼らが行っている家族面接の実際について述べてゆこう。

　彼らは実際の面接において，二者一組（dyadic）の関係をその当事者に語らせるのではなく，二者以外の第三の人物に語らせるという手法をよく用いる。たとえば「Aさんに聞きますが，BさんとCさんの関係を言って下さい」という。その大切な狙いは，三者関係の様相が明らかになるようなさまざまな反応が期待でき，それが示されるということである。家族にはさまざまな三者関係がある。たとえば4人の家族ならば4通りの三者関係が存する。そこで，さまざまな三者関係を探究しながら，家族全体を明らかにしてゆくのである。

c. neutrality（中立性）

　家族面接では，家族成員が治療者を誘惑して味方につけようとする。そこに巻き込まれれば，治療者の立場を失う。ミラノ・グループは，誰にも味方せず誰とも敵対しないという立場をとる。治療者は家族と異なったレベル─メタレベルにあるべきで，このような態度の獲得と維持が，治療を効果的にすると考える。このような治療者の態度を「中立性」と呼んだ。わかりやすい説明を引用しよう。もし治療チームの一員が家族に治療者についての印象を述べさせれば，家族はあれこれ意見を言うだろう。しかし治療者が誰を支持し，誰の肩を持ったかと問われれば，家族は答えられぬに違いない。「治療者は家族の誰とも同盟し，また誰とも同盟しない」と言える。そのため治療者は家族に次々に，順番に聞いてゆく質問の仕方（circular questioning）をするが，このことも家族を公平に扱うことで中立性を維持するということの証左である。家族に対するメタレベルを獲得し，維持することができる度合いに応じて，治療が効果的か否かが決まる，と彼らは確信している。だから中立性とは「家族におよぼす特有な実際的な（pragmatic）効果である」と定義している。

　ミラノ・グループは，私にとって一つの驚異であった。一番そう感じるのは，ベイトソンのあの深遠な理論が彼らの用いる方法論へと巧みに移されていること，あるいは理論と方法論の間に隙間がないこと，である。トムTomm, K.はこのあたりの事情を「理論と方法がreflexiveな関係にある」と巧みに述べている。この論文が，家族療法に関する文献の中で，将来重要な古典として尊重されるのはまちがいないと思われる。

（牧原　浩）

関連文献
1) Palazzoli, M.S., Boscolo, L., Cecchin, G., Prata, G.: Paradox and Counterparadox. Jason Aronson, New York, 1978（鈴木浩二監訳：逆説と対抗逆説．星和書店，1989）

26 講座 家族精神医学 1～4
1. 家族精神医学の基礎理論
2. 精神障害と家族・文化と家族
3. ライフサイクルと家族の病理
4. 家族の診断と治療・家族危機

編者 加藤正明，藤縄昭，小此木啓吾
発行 1982年　弘文堂

　本講座は，精神障害と家族研究の1980年頃までの成果を集大成したものであり，日本家族研究・家族療法学会の創設年に先立ち順次，刊行された。家族精神医学の歴史の中での蓄積が網羅され，本邦における学問的な一つの出発点であると言えよう。以後，家族臨床・介入技法の推移の原点を知るための貴重な講座である。著者は各分野において，さらに家族精神医学を推進した錚々たる人々である。
　第1巻「家族精神医学の基礎理論」は6部構成である。第1部「家族精神医学とは」を導入として，第2，3，4，5部では精神分析学，運命心理学，発達心理学から論じた「家族関係の基礎理論」，第6部は「遺伝と環境」である。
　家族精神医学は遺伝生物学的研究，家族因研究の二つに分けられる。前者は家系研究，双子研究へ，また後者は個人に対象化された家族を扱う。フロイトFreud, S.を創始とする力動的精神医学に始まり，発達心理学，対象関係論を含めた母子研究，父子研究，ライフサイクル研究，コミュニケーション研究，システム論へと発展した。小此木啓吾は，治療者－患者関係，治療構造の大切さは当然として，時代的な家族の社会文化的背景の変化への配慮が必要であると言い，家族臨床での留意事項を示した。また家族の健康さにかかわる記述が各所に寄せられている。
　第2巻「精神障害と家族・文化と家族」は5部構成である。第1，2部は精神障害者と家族（総論，各論），第3部は内因性精神病治療における家族との関わり，第4部は社会と文化における家族，第5部は遺伝と環境である。
　人は自分の生まれ育った家族という土壌を自分の心を通してみることができず，家族内対人関係から個人の思考に至る間の道のりは了解連関も因果連関も及ばない「失われた環（ミッシング・リング）」として残されたままであると藤縄昭は述べ，この解明を家族研究の究極の意味とした。各章の著者は，精神疾患について，家族の特徴，家族関係の様相，家族心理，家族と罹患者の性格形成，内面的家族像を，精神病理学，精神分析学，コ

ミュニケーション理論によって明らかにした。またコンセンサス・ロールシャッハ法などいくつかの検査法を示した。ついで実際の病院臨床での入院治療，ソーシャルワーク，リハビリテーションでの当時の関わりへの工夫と課題が記述された。第4部で荻野恒一は，家族再建の方向を文化精神医学の立場から論述した。社会文化の動きに翻弄される現代に，フワイエ（いろり）と出立の場としての「いえ」「家族」の機能の大切さを強調した。また本巻には，沖縄ユタと家族の関わり，親子心中の日華比較，日本人の性格に関した論述が収載されている。最終章では飯田眞のライフワークである臨床遺伝学からみた統合失調症の家族研究の概要を読むことができる。

第3巻「ライフサイクルと家族の病理」は4部構成である。小此木の「家族ライフサイクルとパーソナリティ発達の病理」にはじまり，第1部は乳幼児期・児童期，第2部は青春期，第3部は成人期・老年期，第4部は現代社会と家族である。

ここでは，家族臨床に不可欠な家族ライフサイクルの視座を示し，豊かな臨床経験から，渡辺久子は感覚・認知，発達・臨界，耐性について，母性的養育の剥奪，分離研究を変数概念を用いて解析した。そして，発達を指針として子どもの精神障害と，傍らの核家族の姿を記述した。また母性剥奪がその後の個人のライフサイクル，さらには家族ライフサイクルへ深刻な影響をもたらす可能性を述べた。この他，一線の著者が，家族の障害受容過程（悲哀の仕事），個々の障害・問題ごとに成因，家族支援について記述した。なかでも，三木善彦は非行事例における内観療法での家族像や行動の変化を提示し，内省の流れにおける家族という枠組みの大切さを強調した。

第4巻「家族の診断と治療・家族危機」は5部構成である。小此木の「わが国における家族診断と家族治療の問題点」を前振りにして，第1部は家族診断，第2部は家族治療，第3部は家族の精神医学的ソーシャルワークである。また加藤正明が，核家族への分化によって生じ，家族ライフサイクルが故にもたらされる家族危機，また家族因としての家族危機を概観した「家族危機とは何か」を前置きにして，第4部は家族危機，第5部は家族精神医学の新しい動向で締めくくった。

家族診断の方法について，動的合同家族画法（バーンズ Burns, R.C.）などの描画法，コンセンサス・ロールシャッハ法，TAT，文章完成法などの投影法などを示した。また心理士，ソーシャルワーカーによる当時の家族カウンセリング技法や家族相談，本邦における第一世代家族療法家による家族療法の概観を提供した。中久喜雅文は米国での救急家族療法の経験を紹介し，家族危機の章では，家族成員の病気や死，薬物乱用，自殺や自己破壊行動，犯罪と家族について各著者が論述した。最後に鈴木浩二は，堅実に発展していく家族研究・家族治療の方向性へ示唆を与えた。

意味論から語用論の時代へ推移した。発刊後20数年を経て，家族療法はある部分，相当に様変わりした。社会構成主義をはじめ新しい視座の提供や，ブリーフセラピー，解決志向モデル，ナラティヴセラピー，家族コンサルテーション，家族心理教育など新しい方法論への発展である。本講座はこうした発展の基礎を構成した。　　（志村実夫）

27 精神科治療の覚書

著者 中井久夫
発行 1982年　日本評論社

　あとがきに「雑誌『からだの科学』に1978年から81年まで連載したものに，私が80年まで在職した名古屋市立大学の若い友人たちの批判と協力を得て，加筆・修正を加えたものである」と述べられているように，本書は著者が名古屋市立大学在任中，40代半ばの数年間に著された。著者はこの後，神戸大学医学部精神神経科教授を経て，現在は甲南大学文学部人間科学科教授を務めている。多くの大学医学部の精神科教室が生物学的な研究を中心に行っているのに対して，著者の研究生活は，臨床それもほとんど統合失調症の臨床に捧げられてきた。

　本書は〈精神病院とダムの話〉から始まる21章からなっている（以下〈　〉内は章のタイトルを表す）。これは，精神病院というダムが"沈殿患者"という土砂によって埋められ次第にその機能を失っていく，という当時の精神病院への批判であった。連載開始は今から四半世紀前，欧米とは逆行しわが国では精神科病床数がなおも増え続けていた時代であった。著者は次のように批判する。「そもそも日本の現状をまねいたものは，精神科医の数が少なく，教育システムも乏しく，臨床中心でないままで，20年に5倍という急激な病床増を行ったところにあると思う〈気働き文化の力〉」と。そして，「現在の精神科医」は，「長年，精神科病棟に"沈殿"している患者にどのような新しい可能性を開くか」と「現に発生しつつある患者をかつての運命にできるだけ追い込まないようにすること〈精神病院開放化の視点変換〉」の二つの任務を持っている，という。

　そうした当時の精神医療の批判の上に著者の臨床は成り立っている。慢性化させないための"急性精神病状態"への関わりが本書の大半を占めるのもそのためである。患者本人への関わりが細やかに述べられているが，それに留まらず「重要なことは，本人と家族と治療者の三者の呼吸が合うかどうかである。この呼吸合わせのための労力はいくら払っても払い過ぎということはない。それが予後の最大決定因子であり，(中略) この"呼吸合わせ"が成功し持続するかどうかで治療の9割は決まるといって差し支えないだろう〈治療の滑り出しと治療的合意〉」と，家族への関わりの重要性に触れている。

　また，別の章〈治療を決めるもの〉では，病初期の混乱の時期に家族を責めることの愚を戒めている。「私個人の考えでは，家族病理を深く考えすぎることは，この時

点では差しひかえた方がよいことが多い」と指摘し,「どの家族も多少の病理は潜在させていて当然で,それがフル・ヴォリュームで発現する」時期が病初期であり,「家族を責めてよい結果の得られたためしはない」と断言している。「患者の苦しみと家族の苦しみはなまなかに通じあえない。(中略)この通じあえないことそれ自体の苦しみを汲むことは治療的と言えるが,通じあわないことを,いずれかの病理に帰して足れりとすることは治療的に不毛である」とした上で,「家族が,その一員の病気は不幸な事態であっても,恥ずべき事態でないことを納得した時,家族は社会に対して自尊心を回復する。それは終局的には患者の利益と合致する。うちひしがれた家族の中では患者は安住できない」と家族を援助することの重要性を強調している。

〈急性精神病状態の治療原則:家族への援助〉の章を,原文を引用しながら以下に要約する。発病の過程は『余裕の時期』『無理の時期』『焦慮の時期』の3期を通過する。『余裕・無理の時期』から折り返して発病に至らないこともあるが,患者・家族相互が無理を押しつけ合い,『焦りの渦巻きの関係』へ陥り,『焦慮の時期』を迎え発病に至る。どのような家族の中にも『相互支持性』の底に『相互破壊性』が潜んでいる。家族が余裕を失った『例外状態』では『相互破壊性』が誇張した形で現れる。『例外状態』が患者の急性精神病状態よりも遅れて始まり残りがちであることが,すでに自然回復過程に入った患者の回復を妨げる。「くるくる変る局面と,いつもかわらず立ちはだかる将来への不安と,周囲の眼を恐れる気持ちと。記憶の深井戸の奥へと『原因』をさぐって迷う視線と,『原因』の如何を越えて自らを責める悔恨と,他者への抑えられない憤懣と,自らへ向かいがちなやり場のない怒り」を家族は抱く。原因を探求するより,「まず家族に休息を保証し,家族自身の生活を取り戻させること」が必要である。自らを責める家族に対して,「そこを突くのは控え目にいって心ないわざである」。家族の「あまりあたっていない思いつき」に対しても「まず受けとめ,それから傷ついた父母性を励まし,(中略)治療者は,静穏と鎮静化からはじめる治療戦略を説明する。これだけでも家族はかなり落ち着きを取り戻せるし,この戦略の片棒をかつぐ気になってくれることが多い」。急性症状が消退する「時点までに家族がすでに治療者と治療戦略について合意し,自分たちだけを守ろうとする,自己弁護的な態度を柔らげてくれる必要がある。急性状態をぬけきる前に家族面接をくり返し持つのもそのためである。家族との関係は『相互破壊性』よりも『相互支持性』が優位になる可能性をもちはじめる」。「親も子もこの『相互支持性』を通して,父母性の中に子供を癒す力が備わっていることを自覚する」「自らの『子供を癒す力』を家族が自覚することは,本人,家族がともに寛解過程の出発点に立つことであり,それぞれが病的過程から抜け出るためにはこの上なく有益なのである」

本書は家族療法の書ではない。本書には,著者が主に統合失調症の臨床で積み上げてきた叡智が込められている。本書が選定されたのは,家族療法とか心理教育と言わずとも,家族に接する際の原点を私たちに示してくれているからであろう。(三輪健一)

28 臨床精神病理研究

著者 藤縄昭
発行 1982年　弘文堂

　藤縄昭（1928～）は，京都大学教授，国立精神保健研究所所長，甲南女子大学教授などを歴任し，精神病理学，精神療法などをはじめとして，精神医学のさまざまな領域で仕事をしてきた精神科医である。家族研究はその出発点であり，本書に収録されている「精神分裂病者の家庭に関する臨床的研究」で学位を取得したのをはじめ，『講座家族精神医学』⇒ *26* の編集，フォーリー Foley, V.の『家族療法』⇒ *32* やカー Kerr, M.E.とボーエン Bowen, M.の『家族評価：ボーエンによる家族探究の旅』⇒ *101* などの翻訳などにも関わった。

　本書は，著者の論文集として編まれたもので，家族研究は，「自我漏洩体験」や「病院内寛解」などに関する精神症状論や精神病の精神療法と並ぶ第三の柱となっている。家族研究の部で取り上げられている論文は，「精神分裂病者の家庭に関する臨床的研究」（初出：精神神経学雑誌，62 (9)；1375-1391, 1960）と「精神分裂病者の家族の臨床的類型化のこころみ」（同：精神医学，8 (4)；272-276, 1966）である。

　「精神分裂病者の家庭に関する臨床的研究」は，サリバン Sullivan, H.S.やフロム-ライヒマン Fromm-Reichmann, F.ら欧米の1950年代までの家族研究の概要を述べた緒言のあと，第1編「分裂病者の家族状況」と第2編「具体例の歴史的考察」から構成される。第1編では，1954年5月から同58年4月までの4年間に著者が京大病院精神科で担当した35例（男性20例，女性15例，年齢19～45歳）の患者の家庭状況について，1）親との離別，2）両親の不和，不安定な情緒的風土，3）家族の精神異常，性格偏倚，4）親子関係の問題，などの側面から検討されている。その結果，以下の1）～6）の所見と考察が得られた。1）20例（57.1％）は，13歳までに親と別れて暮らした経験がある。親が欠けたあとに残された家庭の情緒的風土にも問題がある。2）18例（51％）では，幼少時の家庭が両親の不和などにより不安定であった。3）近親者は遺伝的要素とともに，病者の生育にも破壊的心的影響を及ぼした。4）父母または祖父母が病者に過保護や拒否などの偏った感情的態度をとった例が24例（68.6％）に見られた。特に祖父母―孫の関係は日本に特殊である可能性がある。5）病者の家庭状況は，葛藤状況不在2例（5.7％），葛藤状況が極めて顕著5例（14.3％），残り28例（80％）は種々の段階の葛藤状況を呈していた。6）統合失調

症に特異的な葛藤は見出されていないが,慢性かつ持続的な情緒的緊張状態の存在は,病因的にも問題になるのではないか。

　第2編では,第1編で検討した症例のうち,比較的詳細に病者の主体的体験を知り得た11例について記載し,家族史的な考察が加えられている。病者が家庭内でとっていた生のあり方に着目し,調和のとれた家庭内で異物のように孤立,特定の人物だけに密着,家庭内の葛藤状況から超越し孤立,家庭内で地位を確保することに失敗,華々しい家庭内葛藤の主役,などに整理した。結論として,病者の素因的偏倚の存在,家庭は病者に影響を与えつつ,病者の存在が家庭に影響を与えていたこと,などが示唆された。

　「精神分裂病者の家族の臨床的類型化のこころみ」は,前著で対象とした35例のうち,さらに平均8年間経過を追うことができた13例について,その病者-家族-治療者の相互関係を検討し,Ⅰ型:画一型,Ⅱ型:分割型,Ⅲ型:散乱型の三類型を取り出した。画一型は,患者を含む家族成員が画一的,固定的な考え方と態度で一体化しているタイプ,散乱型は,家族成員が互いに対立的でありながら,極めて閉鎖的な統一を持っているタイプ,分割型は両者の中間的なタイプであるという。

　この論文は,第2回日本精神病理・精神療法学会(1965)のシンポジウム「精神分裂病の家族研究」における発表を加筆修正したものである。この年は,全家連が結成されるなど家族に大いに注目が集まった年であった。著者以外のシンポジストは,高臣武史,井村恒郎,三浦岱栄ら当時の家族研究の第一人者であった。いずれも統合失調症に特徴的な家族類型を見出そうとしていたが,他の三氏がさまざまな心理テストなどの検査を駆使するのに対し,著者はもっぱら臨床場面で得られた情報をもとにして家族を論じた。「京都では心理テストや家族を治療することは反発を招く」と彼は言う。そのためかウィン Wynne, L.C.と行おうとした共同研究も目を引く結果を残してはいないようである。当時の家族研究を,現在のEBMの視点から批評することは公平ではない。しかし,著者が家族病因論に対して慎重な態度をとり,また,家族に治療を施すことに禁欲的な姿勢を示したということは特筆しておくべきであろう。著者が事例に則して丁寧に明らかにした家族状況の記載は,統合失調症の解明と家族支援に関わる者にとって今日なお刺激的である。

（白石弘巳）

関連文献
　1) 特集:精神分裂病の家族研究. 精神医学, 8; 265-308, 1966.

29 Family Therapy In Schizophrenia
統合失調症の家族療法

■編者■ William R.McFarlane
■発行■ Guilford Press, New York, 1983.

　本書は題名の通り，「統合失調症の家族療法」についての包括的な論文集である。発行は1983年で，当学会設立時期に重なっている。当学会はシステム論的家族療法をベースにした家族療法を中心にスタートしており，当時は統合失調症を持つ「患者」と言えどもIPとして家族システムの枠組みの中で考えようというアプローチが紹介，報告されていた。しかし本書における「家族療法」の力点はすでに「心理教育的アプローチ」に移行している。1970年代の後半には「疾患」の存在を認めた上で教育的に家族に関わる方法の有効性が確認されてきており，本書は1970年代後半以降のそうしたアプローチの集大成と言ってよい。本書の著者に名を連ねている，アンダーソン Anderson, C.M.，ゴールドスタイン Goldstein, M.J.，レフ Leff, J.，ウィン Wynne, L.C.，ファルーン Falloon, I.R.H.，リバーマン Liberman, R.P.らは，その後現在に至るまで，精神障害のリハビリテーションと家族介入，家族研究，家族支援の第一人者である。

　本書は15編の論文を6部に分ける構成であるが，第1部には，編者のマクファーレン自身のウィタカー Whitaker, C.A.へのインタビューが収められている。「家族療法」が生まれる前から40年以上統合失調症の臨床で家族にアプローチしてきたマスターセラピストへのインタビューが巻頭に置かれているところ，また第4部には戦略的治療としてマダネス Madanes, C.が登場しており，編集者のマクファーレンの構想が伺える。ウィタカー，マダネスからリバーマンまでという，これほどに「統合失調症の家族療法」を包括している本は他にはない。1980年代初期という時代が生んだ希有な1冊である。

　本書のメインである心理教育的アプローチについては，第2部と第3部に詳細に述べられている。第2部では，ゴールドスタイン，アンダーソン，そしてファルーン（リバーマンと共著）が，主として単家族への心理教育について，それぞれの特長的な方法を述べている。ゴールドスタインは6週間のアフター・ケア・プログラム，アンダーソンは彼女の有名な「家族心理教育プログラム」，ファルーンとリバーマンは行動療法的家族指導（Behavioral Family Management：BFM）についてである。第3

部では「複合家族アプローチmultiple family」としてマクファーレン自身が,「心理教育的複合家族グループ psychoeducational multiple family group：PEMFG」の起源から方法まで詳述している．第4部は先に述べたように,マダネスによる統合失調症の戦略的家族療法,マクファーレンによるシステム論的家族療法を用いた治療的介入についてである．

　最終章でマクファーレンは統合失調症の家族療法（介入）のアルゴリズムを提出しようとしている．もちろん仮想的なものだが,初発の場合まずゴールドスタインの方法,それから行動療法的家族指導を行い,効果がない場合はシステム論的家族療法,効果があっても感情表出（expressed emotion：EE）が高い場合はアンダーソンの心理教育へつなげ,その後は複合家族グループで継続する,など本書に取り上げられた介入法すべてを使用できるようにしてある．戦略的技法が最初や途中に取り上げられており,現在の心理教育と解決志向アプローチの結びつきを彷彿とさせる．

　アンダーソンを家族療法学会が招いて「家族心理教育」のワークショップを行ったのは1988年であり,同じ年にマクファーレン,リバーマンも来日してワークショップを行った．筆者には本書が,日本の統合失調症の心理社会的治療とリハビリテーションの分水嶺となった1988年とほとんど重なって体験されている．時代を代表する1冊である．

　　　　　　　　　　　　　　　　　　　　　　　　　　　　　（後藤雅博）

関連文献

1) Anderson, C.M., Reiss, D.J., Hogarty, G.E.：Schizophrenia and the Family：A practitioner's guide to psychoeducation and management. The Guilford Press, New York, 1986（鈴木浩二,鈴木和子監訳：分裂病と家族（上・下）：心理教育とその実践の手引き．金剛出版,1988,1990）⇒ 53

2) Falloon, I.R.H., Laporta, M. et.al.：Managing Stress In Families：Cognitive and behavioural strategies for enhancing coping skills. Routledge, London, 1993（白石弘巳,関口隆一監訳：家族のストレスマネージメント：行動療法的家族療法の実際．金剛出版,2000）⇒ 97

3) Kuipers, L., Leff, J., Lam, D.：Family Work for Schizophrenia：A practical Guide. Gaskel, London, 1992（三野善央,井上新平訳：分裂病のファミリーワーク．星和書店,1995）

30 家族絵画療法

著者 石川 元
発行 1983年 海鳴社

　著者は，精神分析はもとより筆跡学，遺伝子学など幅広い知識を持った医師であり，家族療法家である。常に1カ所にとどまることなく，新しい学説や技法を貪欲なまでに探求し，消化され，新たな技法を発明している。本書は，そんな著者が，研究として精力的に絵画テストの手法を家族療法の面接の中に取り入れ「家族絵画療法」を実践し，その研究成果を事例を交えながら分かりやすくまとめたものである。

　本書は，B6版の大きさで，86ページという小さな本であり，「はじめに」と三つの章から構成されとても読みやすくなっている。

　「はじめに」では，著者が絵画療法に関わりを持ち，興味を持っていった経緯と，さまざまな出会いが語られている。また，絵画療法という名前に解説を加えている。

　第1章「家族描画法の歴史」では，テストとしての人物画，家族精神療法にまず触れている。その上で，1970年代日本ではいまだ注目されていなかった技法として，海外での「家族画」を使って現実の家族に変化を起こしていく技法を簡単に紹介している。

　第2章では，著者が実際に家族描画法を治療として適用した7症例それぞれについて「受診理由」「診断」「性格および知能」「家族構成」「受診までの経過」「受診後の経過」「まとめ」と項目立てられ，家族の状況，治療者の見立てとその根拠，介入方法，家族の動き，そして解釈が分かりやすく述べられている。症例の年齢は8歳から14歳で，著者のいた病院の思春期外来患者である。疾患内容は，登校拒否，家庭内暴力，転換性ヒステリー，心身症，問題行動，初診時にすでに家族内で何らかの問題が起きていると予想された症例である。

　症例1では，家族が同席の場面で描いてもらった家族画を家族自身が解釈する中で気持ちが語られ，家族関係が変化する。症例2では，母子別々に「家族」画を描いてもらい，それについてそれぞれに解釈を求め，家族に対しての思いが変化する。その上で母子同席でそれぞれの絵の共通点を語らせる中で，母親は患者の位置について理解を深め，関わりが変化する。症例3では，まず患者に自由画を描かせ，その後母親に患者が描いたものと同一テーマで描いてもらい，その後二人を同席させてお互いの絵について感想をもとめる。この過程で，母子間の相互理解が深まり，患者も今まで

しまい込んでいた気持ちを発散し，家族関係が変化する．症例4では，家族成員それぞれに別々に「家族」画を描いてもらい，テストとして解釈した上で，ありのままの家族の姿を知る目的で家族に「家族で何かしているところ」を共同製作するよう（合同動的家族画）指示している．この活動が家族成員同士の思いを変化させている．症例5では，合同家族画を作成している過程での家族のやり取りや作品から家族の二重構造を読み取り，その解釈を父親に伝えたことから家族の秘密が明るみに出て関係性が変わっている．症例6では，母親の過剰な言語による関わりを抑制し，子どもの状態を観察する能力を母親に持たせる目的で「いっさい話をせずに共同作業するように」と指示を出し，母子関係を改善している．症例7では，母子それぞれに家族というテーマで描かせ，お互いの作品を修正するよう指示し，母親を試す機会を与え，母親が自分の思いを受け入れてくれるという確証を得る，それまでの母親を独占したいという思いを軽減させることができている．

　いずれの事例も，絵画の作成過程や絵画を解釈することや，それを媒体にして出てきた内容をもとに，家族関係や認知に変化を起こしている．

　第3章は第2章で取り上げた症例から技法を四つに分類し，その上で各技法の選択指針をあげている．また，技法を事例に合わせ実用的に変更するために「対象人数」「治療者の関与の度合い」「言語・非言語」「スペクトルの把握の重要性」をあげている．

　本書は，家族療法と描画療法を融合させ，その技法や導入にあたっての要点を分かりやすく紹介している優れた書である．患者や家族自身が状況を再認識しやすい状況やきっかけを著者が与えているが，どのタイミングで誰を対象に，どのように何をしてもらうかを決める際には，システムとして家族を見る力と勘やセンスが必要である．本書から，技法ばかりでなく著者の視点を盗むことができよう．　　　（鈴木　恵）

関連文献
1）Landgarten, H. : Family Art Psychotherapy. Brunner/Mazel, New York, 1987.
2）Riley, S. : Family Art Therapy. Magnolia Street Publishers, Illinois, 1994.

31 家族救助信号

■著者■ 鈴木浩二
■発行■ 1983年　朝日出版社

　著者から頂いた『家族救助信号』の扉には、「楽しい感謝祭を記念して」と書かれている。著者は敬虔なクリスチャンであり、大きな愛で人を包み込む。同時に研究熱心で、家族研究から家族療法へと目が向き始めた日本で、1970年にサティア Satir, V. の『合同家族療法』⇒7 を翻訳した。1975年には、統合失調症の家族研究をリッツ Lidz, T. に、家族療法はカルガリーのトム Tomm, K. に学び、世界中の家族療法家と親交を深めた。1983年には"Am.J.of Family Therapy"編集委員、1987年"Family Process"の名誉顧問になるなど海外での活動も目覚ましい。これらの広い交友関係と深い学問の裏付けを背景に、本書は1983年、日本における家族療法の黎明期に出版された。

　本書は、家族療法について、日本人によって書かれた最初の本である。本の構成は序章と終章の間に4章をはさみ、全体は6章からなっている。

　序章ではまず、本の題名の一部である「救助信号」について、「救助信号を発する船舶または航空機は急迫した危機に遭遇しており、救助信号を受信した無線局は最優先で救助のために最善を尽くさなければならない」と述べ、家族に問題が発生した時の状況をメタファーを使って判りやすく説明している。

　次いで、17歳の少女の食思不振症を例にあげ、病状を悪化させるマイナスの二重拘束、治療的二重拘束、肯定的な意味づけ、家族に課題を出す方法などについて丁寧に説明している。

1. 家族はシステムである

　家族は構造的に父、母、子、ある場合には祖父母などの構成員からなるシステムであり、しかも静態的なシステムではなく動態的なものであるという。家族員に問題が起こると、システムもそれに対応して動き変化しながら均衡を保とうとする。症状はシステムを変えようとするサインであり、患者は症状を出すことで家族を救っていると述べている。

2.〈正常〉な家族〈異常〉な家族

　暖房された部屋のサーモスタットを例にして、今の状態を維持しようとするネガティブ・フィードバックと、サーモスタットの設定を変えるようなポジティブ・フィー

ドバックシステムについて説明している。ポジティブ・フィードバックは安定よりも変化を起こさせるもので、このようなダイナミズムを家族は持っている。そして、混乱や解体が大きくなり救助信号を発し続けなければならない状況が続くと、特定の個人が犠牲になるという。その上で、患者は犠牲になりながらも家族員を救っているという循環的（円環的）な見方を導入する、と同時に、肯定的な面にも焦点を当てている。続いて、正常な家族に関する諸説を紹介し、著者が言う括弧付きの正常、すなわち〈正常〉な家族とは「スタティックに構造を見ただけでは不十分で、生活周期のダイナミズムを通して理解されるべきである」という言葉でこの章を終えている。

3　家族の機能障害

ここでは健康な家族と病的な家族の違い、家族の機能水準と形態、それぞれの家族の特徴について説明している。そして、それらは連続的につながっていると同時に、ある時に病的であった家族でも健康度が改善されることはありうると述べている。そして、〈誰が患者に選ばれるか〉については多くの要因が考えられるが、家族システムに歪みが生じた場合には、家族の中のもっとも弱い部分が選ばれるであろうと推測している。

4．家族システムを変える

家族を変える方法の中で、家族システム論的な家族へのアプローチについて統合失調症の少女を例にして説明し、実際に面接で使われるさまざまな方法（儀式や逆説、役割演技、造形法など）についても、例を引きながら丁寧に説明している。その後、「ある求心型家族の症例」と題して破瓜病（統合失調症）と診断されたケースの面接の経過を記載して、読者が理解しやすいように配慮している。

終章では家族療法は多くのケースに有用であるが、万能ではないと適応の範囲を示している。これは自らをセカンドオーダーにおかないとできないことであり、著者の視野の広さを示していると言えよう。また同時に将来を見据えて、家族研究・家族療法は統合失調症の家族療法から始まったが、終章の副題に「家族療法からファミリーメディシンへ」とあるように、精神疾患だけでなく一般の高血圧や円形脱毛症などにも応用されるべきであると述べている。

『家族救助信号』を久しぶりに読み終えて、この本が20年前に書かれたとは思えないほど新鮮であった。また、文章の底を流れる人類愛ともいうような暖かい心に触れ、「家族療法は愛が根底にあってこそ生かされる」という言葉が聞こえたように感じた。

この本が再版されることを折に願っている。

（木下　敏子）

32 家族療法
初心者のために

- **著者** Vincent D.Foley
- **訳者** 藤縄昭，新宮一成，福山和女
- **発行** 1984年　創元社
- **原典** An Introduction to Family Therapy. Grune & Stratton, New York, 1974.

　原書の初版は，フォーリーの著作により1974年に出版された。これは，家族療法について専門的に著わされた最初の書物の一つとなった。行動科学の分野の中でも精神療法の領域の目覚しい変化に家族療法の理論発展が追いついていない実状について警告を発す意味で，家族療法についての博士課程の教材として編み出されたものと言っても過言ではないだろう。その後の急激な変化に対応する形で，1986年に第2版が著わされた。訳書も，時期を同じくして第2版が出版された。

　序文では，家族療法は治療家にとって退屈であるが，個人療法よりは効果があることも実証済みであり，無力感に陥ることも少ないと記されている。本書は，学生を家族療法に導入するために多くの教室で広く使われているが，初版で扱われていた治療法はさらに洗練され発展し，また，新しい治療法もいくつか出現し，家族療法の研究成果も積み上げられてきている。

　フォーリーは家族療法家であり，本書で取り上げられている家族療法の草創期の重要な思想家たちと親しく接する機会に恵まれた人である。その彼が第2版を著わしたのは時宜を得た業績であるとし，それをきっかけとして本書が「第二の生命を与えられ，家族療法という挑戦的で，生命力にあふれ，心躍らせる分野を学ぼうという意欲に燃える新しい学生たちに，必要な知識と勉学の指針を提供してくれるであろう」という文章で序文は結ばれている。

　本書は4部構成であり，各部の末尾に要約をつけている。第1部では「家族療法の基本概念」と題して，ダブル・バインド，偽相互性と偽敵対性，分裂と歪み，ごまかし（欺瞞），一般システム理論について解説している。これらの五つの概念は家族療法の分野でもっとも重要であり，またその後の研究にとっても有益であったものとされている。家族に関する研究成果は生産的であった。第一に，病名をつけられた患者と家族システムとの間のつながりは無視できないものであるとする臨床的な直感が検証された。第二に，その結果は統合失調症の患者と家族に限らず，他の家族システム

にも外挿的に適用できるものであった。重篤な家族において認められた過程は，いわゆる正常家族にも多かれ少なかれ当てはまるものであった。特に患者と言われる人々にとっては自分の家族システムから抜け出すことは大変難しいこと，コミュニケーションも不明瞭であること，通信は送られるのだが容易には解読できないものである。これらの研究が成果を上げることにより，治療家に家族システムを取り扱うための手がかりを提供した。

第2部では「家族療法の主な理論家たち」と題して，ネーサン・アッカーマンAckerman, N.W., コミュニケーション理論家たちとして3人，すなわちドン・ジャクソンJackson, D.D., ジェイ・ヘイリーHaley, J., ヴァージニア・サティアSatir, V.を取り上げ，そしてマレー・ボーエンBowen, M.について概説している。1950年代に発見された家族療法の根本概念が次の10年間にどのように発展するかについて検討しているが，論点を家族療法の三つの問題点，家族システムの本質，期待される治療の成果，過程における治療者の役割に絞っている。検討の結果，これらの問題点が互いに関連し合い，影響し合っていることが理解でき，このことから，主要な理論家の概念や理論の相違点と類似点を明らかにすることが試みられている。

第3部では，「各理論家の比較」と題して，家族療法における理論の役割と，使用されるモデルの類型を取り上げ，比較検討している。また，主要理論家の類似点と相違点を指摘し，これに批判的検討を加えている。ここでは次のことが強調されている。モデルは科学的接近法において欠くことのできない一部分である。治療する上で決定的に重要な問題は，家族過程の中で起こっている事柄を概念化するためのパラダイムやレンズとなんらかの関係を持っていることが明らかとなった。

第4部は「家族療法の現在とその未来」と題して，家族療法の現在として新しい方法論を取り上げ，未来として生態学的展望について，家族の構造，文化の役割，そしてシステムの本質の3点をとりあげ，これらは過去，現在でも研究課題として検討されてきたが，これらの項目は，家族療法の今後の課題としてさらに考慮されるべきものであると提示している。

訳者あとがきで，本書は家族研究・家族療法の主要な理論を明快に要約し，各理論家を比較検討し，そして現在の状況に至る過程について説得力を持って説明していること，また，原著を調べる際の便利さも考慮されており，十分な参考文献を掲載していることが特徴として挙げられ，入門的概説書となると記されている。

家族ホメオスタシス論とサイバネティクス認識論の間の論争は家族療法の中でも一つの現代的論点であり，未来の方向性は必ずしも定かではないとしている。しかしこの論争が，臨床家たちにとって，われわれは「理論なくしては家族の作動する法則について知識らしい知識を持たず，結局は家族をどうかえるべきかについて明確な考えを持たぬまま，本能と経験に頼って行動することになってしまうと主張するであろう」という結論を導き出している。

(福山和女)

33 家族と家族療法

■著者　Salvador Minuchin
■監訳　山根常男
■発行　1984年　誠信書房
■原典　Families and Family Therapy. Harvard University Press, Cambridge, 1974.

　サルバドール・ミニューチンは，米国の児童精神科医で，構造的家族療法の創始者である。彼は，家族療法家の役割や技法は，理論的準拠枠によって決定されると考えているため，その治療論はきわめて系統的で具体的である。その意味で，操作的機械的だという批判はあるが，彼が形作った家族療法の概念図式は現代家族療法技法に普遍的な基盤である。
　本書は，彼の理論・態度・技法の集大成である。特に，最初の三つの章で，構造的アプローチの原理，家族の発達・構造・適応という三つの基本概念が具体的かつ系統的に述べられている。後の章はさらに詳しい介入技法の概念的説明や症例による例示に当てられている。
　第1章「構造的家族療法」では，構造的家族療法のシステム論的観点と治療者の役割を明らかにしている。家族療法の中核的な考えは，第一に個人は社会システムのサブシステムであり個人システムと社会システムは相互作用を持つ，第二に家族構造の変化は個人の内的過程に変化をもたらす，第三に治療者は患者を取り巻く状況の一部となる，つまり治療者は家族に参加することによって家族と新しい治療システムを作る，以上の3点である。
　第2章「ある家族の形成」では，ワグナー家との面接を紹介しつつ，発達段階に応じて再構造化されながら発達するという家族の発達的側面を説明する。たとえば，夫婦の相互交流パターンの形成，機能的パターンと機能不全パターン，サブシステムとその目標の変化，境界の形成，3人システムの形成，核家族と拡大家族との境界形成などである。同時に，この面接記録によって，著者の介入方法つまり何を意図してどのように介入し何を理解したかが手にとるようにわかる。
　第3章「家族のモデル」では，構造と適応が説明される。まず第一に力のヒエラルキーが，システムを支える「どんなふうに，いつ，誰が誰と交流するか」という相互交流パターンを維持するとされる。第二に，境界とサブシステム，サブシステム間の提携の概念が示される。ここで，絡み合った境界と硬直した境界，明確な境界という

概念を明確化する。その上で、パワー・境界・サブシステム・提携（相互作用）は、家族評価・目標設定・介入のための重要なパラメーターであることが強調される。家族の適応について、家族は連続性を維持ししかも成長する（変化する）という過程において、新しい状況に適応するというストレスが必ず付きまとうということを述べ、四つの典型的なストレスを明確化する。最後に、以上の概念を道具として正常な家族を概念化する。

第4章ではワグナー家とは異なった文化で生活している家族を取り上げ、以上の概念が文化の違いを超えて適応できることを示している。

第5章「構造的アプローチに含まれる治療的意味」では、家族システムに参加しつつ機能的な相互交流パターンと機能不全パターンを観察し、家族の概念図を作る方法を示す。こうした手段をとる時陥りやすい失敗として、発達過程やサブシステムの無視、どれか一つのサブシステムへの肩入れなどが説明される。

第6章「治療における家族」では、家族療法家としての基本的態度および著者の姿勢つまり共感性・中立性・直接性や参加することなどが詳らかにされる。

第7章「治療システムの形成」では、著者の技法上の鍵概念である参加すること（ジョイニング）と適応することについて詳述する。さらにそれにまつわる技法として現状維持、追跡、模倣などを挙げる。

第8章「家族の再構造化」では、再構造化のための戦略として、家族の現実の相互関係パターンを明確に把握すること、境界を明確にすること、ストレスを増大させること、課題を割り当てること、症状を利用すること、ムードを操縦すること、支持したり教育したり指導することなどを説明する。

第9章「はい、しかし」法、第10章「はい、そして」法、第11章「初回の面接」、第12章「治療過程の考察」では、実際の家族面接過程を詳細に記述し、著者の技法を説明している。

著者は、問題の定義・情報収集・仮説設定・目標設定・介入という構造的アプローチを非常に明快な語り口で述べており、本書は今なお家族療法の基本的教科書と言えよう。

（狩野力八郎）

関連文献
1）遊佐安一郎：家族療法入門：システムズ・アプローチの理論と実際．星和書店，1984. ⇒ *34*

34 家族療法入門
システムズアプローチの理論と実際

著者 遊佐安一郎
発行 1984年　星和書店

　著者の遊佐安一郎は,日本の大学院に入学後すぐに米国留学したという経歴を持つ。教育学博士号取得後も現地に留まって,急性期入院患者の治療にあたる臨床心理士として,また社会復帰部門の臨床部長として臨床経験を重ね,1996年に帰国するまで,四半世紀にわたり米国の病院臨床に携わってきた。現在は長谷川病院のクリニカル・コーディネーター兼リハビリテーション部長として,治療実践と医療スタッフの教育研修,病院システム全体をオーガナイズする仕事に従事している。

　本書は,著者が30代後半に著した書で,紹介文を書くにあたってお尋ねしたところ,「家族療法に燃えていたところで,アッカーマン家族療法研究所の影響を受けて仕事上でも乗りに乗っていた」頃,「家族療法について書きたい」という著者の強い気持ちと,是非とも家族療法の領域の書き下ろしをと促す日米の見識者の支援(笠原嘉氏の推薦と励まし等あったことが後書きに記されている),出版社の後押しという条件が揃って1984年に出版が実現したというお話をうかがった。フルタイムの臨床業務の傍ら3カ月で書き上げたとの由。著者の内側に臨床素材が満ちていて,溢れ出てくる状態だったのではないか。米国に遅れること20余年,わが国の家族療法黎明期に米国の古典的名著が1冊2冊と翻訳されたのに混じって出版された,ほとんど唯一の和製テキストである。

　本文は,6章に分かれている。第1章には家族療法を紹介する意義と著作のねらいが説明されている。高度経済成長が引き起こした社会的・文化的変動について述べた文章は,バブル崩壊後の不透明さ・閉塞感が世の中を覆う時代にいて,家族の援助がさらに広範囲にまた組織的に求められるようになった経緯を知るわれわれの耳には妙に懐かしい。が,その一方で,順応性と改善性を特徴とする日本社会ならでは,米国が生んだ家族療法を日本流に改変してゆく必要性と期待について述べた文は,今なお真摯に耳を傾けるのがよいだろう。著者の論調は終始謙虚で,日本での適用可能性がいかほどのものか,批判的まなざしを持って読み進めるよう読者に呼びかけている。

　第2章は分かりやすくコンパクトにまとめられたシステム論紹介の章である。第3・4・5章では,米国のもっとも伝統あるアプローチとしてボーエンBowen, M.の

家族システム療法，ミニューチンMinuchin, S.の構造療法，MRIの家族相互影響アプローチの三つを取り上げ，各療法が誕生した背景と基本となる鍵概念，各療法によって少しずつ異なるセラピーのねらいとアセスメントのポイント，セラピーの実際，適応症，セラピスト養成訓練の方法等を，比較可能な形に綴っている。3種類のアプローチを理解することは，歴史，構造，機能という家族の3側面を理解することであり，システムを見る複眼的視点を手に入れることでもある。現代では異なるアプローチ間の相互交流・統合が進んで各アプローチの違いはあまり注目されなくなったが，初心者は流し読みするのでなく，ページを行きつ戻りつしながら，違いとそれゆえの相補性について理解を深めていただきたい。家族療法の立体模型を入手するために役立ってくれるだろう。そして最終の6章で，3種のアプローチの実践家が生まれた文脈を再度比較し，これらの比較に納まらないものとしてウィタカーWhitaker, C.A.とチームという概念について言及している。

　ところで本書は評者にとって，家族療法を修得する過程で，教える役についてからは分かりやすく教えるために例を借りるなど，何度も読み返しお世話になった一冊である。この度，久しぶりに精読したところ，次のような特徴に気がついた。①引用されるすべての事例に無理がないこと。ある時は個人が，またある時は病院，社会，国といったスプラシステムが例に引かれている。システムのレベルをぽんぽん飛び越えて論じる自在さにシステム論本来の面白さを感じる一方で，意外性よりは堅実性・誠実性が伝わってくると感じた。②日本への適用可能性を確かめつつ読み進むことを促していると先述したが，著者の仮説提示的姿勢のおかげで，自己検討・自己決定の余地が読者に開かれていること。③三つの療法の紹介が簡潔・明瞭でありながら，安易な単純化がなされていないこと。これら三つの特徴が整理されとらえられてきたら，評者が本書を繰り返し読んだ理由はもう一つあったのではないかと思えてきた。先頭をゆくシステム論者でありながらシステム論一辺倒の姿勢を示さずに，当時広く知られた精神病理論や薬物療法，一般のスタッフらと穏やかに調和して信頼と実績を積んできたのだろう。"本書を読むことで私は，そのような先達の姿を思い浮かべ，この領域で学び続ける活力を確認してきたのかも知れない"と，そんな考えが浮かんできた。

（中釜洋子）

35 家族療法
問題解決の戦略と実践

- **著者** Jay Haley
- **訳者** 佐藤悦子
- **発行** 1985年　川島書店
- **原典** Problem-Solving Therapy : New strategies for effective family therapy. Jossey-Bass, San Francisco, 1981.

　本書においてヘイリーはまず,「初回面接へのアドバイス」(1章),「指示の与え方」(2章)という臨床上の具体的トピックから出発する。次に彼の重要視するコミュニケーション論を詳しく展開する（3章「断片あるいは隠喩としてのコミュニケーション」,4章「コミュニケーション：連鎖と階層」）。さらに5章「治療におけるいくつかの段階」では,"問題段階から治癒段階まで一足とびに到達できない"ので,"問題段階から第二の問題段階を経て最終段階に至る"という仮説のもと,事例を使っての援助介入のプロセスが段階を追って提示される。最後はセラピスト自身にとっての重要関心事"養成と倫理"（7章「セラピスト養成上の諸問題」,8章「治療における倫理的な問題」）にふれることで,家族への援助が過不足なく展開されている。なお,三者関係重視の例として,6章に「三者関係としての夫婦療法」が挿入されているのは彼の面目躍如というところか。

　ヘイリーの強調点は"主訴の解消のためにはクライエントの行動をまず変えること"にある。行動が変化すれば気持ちも変わり,主訴も解消し,個人は成長すると見る。このような行動的アプローチを支えるのは,家族システム論,ベイトソンBateson, G.らのコミュニケーション論,さらに彼独自のパワーとコントロールの視点である。

　ヘイリーは戦略派のセラピストとして知られているが,彼の戦略的療法とはどのようなものであろうか。

　まず彼は以下のような前提から出発する。

「すべてのコミュニケーション行動は,相手との関係の性質を規定する営みである」

　ヘイリーによれば,人はいつも相手との関係をコントロール（規定）しようとして勢力争いに従事しているので,対人関係上の争いは常に"関係の規定を誰がするか"をめぐって展開されるという。特に,家族や夫婦のように,長期にわたって親密な関係を継続する者の間では,"誰が何をするのか"との問いは,自尊感情に,ひいては親密さに影響を与える。相手との関係を規定する試みがすべて失敗した時,人は"症

状"を最後の砦として持ち出してくる。ヘイリーによれば，すべての症状は関係の主導権を握るための戦略なのである。ただし本人は，"症状は自分でコントロールのできない病気から来る"と言い張ることで，そのことを否定する。

　たとえば，一人で家にいると不安発作を起こす妻が夫に早く帰るよう頼んだとしよう。発作（病気）のためだから仕方がないというわけだ。妻がこのように症状という比喩を使って，コミュニケーションを継続する結果，夫との間に一定のコミュニケーションの"連鎖"（sequence）が固定する。このような妻のコミュニケーション行動は，しかし，夫婦システム内では適応的なので，妻の側に「治りたい（変化したい）」との意志があったとしても連鎖を変えることは難しい。そこでこのように構造化したシステムにセラピストという第三者が介入することで，治療への第一歩が始まる。

　「症状」というクライエントの戦略に対抗するためにも，セラピストも戦略を持たなくてはならないとヘイリーは強調する。ここでのセラピストのタスクは以下の通りである。

　1．問題状況（主訴）を維持しているコミュニケーションの連鎖をはっきりさせる。
　2．具体的な行動のレベルで治療目標を立てる。
　3．"逆説的指示"で問題状況を誇張し，第二の問題状況を創出する。
　4．目標に従って立てられた戦略に則って家族に指示を与え続け，課題を遂行させながらセラピーを進める。

　セラピストとの関係で逆説的状況（相反する二重のメッセージ「変れ」「変わるな」に直面したクライエントが，変化しないことによって変化を要求されるという状況におかれること）に追いこまれたクライエントが，これまでとったことのない態度をとる結果，家族システム内に変化が起きるとヘイリーが言う時，彼はセラピストを変化の媒体としてはっきり位置づけていると言えるだろう。

　ヘイリーは本書を「人間のジレンマを解決」しようとしている臨床家とその教師たちのために書いたと言っているが，彼の叙述は家族と家族のコミュニケーションについての洞察に溢れているので，誰が読んでもそれぞれの興味と関心に応じて，得るものが大きいと思う。今や家族療法界において古典となったこの本は，多くの人によって繰り返し読まれて欲しい道先案内である。

(佐藤悦子)

36 分裂病者と家族

著者 高臣武史
発行 1985年　岩崎学術出版社

　高臣武史は，日本家族研究・家族療法学会の初代会長である。本著が出版された1980年代は，統合失調症の家族研究，家族療法とも手詰まりになっていた。したがって，本書はその総括と共に，新たに考えてゆく上で，大切な節目になる。本書は単なる内外の諸研究の紹介ではなく，著者自身の思考の遍歴である。統合失調症の問題が中心だが，より広い視野から，たとえば古くて新しい「正常と異常のちがい」という根本的な命題が取り上げられ，それが「正常な家族と異常な家族」という形で語られる。本書は関連した三つの部分からなる。ここでは紙数の都合で第Ⅰ部の「精神分裂病の家族研究」に主たる焦点をあて，第Ⅱ部と第Ⅲ部は大まかに紹介せざるを得ない。

　さて，統合失調症をどう考えるか？　この難問に対し，著者は従来考えられていた不可逆的な変化を産む「過程」ではなく一つの防衛機制で，一種の人格の「反応」であると定義する。当然著者の関心は病前性格を育む家族内人間関係へと向かったが，それは1950年頃から暖められていた。著者は生物学的な側面を否定しないが，そこには政治的な「排除」と「無価値化」の原理が働きやすく，客観的に律し切れぬ人間性こそが大切だと唱える。そこで現今流行しているDSMやICDなどの客観的診断法に人間疎外を感じ，究極には診断行為をやめ，患者と共に感じ合う関係を作りたいと願う。同様に統合失調症の家族に対しても，かつては有害であると考え，患者を家族から遠ざけるという失敗を経験したが，今は家族の気持ちを感じたいと願うようになったという。

　さて，本論に入り，著者は外国の有名な家族理論をいくつか紹介しているが，これらにあるシステム論的視点には異を唱えている。家族は個人の上位にある有機体のようなもので，その平衡維持に個人が寄与するというのが家族システム論だが，統合失調症の家族においては，単に各家族成員は自己不全感，自己不確実感が強いため家族にしがみついているだけだという。だから家族システムの変化が個人の変化を促すと考えるのは誤りで，臨床的にまず必要なのは個々の家族成員に対して安心感を抱かせることだという。高臣は，「分裂病者の家族は非常に大きなエネルギーを費やして家族の現状を壊さない努力をしているが，それは家族全体の平和と平衡を第一義的に考

えて各成員が努力しているのではなく，各成員がそれぞれ自己危機を避ける為にそのような努力をしている……」と述べている。高臣は自ら初代会長を務められた学会創立当初（その頃システム論一辺側であった），すでにかかる見方をされていたようで，その後の家族療法の歴史を予見しているかのようである。

次いで，西欧の理論を日本に直輸入する危険性を説き，言語を重視した合理的契約主義に立脚する欧米の文化と，腹芸を重視する日本の文化の対比が語られる。高臣を中心に精研グループが行った家族合意ロールシャッハで，統合失調症の家族では合意が得られず，それを「三すくみの状態」と表現した。これはボーエン Bowen, M.の「三角関係」と似ているが，この用語は分析でいうエディプスを連想させ，「三すくみ」という日本的な表現がぴったりすると言い，東西の文化的差異を見ている。ついでながらこの研究で，親の思考やコミュニケーションの歪みは同胞に色濃くみられ，その文化に染まらなかった患者が発病しているという知見は，日大井村グループの仕事と共通で，興味深い。このように，高臣は家族有機体説を放棄し家族成員個々の心情に共感することが大切で，そこではじめて家族合同面接は可能になるだろうと考えた。

さて，本著の骨格は第Ⅰ部で示されているが，ごくかいつまんで第Ⅱ部，第Ⅲ部について触れる。本著の第Ⅱ部は「精神分裂病の発病」で，さまざまな角度からより詳細なケース・レポートを交え，肉づけされている。たとえば姉は発病したのに妹はなぜ発病しなかったか，なぜ同胞中男性が発病し女性は発病しなかったのか，といった同胞間の差異が考察される。第Ⅲ部は「家族ライフサイクルと危機」。たとえば分裂病は青年期に発症しやすいが，それは思春期一般の精神過程とまったく異質な過程が始まったのではなく，青年期の破綻と関連を持つイベントとみている。同様な視点で結婚，出産といった人生のイベントにおける発症もとらえられている。第Ⅱ部と第Ⅲ部について，これ以上紹介できないのが残念だが，またの機会に譲りたい。

最後に1ヵ所，あきらかに高臣の思い違いと思われるところがみつかった。日大グループの音調テストにおいて，患者がもっとも家族中で共感能力が低かったと記されているが，実はもっとも高かったというのが重要な知見である。高臣氏の勘違いとしか思われない。

（牧原　浩）

37 International Family Therapy
A View from Kyoto, Japan
インターナショナル・ファミリー・セラピー：日本の京都から

■著者■ Cathy Colman
■所収■ Family Process, 25 (4) ; 651-664, 1986.

　著者が1984年からの２年間の滞日中に，家族療法の実践と教育訓練から得られた知見をまとめ報告したものが本論文である。"Family Process"誌に，日本の家族と家族療法についての論文が掲載されたのは本論が最初である。ミラノ派，構造派，体験派，多世代派などのさまざまな米国由来の家族療法の技法を，日本の家族に適用してみることを通して知り得た日本の家族と治療者たちの特徴を述べている。
　日米の基本的な家族の様態の違いは，まず家族の「和harmony」の考え方にある。日本では家族全体の「和」を尊重する傾向が強く，ある家族員の問題行動はこの「和」を損なうものとみなされやすい。こうした特性のせいで，IPの問題をその家族の機能と結びつけるという作業を米国の経験よりもスムーズに行えたのではないかとしている。逆に日本では，この「和」を維持しようとしすぎるために，面接場面での個人の不快感情の直接の表明はこれを乱すものとして避けられ，本音と建前が微妙に交錯するという。こうした建前の強い家族では，ミラノ派の開発した円環質問法（circular questioning）をすることで，個人の感情に焦点を当てずに家族関係を把握し，さらに儀式処方も儒教や仏教や神道などの儀式に親しんでいる日本の家族にはなじむようだと述べている。さらに家族造形法（family sculpture）は，真実はことばをもって語られると信じている西洋人よりも，人間関係の綾を巧妙に斟酌して真実を知ろうとする特性を持つ日本人には有効な技法ではないかとしている。
　さらに，京都の伝統的な三世代同居家族と二世代同居家族との経験について述べている。三世代の典型的な葛藤は，強い母（姑）とその息子（夫）に自信なげな嫁（妻）が入ってきた場合であるという。母（姑）は息子を理想化しすぎ，その結果，若い夫婦関係は分断されてしまう。夫の方も妻からのサポートを求めてはいるが，母親との葛藤を表面化するよりも，母の意に沿って，家長として「上に立つもの」という，形骸化した自分の位置を維持することの方が楽になる。このように全体の家族としては，エセの「和」と「いんぎんさ」とが頑なに維持されるという。子どもは母（嫁）が弱いと責め，おせっかいな祖母に怒り，そしらぬ顔の父親に腹を立てる。同時に子ども

はこうした脆い親世代を保護したいと願い,調停役になろうとして失敗したりすると,問題行動や症状を呈する。二世代家族では父親は会社人間,母親は教育ママになるのが典型であるという。母子密着が進み,両親の間での親密な情緒的な交流は乏しくなる。子どもは成績に一喜一憂する両親に失望し,しかもこの失望を両親が受け止めてくれないと感じて嘆く。それが不登校や家庭内暴力として表現される可能性があるとしている。治療的にはわが国においても,その表現の仕方は異なるものの,「世代間境界」は明らかに存在し,健常な家族機能を維持するためには,この世代間境界を築くことは日米を問わず重要であるとみなし,構造派の家族療法の有効性を説いている。

　終わりの方では,青年の自立と依存についての日米の違いについて触れている。一言で言うと,アメリカ人は,separateness（離れていること）を達成するために,connectedness（くっついていること）を犠牲にしているが,日本人では逆であるという。こうした文化的な差異が治療に反映されている例として,米国の治療者のように,青年を依存から自立へと単純に推し進めようとするのではなく,わが国の治療者が未熟な依存から成熟した依存へ推し進める傾向にあることを指摘している。同じく米国の治療者が病んだ家族関係を語る際の表現としてenmeshment（絡み合い）や不明瞭な世代間境界といった,個人への他者からの侵入を強調したがるのに対して,日本の治療者は,家族員が相互に真のいたわりと感情的な結びつきとが達成されていないことの方に注意が向く傾向にあるとしている。

　最後に家族療法の教育について,概して日本人がいままでの教育システムのせいで「理解すること」よりも「覚えること」に力点を置きがちで,そのことと大量の各種の家族療法が一度に入ってきたことによる混乱とは関連しているという。たとえば,その表れとして,治療者が個人,夫婦,家族といった異なるシステムに一貫性をもった姿勢で臨むことの困難の原因になっていると指摘している。　　　　（中村伸一）

関連文献　1）本論の比較的詳しい紹介は,「インターナショナル・ファミリー・セラピー：日本の京都から」（中村抄訳）として,家族療法研究,4 (2)；195-199, 1987.にある。

38 Brief Therapy
Focused solution development
ブリーフセラピー：解決の発展に焦点を

著者 Steve de Shazer, Insoo Kim Berg, Eve Lipchik, Elam Nunnaly, Alex Molner, Wallace Gingerich, Michele Weiner-Davis

所収 Family Process, 25 (2); 207-221, 1986.

　著者のスティーヴ・ディ・シェイザー，インスー・キム・バーグらは，米国ウィスコンシン州ミルウォーキー市のBrief Family Therapy Centerに，ソリューション・フォーカスト・アプローチ（以下SFA）を創始，発展させたグループである。
　「本論文ではBFTCで発展させたブリーフセラピーについて報告する。われわれは，ウィークランドWeakland, J.，フィッシュFisch, R.，ワツラウィックWatzlawick, P.，ボーディンBodin, A.M.らMRIグループの古典的論文『ブリーフセラピー：問題の解決に焦点を』⇒ 14 に相似させて表題を選定した。これら2論文の間には，概念上の関連性と発展過程での結びつきがあるとの，われわれの視点を強調するためである」と前書にある。
　また，「MRIや他のブリーフセラピーでは，『問題とそれがどのように維持されているか』『どうやって問題を解消／解決するか』に注目してきた。BFTCのアプローチでは，『解決（状態）』と，『どうやってそれを実現するか』に注目し，それを主に扱うのだ」として，問題志向から解決志向へと移行した，新たなブリーフセラピーであることを宣言している。
　面接の手続きも紹介しているが，これはその後エキスパート・システムを模したフローチャートに変遷してゆく。SFA面接プロトコールの，もっとも初期のバージョンだろう。
　1．面接構造やプロセスについての導入的説明
　2．問題／不満の記述
　3．問題／不満のルールに対する「例外」の探索
　4．治療ゴールの設定
　5．達成可能な解決の定義
　6．休憩：コンサルテーションブレイク
　7．チームからのメッセージの伝達

この手続きは後の時期のものとは，かなり異なっている。解説の部分を読むと，まだ問題の記述をかなり重視していることがわかる。それに面接や介入のキー概念が「(問題に対する)例外」になっている。クライアントの問題が問題ではなかった例外的状況を探索し，それを拡大発展させることで解決を目指すという，コンセプト／アプローチである。
　これはまだ，problem-solvingパラダイムの範囲内にとどまっていると見るべきだろう。「強さやリソースを利用した問題解決（strength / resource based problem-solving)」の発想だと言える。
　それが90年代に入ると，キー概念が「例外」から「解決」へと移行してくる。つまり，「問題と関連があろうとなかろうと」クライアントが望む生活状況，状態（これから起こる解決）と，彼らの生活ですでに存在している好ましい状況（すでにある解決）を面接／対話の中心にし，それらを道標と足がかりにして，（問題を経由せずに）ダイレクトに解決の実現に向けて進むという，「解決構築solution-constructing」の考えが前面に出てくるのだ。
　ディ・シェイザーらが，解決に焦点を合わせるアプローチを提唱し始めた頃の（解決構築の概念への推移を知るためにも重要な），SFAのマイルストーン的な論文である。
　補足：翌1987年にSolution-Focused Therapyという名称を初めて使った論文をJournal of Marital and Family Therapy, 13 (4) ; 349-358に発表している。実は日本でも，1987年に長谷川啓三が金子書房の家族心理学年報5巻に本論文を詳しく紹介しているのだが，残念ながら当時はあまり注目を集めなかったようだ。　　　　（白木孝二）

関連文献
1) de Shazer, S. : Clues : Investigating solutions in brief therapy. W.W.Norton, New York, 1988.
2) de Shazer, S. : Putting Difference to Work. W.W.Norton, New York, 1991（小森康永訳：ブリーフセラピーを読む．金剛出版，1994)

39 変化の技法
MRI短期集中療法

- **著者** Richard Fisch, John H.Weakland, Lynn Segal
- **監訳** 鈴木浩二，鈴木和子（監修）
- **発行** 1986年　金剛出版
- **原典** The Tactics of Change : Doing therapy briefly. Jossey-Bass, San Francisco, 1983.

　本書はカリフォルニア州のパロ・アルトにあるMRI（Mental Research Institute）で長年にわたる臨床経験の中から創出された短期集中療法（ブリーフセラピー）の技法を提示している。このMRIのアプローチは，ミルトン・エリクソンErickson, M.H.から大きな刺激を受けて，発展した治療モデルである。

　著者たちはMRIのブリーフセラピーセンターで共に臨床実践を積み上げてきた。リチャード・フィッシュは精神科医である。ジョン・ウィークランドは，化学・化学工学から，文化人類学・社会学へと転向した人で，統合失調症の「二重拘束説」で有名なグレゴリー・ベイトソンBateson, G.のコミュニケーションに関するプロジェクトのメンバーとして活躍し，1959年のMRI創設にも貢献している。リン・シーガルは，ソーシャルワークを専攻している。

　ここでは，本書の中から，MRIアプローチに特徴的と思われるポイントをいくつか取り上げ，紹介する。

　第1章は理論編であり，MRIのアプローチと「伝統的な家族療法」との差異が明確にされている。「伝統的な家族療法」は変化を促進するために治療者が家族システムのどこに焦点をあてるかについてはほとんど論じてこなかったが，短期集中療法は，問題解決のために家族全体の再構成をすることではなく，主訴に焦点をあて，提出された問題の解決に必要な最小限の変化の探求を目標にしている。もう一つ，重要な論点は，困難（difficulty）と問題（problem）の差異である。日常生活の中から生じる困難が問題へと発展するには，二つの条件がいる。1）困難が間違った扱い方をされ，2）その困難が解決されない時，同じ「解決策」が何度もなされる。すると，悪循環により，もともとの困難がエスカレートして問題へと発展するのである。

　第3章は治療段階の設定についてである。子どもが問題の時，その問題を家族全体の問題として治療を焦点づけ家族全員を面接に招くということはせず，面接には両親だけか，両親と心配な子どもだけがくることを勧めている。これは，第1章と関連す

るが，MRIでは，子どもの問題行動を家族システム内のより深い問題の必要かつ，主要な機能としてではなく，両親が子どもを支配し，助けようとしてきた解決努力の産物として見ているからである。

　第5章は，患者の立場（position）について論じている。人の行動は独自な信念とか価値観に基づいている。治療者は，この患者の「立場」を利用することで，患者の協力を得て，治療を成功へと導ける。この章では，患者がどんな言い回しで，どんな調子で自分の何を強調するのか，患者の言うことに治療者がよく耳を傾けることが重要であることを述べている。

　第6章においては，治療結果に対する評価が論じられ，行動の変化と問題認知の変化という二つの観点から，クライエント自身によってなされる報告を重視している。

　第7章は介入法であり，その一つは，問題を持続させているクライエントやそのまわりの人の行動を止めさせることである。もう一つは，そうした行動が適当だと考えられる場合には，問題に対するクライエントの見方を変えることである。

　第9章から11章までは，詳細な事例が提示されており，MRIアプローチの実際を学ぶことができる。第12章の「精神療法：そしてそれを越えるもの」は，MRIアプローチの広範な可能性について論じており，未来に向けられた章である。

　本書は相互作用論に立脚するブリーフセラピーの聖書とも言うべきものであり，何度も繰り返し読むことで，いかに変化を導くかについて常に新しい発見を読者に提供するものである。

　　　　　　　　　　　　　　　　　　　　　　　　　　　　（宮田敬一）

40

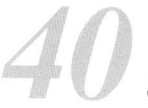

Social Work Treatment
Interlocking theoretical approaches (The Third Edition)
ソーシャルワーク援助：諸アプローチの理論的連鎖からの考察

■著者■ Francis J.Turner
■発行■ Simon & Schuster, New York, 1986.

　本書は，日本では第4版が訳書として出版されているが，ここでは，第3版の英書を取り上げて解説する。第3版から10年後に第4版が出されたことでもあり，第4版ではソーシャルワークとして家族援助を別にせず，それぞれの理論に編み込んだ形をとっている。しかし，歴史的に考えて，家族療法の概念がどのようにソーシャルワークに導入されてきたのか，そのプロセスを理解することが大切であると考える。ソーシャルワークの分野では，早くからfamily social workとして家族に焦点を当てていたが，本書では，ソーシャルワークに適用されている24のアプローチや介入方法が紹介されている。その中で，クライエント本人への援助や支援だけでなく，家族への援助や支援の方法について研究を重ねてきている。特に，家族療法（治療），家族理論を取り上げ，ソーシャルワークの中でどのように適用されているのかについて論じている内容を以下に紹介する。
　家族療法については，家族治療（family treatment）と題して取り上げている。ここで興味があるのは，ソーシャルワークの分野において家族治療・家族療法，家族概念がどのように活用されているかという点である。本書は家族療法の技術や方法を取り上げているが，実践への応用の仕方について述べているのではない。家族療法は，行動についての考え方であると同時に介入の一方法である。その意味から，家族療法の概念や家族の理解の仕方，家族ソーシャルワークを展開する上で，学習すべきキーポイントなどを示している。元来，ソーシャルワークは1950年代には児童の相談・指導の範疇から親子，特に母子関係に焦点を当てるようになった。しかし50年代の後半から60年代にかけて，家族を一つのシステムとして全体的に捉えるようになった。
　医学，精神医学，家族援助，地域保健現場において，家族システム理論や家族療法を適用した。家族療法の適用が，ケースワークのトレーニングや提供サービスの種類などに劇的な影響を与えたのである。家族アプローチは理論的にも実践的にも生態学的環境の中の大きなシステムから小さなシステムまでの，ありとあらゆるシステムと関連していることが明らかとなった。本書では，家族療法の理論，考え方，概念，技

術，方法などが，ソーシャルワークの分野にいつ，どのような形で導入されたのか，ソーシャルワークの歴史に添って説明している。

　家族療法の概念としては，家族のライフサイクル，ホメオスタシスと変化，家族境界線，スケープゴート，三角形，世代間連合などが紹介され詳しく述べられている。また，家族療法の概念がソーシャルワークの方法論それぞれの中にとりこまれ，適用されている。本書では，以下，それぞれの方法論やアプローチの概説の中で，家族概念や理論，歴史的発展について述べている。

　役割理論（第20章）：家族のアセスメントについては，ここで取り上げている。1950年代から1960年代を基準に考えると，最近ではそのレベルから逸脱した家族が増えている。ここでは家族をアセスメントすることの必要性として，個人と社会の相互作用に焦点を当てるソーシャルワークでは，もっとも基本となる社会は家族であるとしている。また，役割理論的な視点から，個人や家族の相互作用を考慮する場合，病理性に焦点を当てないところに特徴がある。新しい行動を学習するための役割モデルを提示し，役割行動の遂行を支持するサービスを提供し，障害を持つ人々にアドボケートするためには，法制度に働きかけることの必要性を説いている。このような活動を行うためにも，家族のアセスメントを適切に行う必要があるとしている。

　課題中心理論（第11章）：もともと課題中心理論は，家族を援助する方法として使われていた。家族や集団は課題を達成するための技術を活用している。人が抱える問題や家族の脈絡を理解するために，家族相互作用の研究や理論が開発されているが，これらには，家族療法のそれぞれの学派，たとえば行動療法的，構造的，戦略的，コミュニケーション的学派が貢献していると述べている。

　ソーシャルワークでは交流分析，システム理論，実存主義的ソーシャルワーク，コミュニケーション理論，問題解決モデル，フェミニズム，危機理論などの方法論を活用して援助を行うが，特に家族に対する援助を考える時，本人を含む家族に対してアプローチできる家族療法の概念は家族を理解する上で役に立つ理論である。たとえば，ジェイ・ヘイリーHaley, J.は家族療法のコミュニケーション学派であるが，実存主義のソーシャルワークに影響を与えている。特に，変化を生じさせるための戦略を練る上で，活用できる。神経言語学的プログラムモデルでは，ヴァージニア・サティアSatir, V.のコミュニケーション理論を活用している。サルバドール・ミニューチンMinuchin, S.は，家族の構造に焦点を当てているので，家族の援助や支援を行う上で，その家族の構造からの視点でコミュニケーション理論を活用できるとしている。

　本書は，家族療法を一つの援助方法論と捉えると同時に，個人だけでなく，家族にも焦点を当てて援助する方法論を開発する上でも，どの家族療法家や理論がどのソーシャルワーク方法論に影響を与えることになったかを理解する上で，とても貴重な資料を与えてくれる。家族療法の効果や限界を，援助のための方法論，アプローチ，介入理論の中で検討している点で興味深い。

（福山和女）

41 戦略的心理療法
ミルトン・エリクソンの心理療法のエッセンス

著者 Jay Haley
訳者 高石昇
発行 1986年　黎明書房
原典 Strategies of Psychotherapy. Grune & Stratton, New York, 1963.

　著者は，現在の家族療法の基礎を築いた著名な心理療法家の一人である。1950年代にベイトソンBateson, G.らのはじめた統合失調症のコミュニケーション研究（ダブルバインド理論）に参加し，その後エリクソンErickson, M.の逆説的・指示的療法の影響を受け，さらには構造派のミニューチンMinuchin, S.とも親交をもちながら，戦略的心理療法という独自の境地を開拓した。

　本書は，著者が円循環的コミュニケーションの分析に強い関心を寄せていた時のものである。つまり，心理療法が患者と治療者という二者関係に他ならないという事実に着目すると，心理療法の本質を知るには両者の交わすコミュニケーションや人間関係の定義づけの仕方を分析の対象としなければならないというのが著者の主張であり本書の出発点である。本書では主として，二者関係の定義づけの際に問題となるようなメッセージや策動（maneuver）について書かれている（三者関係については，『家族療法：問題解決の戦略と実践』⇒35で紹介されている）。

　一見まったく水と油のような催眠療法，指示的療法，精神分析（洞察療法）といった種々の心理療法も，対人関係という側面から眺めなおすとある共通点が見出せるという。その共通点というのが，本書の主題となるパラドックスにまつわるものである。治療者が暗示を与えておきながら，それによって生じた変化は患者が自発的に起こしたものであるとする催眠療法，どのような時に症状が起るのかを患者に観察させるなど慈愛に満ちた苦行を与えながら治療者が上位レベルで患者をコントロールする指示療法，患者の自由連想にじっと耳を傾け沈黙で応じたり患者のコントロール外にある無意識の力を説明に用いたりする精神分析（洞察療法）などに見られる技法は，患者が症状や問題行動などこれまで周囲の者に行ってきた策動を無効にしてしまうようなパラドックス状況を治療者が与えているのだと著者は主張する。これら心理療法の治療場面の分析が第2章から第4章にかけて具体例を示しながら分析されている。

　もちろん，人間関係をコントロールすること自体は必ずしも病的とは言えず，むし

ろこのように援助場面では治療的ですらある。ところが，一方が他方の行動に制限を与えようと策動しながらしかも自分がそうしているのではないと，（不随意的な行動や症状によって暗黙のうちに）否定し矛盾したメッセージが同時に発せられると病的となる。その典型は，統合失調症の患者や葛藤状態にある夫婦や葛藤のある家族にみられる。統合失調症については，第5章で，権威的および母親看護的という二つの対極的なアプローチが紹介されているが，いずれも治療者が患者をパラドックス状況に置いていることが治療の鍵となっている。葛藤のある夫婦の治療については，第6章で，ともに生活するためのルールに関する意見の不一致，そのルールを誰が決めるかについての不一致，たがいに反対のルールを押しつけようとする時の葛藤などが，矛盾した関係を求めるコミュニケーションとの関連で述べられている。夫婦の片方に生じる症状も，二人が矛盾した関係の定義づけを行った産物として，あるいはその関係を処理するために生じたものと見ることができ，そのような夫婦に治療者がパラドクシカルに介入することの効果や意義が述べられている。家族内の葛藤については，第7章で家族システムの視点がさらに明確に導入され，治療者が漠然としたことばで指示したり，事態のプラス面を強調したり，これまでの行動を奨励して抵抗を扱う方法などが紹介されている。

　パラドックスを与えているという点では，問題のある家族の行動も治療者の介入も似たようなところがある。しかし，家族は相手がそこから逃れようとすると相手を非難し心理的に抱え込んでしまうが，治療者は慈愛に満ちた報酬を与えつつ患者のシステム外に身をおきシステムへの介入者として作用するという点で相違する。最終章では，このような治療的パラドックスの因子が要領よくまとめられている。

　本書は，コミュニケーションや対人関係の分析を通して心理療法の本質を鋭く解き明かしただけでなく，心理療法で用いるさまざまな技法が，実は患者の問題や症状の形成・維持と密接な関係があることを示した画期的な著書である。最近の家族療法の原点がうかがえるだけでなく，仔細に読むと，今の家族問題の理解にも役立つ現代的意義もある書である。

〔岡本吉生〕

関連文献
1) Grove, D., Haley, J. : Popular Problems and Uncommon Solutions. W.W.Norton, New York, 1993（岡本吉生訳：治療としての会話．金剛出版，1999）
2) Watzlawick, P., Bavelas, P.B., Jackson, D.D. : Pragmatics of Human Communication : A study of interactional patterns, pathologies, and paradoxes. W.W.Norton, New York, 1967（山本和郎監訳：人間コミュニケーションの語用論：相互作用パターン，病理とパラドックスの研究．二瓶社，1998）⇒ *89*

42 システムと進化
家族療法の基礎理論

- **著者** Lynn Hoffman
- **訳者** 亀口憲治
- **発行** 1986年　朝日出版社
- **原典** Foundations of Family Therapy : A conceptual framework for systems change. Basic Books, New York, 1981.

　本書は1981年に出版された家族療法の名著である。この時期に，家族療法全般にわたる本格的な理論的考察と技法的体系化が一人の家族療法家によって達成されたことは，きわめて意義深いこととみなされている。事実，本書は米国家族療法学会賞を受賞している。

　ホフマンはまず，「新しい認識論，つまり，平衡維持的および進化的パラダイムの中心的な概念は，円環性（循環性）の発想である」という認識論的課題に取り組んでいる。彼女は，直線的概念について述べた後に，すぐ自身の知的冒険を回想している。この冒険のエッセンスは，心理的問題の創造と発生について徹底的に理解を深めることにあった。著者はそれを次のように語っている。「私は，逸脱や偏向といった人間の行動や心の問題も，それを矯正しようとする人びとが自身の観点にしがみつかなければ，存外に否定的なことばかりではないとする発想に興味をそそられた」

　ちなみに，各章の構成は以下のようになっている。

　　　序　　章：鏡の背面
　　　第 1 章：家族集団の初期研究
　　　第 2 章：社会的場の力学
　　　第 3 章：第2サイバネティックス
　　　第 4 章：家族構造の類型論
　　　第 5 章：家族パラダイムの概念
　　　第 6 章：病理的な三者関係
　　　第 7 章：三者関係のための適合則
　　　第 8 章：三者関係と葛藤の管理
　　　第 9 章：単純拘束と不連続的変化
　　　第10章：ヤブの中のもの
　　　第11章：症状的循環を断つ

第12章：家族療法と創始者
第13章：家族療法への歴史的接近法
第14章：生態的，構造的，および戦略的接近法
第15章：システミック・モデル
第16章：治療的拘束についての理論
第17章：切り込みに関する問題
終　章：新たなる認識論に向けて

　本書の第10章までの前半部分では，幅広い関連領域での成果を踏まえた「家族」について理論的な解明の作業が展開されている。これに対し，第11章以降の後半部では，家族療法の誕生と進歩発展の様相が，偉大な創始者，天才的家族療法家による治療のエピソードを織り交ぜながら，まさにドキュメンタリー・タッチで描き出されている。したがって，家族療法そのものについての理解を深めたいと欲する読者にとっては，先に第11章以降をお読みになることをお勧めする。しかし，訳者としては著者の家族研究と家族療法による治療的成果に対する壮大な視野と透徹した理論展開を十分に把握するためには，序章から順を追って，読みすすんでいただきたい。そうすれば，前半部分が，後半の家族療法の理解に不可欠な「新たなる認識論」を習得するための，格好の素材と思考訓練の機会を提供するからである。また，現代の家族が抱える数多くの難題や病理現象にこころをいためている人々にとっては，後半の各章で詳述される家族療法の実践展開の様相を通読することによって，問題解決のための確かな手がかりをいくつも見出すことができるだろう。

　私が本訳書を出版してすでに16年の年月が経過した。この間に，鈴木浩二博士のお骨折りにより，原著者ホフマンの日本でのセミナー開催も実現することができた。そのあたたかく控えめな人柄が多くの心理臨床家を魅了したようである。家族療法家に対する一般的な誤解もかなり解消されたのではないだろうか。欧米に比べれば決定的な遅れを認めざるを得ないものの，わが国の家族療法や家族カウンセリングも21世紀に入って以後は，次第に一般の関心を引きつけつつある。今後の急速な発展が望めそうな兆候が現れてきている。

（亀口憲治）

関連文献
1) Kameguchi, K., Murphy-Shigematsu, S. : Family psychology and family therapy in Japan. American Psychologist, 56 (1) ; 65-70, 2001.

43 The Therapeutic Voice of Olga Silverstein

オルガ・シルバースタインの治療的声

著者 Bradford Keeney
発行 Guilford Press, New York, 1986.

　オルガと同僚から呼ばれていたオルガ・シルバースタインSilverstein, O.とブラッドの愛称で呼ばれていたブラッドフォード・キーニーは，それぞれニューヨークにあるAckerman Institute for Family Therapyのシニアセラピストと研究部長（director of research）であった。Ackerman Instituteには著作や公開ワークショップなどで著名なスタッフが多かったが，オルガは著作はさほど多くなくバリバリの実践家であった。Ackerman Instituteの内部では，特に研修生の間ではもっとも優れたセラピストの一人としての定評があった。ブラッドはグレゴリー・ベイトソンBateson, G.の影響を受けたサイバネティク認識論の第一人者として定評が高く，当時の家族理論構築に大きな影響力を持っていた。彼らは1980年代初頭から中期にかけて，そのBrief Therapy Projectのメンバーとして，パップPapp, P.，シェインバーグSheinberg, M.，ホフマンHoffman, L.，シーガルSiegel, S.らのチームと共に家族療法の実践，研究，教育訓練にあたっていた。この書はその当時オルガが治療したケースのテープを起こしたものに，ブラッドが彼のサイバネティック認識論を用いて解説したものである。
　当時筆者もAckerman Instituteで研修を受けていた。1年目はExternshipといって，毎週午後から夜にかけて，Instituteに申し込んできた家族の治療を研修生がシニアスタッフの直接のスーパービジョンの元で行うというものであった。Externshipの次の年にオルガとブラッドがチームを組んで，毎週半日の特別セミナーが企画された。オルガはAckerman Instituteの研修生の間ではもっとも治療者としてパワーがあると，そしてブラッドはもっとも頭脳が明晰だという定評であったし，筆者の1年間のExternshipを通しての印象も同じで，Institute内でこの二人からもっとも多くを学べそうだと感じていたので，そのセミナーに登録した。このセミナーは毎週，オルガが実際に行う家族の治療を研修生がマジックミラーの後ろから観察し，セッション終了後，鏡の裏から表に全員移動して，そのセッションの振り返りをするという形態だった。その際にオルガとのディスカッションに加えて，ブラッドが彼の理論を用いてオルガのセラピーを解説するという形態をとっていた。

オルガは確かにすごいセラピストだった。複雑な問題を抱えて相談にやってきた家族や，統合失調症と思われるような症状を呈しているIPを抱える家族など，さまざまな家族に対して最初の1～2セッションから鮮やかな問題解決に向けた変化がみられた。ほとんどのケースで，10セッション以下で家族にとっても満足いくような，われわれ研修生から見るとほれぼれするような治療効果が見られた。それを鏡の裏から見て，いかに自分のレベルとはかけ離れているかを感じて，その場では感激して興奮し，帰りの車の中では自分の能力の限界を感じて不安になったり落ち込んだりしていた。オルガのどのような介入があのようにパワフルな変化をもたらすのかを理解したくてセッション後のディスカッションの時に，オルガの説明を必死になって聞いて，理解できないところは積極的に質問してみたが，オルガの説明も，私の質問への答えも私の理解に結びつかなかった。しかし，その後のブラッドの解説を何度か聞いているうちにオルガの動きが見えるような気がしてきた。セミナーの後期にはオルガがどのような動きをしているかが，ブラッドの認識論を通して見えるようになり，何度か，鏡の裏でオルガの次の動きを予測できることもあるところまで理解できるようになった。しかし，皮肉なことに私にとってオルガのセラピーを理解できるようになったのはオルガ自身の自分のセラピーの説明，解説ではなく，ブラッドの認識論に基づく解説のお陰だったと今でも思っている。

　この書は，そのセミナーの時にオルガが治療したケースのビデオ・テープを起こしたものを，ブラッドがセミナーの時と同じように解説したものである。ある家族へのセラピーを，初回から終結までのすべてのセッションのテープ起こしで，セラピストと家族のやりとりが記録されている。そのやりとりの要所要所でブラッドの解釈が織り込まれる。オルガの治療的介入とブラッドの解釈，そして家族の治療的変化が織りなす治療の進展を，読者が追体験できるように工夫されている。この本を通して，オルガの巧みでパワフルな治療を体験すること自体，有意義なことだと思う。それと同時に，ブラッドの"Aesthetics of Change"や"Mind in Therapy"に興味のある読者は，彼の認識論を集約された形で，実際の家族療法でのやり取りを通して具体的に触れることができると思う。

(遊佐安一郎)

関連文献
1) Keeney, B.: Aesthetics of Change. Guilford Press, New York, 1983.
2) Keeney, B., Ross, M.: Mind in Therapy: Constructing systemic family therapies. Basic Books, New York, 1985.

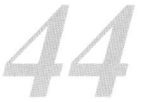

44 老年入院患者の家族

第1報：家族類型および合同面接の意義について
第2報：合同面接の方法（その1）
第3報：合同面接の方法（その2）
第4報：患者の入院過程で見られる家族の特徴

■著者■ 第1,2報：加藤一晃，三須秀亮，小濱卓司，川久保芳彦／第3報：加藤一晃，大多和二郎，三須秀亮，小濱卓司，川久保芳彦／第4報：加藤一晃，菅野優子，大多和二郎，三須秀亮，小濱卓司，川久保芳彦

■所収■ 第1報：家族療法研究，3 (1)；36-41，1986／第2報：同，4 (2)；162-169，1987／第3報：同，5 (2)；147-155，1988／第4報：同，7 (1)；14-21，1990．

著者らは，新所沢清和病院開設以来，高齢者の入院を決める際にその家族だけでなく同胞たちの来院を求めて合同面接を行った。その1,500例におよぶ事例をもとに，四つの論文が執筆され家族療法研究誌に掲載された。

第1報では家族の類型および合同面接の意義について語られる。家族合同面接の結果から親の入院の可否について，入院を希望する家族の意見が一致するのは全体の60％であったというが，一致しない例も含めて以下の3型が示されている。合同面接中に同胞間で入院に合意する「一致型」，合意しないと入院できないと考え，表面的に一致したと述べる「戦術的一致型」，意見が一致しない「不一致型」である。特に「戦術的一致型」では治療中期から後期において種々の問題が出現する。本来の不一致にもとづく同胞間の複雑な感情が医療スタッフに投影され，攻撃的感情として表現されるのである。この「戦術的一致型」は，1) 財産をめぐる確執型，2) 共生関係型，3) ゲリラ型，4) 対立型，5) 離散型の五つの類型に分けられ，これらの類型を理解することで家族の把握が容易になるという。

合同面接は第1面接と第2面接に分けられ，第1面接はMSW（医療ソーシャルワーカー）が担当し，第2面接はそのデータをもとに医師が施行（MSWも同席）する。

面接方法は第2報と第3報に述べられている。第1面接では病歴や家族歴など本人をとりまく状況を詳しく聞きとるとともに，本人の病状について家族の理解と専門的見地（医療スタッフ側）との差を把握し，さらには入院治療に対する家族の期待と現実における治療の限界とのギャップの把握を行う。その後，来院した家族の病院見学が行われ，「この病院でよいか否か」の同意を得る。次の第2面接では目的によって

二つの面接方法がとられる。第一は「同胞の来院を促すための合同面接」である。さらに分けると，本人の入院に際して同胞全員から信任投票を得る信任投票方式と，高齢者本人が病院を選ぶ際の自己決定能力の欠如を考慮し，小児科受診の時に母親がするように同胞全員に病院を見て選んでもらう小児科方式がある。もう一つの面接方法は「コンセンサスを得るための合同面接」である。この合同面接は同胞の来院ができたにもかかわらず，本人の入院について同胞間のコンセンサスが得られない場合に行う。

さらに合同面接の技法として三つが述べられる。特にそのうちでもっともよく用いられる「減圧法」とは，入院に際し高齢者の扶養家族と医療スタッフが会う場合，家族からの圧力（風圧）を減圧する技法である。家族が示すメッセージの主題をまず医師が否定し，その主題に適応しなかった実例を述べると同時に，MSWが同意することで否定を強化するというパターンの繰り返しによって家族の風圧を減じる方法は「消極的減圧法」という。

第4報では，本人の入院過程で見られる家族の特徴について述べられている。著者らの事例の中でのトラブル時の家族の関係では同胞間，姉妹間，同胞と扶養者の妻（嫁），扶養者や同胞の妻同士（嫁同士）の4パターンが認められた。

次に家族の特徴と危機について述べられている。家族の一人が老年痴呆になると，本人が通常の生活をすることができなくなると同時に，本人を介護する家族にも負担が及び，家族成員が家族崩壊への危機感を持つようになる。これを著者らは第一の危機と名づけている。この時期の扶養家族は本人が入院することで問題を解決しようとして病院を訪れることが指摘されている。その後，本人の入院をめぐって同胞間の意見の不一致が表面化してくることに由来する危機を著者らは第二の危機と呼び，合同面接の際に著明になるという。同胞に見られる二面性とは本人の入院に際して「かわいそう」と思う気持ちが働く反面，いざ本人が退院するとその面倒を見ないで元の扶養者に押し付けることなどに代表され，家族間のトラブルの原因として指摘されている。

本論が選択された理由は，家族療法界で高齢者をとりまく家族についての研究が少ない時期に，長年の臨床経験に基づいたデータから，家族の特徴や介護の問題点にまでおよぶ研究が成し遂げられている点である。現在の制度は論文発表当時とは異なっているが，療養を要する高齢者の入院治療に際して家族への配慮を行い，主介護者とその家族のみならず同胞も含めた家族合同面接を行った「家族へのまなざし」が今も高く評価される。

（松本一生）

45 家族療法の理論と実際 1

編者 大原健士郎，石川元
発行 1986年　星和書店

　ようやく日本に家族療法学会が設立され，日本において本格的な家族療法の普及が始まった1980年代初頭，すでに先進的な家族療法の臨床を熱心に行うグループが日本の各地に散在していたのであったが，その一つが，浜松医科大学精神科を拠点とし，石川元が率いる"浜松グループ"であった（現在，石川は香川医科大学に在籍）。その石川と，主任教授であった大原が中心となり，1985年9月，当時，家族療法や家族療法といった名称ではなくとも，家族を対象とする臨床に取り組んでいた多様な臨床家を演者として浜松の地に招き，家族療法・家族臨床についての全国規模の研究会を開催した。それが「第1回浜名湖シンポジウム」であり，そこでの講演を中心に編集されたものがこの書である。

　当時，欧米での家族療法の主流は，システム論的家族療法（システムズ・アプローチ）と呼ばれるものであり，それはいくつかの流派に分かれていた。そのいずれも，一般システム理論や構造主義やサイバネティクスといった，革新的な理論に基づくものであり，それを理解することはかなり骨の折れるものであった。その治療技法も，従来の個人に対するような心理療法とはかなり異なるもので，たとえば，治療には数人からなるチームでかかわり，その場でかなり直接的な行動の指示がなされたり，家族が奇妙に感じるようなコメントがなされたり，家族が戸惑うようなことも少なくはない。また，個人を扱う一対一の面接とは異なり，数人の家族メンバーからなる集団を相手にするといった慣れない状況に治療者は置かれ，面接自体を行う技術の習得もかなり困難なものであった。さらに，当時，日本では，ほとんどが欧米由来である家族療法の知識や技法を学ぶ機会といったものは限られており，ましてや，家族療法の臨床に熟達した臨床家の治療を身近に見聞きする機会はほとんどないといったのが，現状であった。

　その中で，数年来，一歩一歩システム論的家族療法についての知識を蓄積し，試行錯誤を通して臨床の経験を重ねていった臨床家がおり，他方，日常の心理療法や精神科臨床の中で家族への治療的なかかわりをもっていた臨床家もいて，それらの人たちがこのシンポジウムの演者として選ばれ，これまでの成果や知見を語る機会を与えられた。他方，家族療法に関心があり，これから本格的に家族療法の臨床を始めたいと

考えている臨床家にとり，このシンポジウムは，家族療法を学ぶ機会が限られていた当時の日本の状況の中では絶好の機会となり得たのではないか。そうした意味で，必ずしも日本の中心ではないが，浜松の地で行われたこのシンポジウムは，講演する者にとっても，それを聴く者にとっても，自らの臨床の発展にとっての一里塚となり得たと考える。

　本書は，理論編，実際編，講座の三つのパートからなる。

　「理論編」では，まず，石川元によるシステム論的家族療法についての総説的な話に始まり，引き続き，エリクソン派，戦略派（主にヘイリー），構造派，ミラノ派，MRI派（戦略的短期療法）などの，システム論的家族療法各派の理論と実践が紹介され，それに，精神分析的並行母子面接や行動療法における家族へのかかわりについての話が加わる。次に，「実際編」には，登校拒否，家庭内暴力，セックス・セラピーの事例，学生相談室における事例，病院でのソーシャルワークの事例，入院患者の事例など，具体的な事例が展開されている。最後に，「講座」では，精神病患者や家族に対するややユニークな臨床を行っていた小坂英世の話をその友人である浜田晋が語り，それに，家族画を通した家族臨床として家族絵画療法の事例が提示される。この他に，付録として，家族療法用語の"ミニ"辞典がついている。石川のサービス精神の現われなのか。

　やや皮肉なことだが，このシンポジウムが行われたこの頃，欧米においては，システム論的家族療法に批判的な観点を持つ，新しい家族療法の流れがまさに始まった時期でもあった。それはポスト・モダン的な観点（構成主義）に立つ家族療法である。現在ではそれが主流となり，システム論的家族療法はすでに過去のものになってしまった観さえある。だが，評者の個人的な見解ではあるが，ポスト・モダン的な家族療法は治療の対象である家族やその問題そのものについては何ら語ってはいない。つまり，それからは対象をどのように見るかについてはほとんど学べない。他方，システム論的家族療法は，家族自身や家族成員の抱える問題をどのように見るのか，どのように理解することができるのかについて，さまざまな学派により異なる視点から学ぶことはできる。個人的な経験というものは限界があり，それのみで臨床を行うのは困難が伴うように思える。だから，システム論的家族療法のものの見方を学ぶことを通して，ものごとをさまざまな異なった観点で理解することができ，そうした知識が実際の臨床の場では役立つように思える。この意味で，システム論的家族療法の考えを学び，理解することが，これから家族臨床に携わろうと考えている人たちに，とりわけ必要なものとなるのではないかと考える。

（志村宗生）

46 精神分裂病の病理
家族研究を通して

■著者 Steven R.Hirsch, Julian P.Leff
■監訳 高橋良，中根允文
■発行 1987年　創造出版
■原典 Abnormalities in Parents of Schizophrenics. Oxford University Press, Oxford, UK, 1975.

　原題は「精神分裂病者の親における異常性」というものであるが，当時の日本の状況を考慮して，『精神分裂病の病理：家族研究を通して』という邦題がつけられている．

　本書は，統合失調症の家族研究に関するレビューであるが，1930年代以降盛んに行われていたさまざまな研究に関して，その方法論を綿密に検討し，当時世界の主流となっていた家族病因論を堂々と否定した最初の成書である．

　著者らは，フロム-ライヒマン Fromm-Reichmann, F.（1948）の「分裂病をつくる母親 schizophrenogenic mother」，ベイトソン Bateson, G.（1956）の「二重拘束仮説 double bind theory」，リッツ夫妻 Lidz, T.& Lidz, R.W.（1957）の「夫婦の分裂 marital schism」「夫婦の歪み marital skew」，ウィン Wynne, L.C.（1958）の「偽相互性 pseudo-mutuality」など，当時多くの臨床家に受け入れられ，家族療法の現場において治療理論としても汎用されていた概念について，方法論的観点から再評価を行っている．このような概念を導き出した当時の研究の多くは，対照群を用いていないこと，回顧的方法のため，研究者や情報提供者が患者の状態像を知っているためにもたらされる偏倚が回避されていないこと，診断基準や行動評価基準の妥当性や信頼性に疑問が残ることなど，研究方法としての大きな欠点があることを指摘すると同時に，その後の追試における否定的結果も紹介している．そして，環境の影響と遺伝的影響の区別が困難であること，親の問題行動は統合失調症発症の原因ではなく，むしろ子どもの障害された行動によってもたらされる結果である可能性も高いことなどを明確にし，統合失調症における家族病因論に対する否定的な見解を明らかにしている．

　さらには，過去の研究における信頼し得るデータから，統合失調症発症の危険性の伝達における親の役割として，①徹底した遺伝的モデル，②子から親へのモデル，③早期環境因モデル，④近時環境因モデル（後にEE研究へと発展する仮説），の4種のモデルを仮説として提案した．

さて，本書が発行されたのは1987年であり，15年が経過しているが，今なお価値ある1冊と言える。内容は，詳細な研究方法論が中心であるため，やや難解であり，また批判的レビューであるため読み通すのには多少のエネルギーを要す。しかしながら，家族研究などの心理社会的技法による研究のあり方について多くの示唆を与えてくれると同時に，回顧的手法や妥当性や信頼性を欠いた研究がもたらす弊害，そして，その時代において圧倒的な信頼を得ている著名な概念や仮説についても，批判的視点を持ちながら再検討する姿勢が重要であることを再認識させてくれる。また，統合失調症の家族研究が，1970年代後半以降，それまでの家族病因論を否定し，患者の再発予防や家族の支援に力を入れた心理教育に代表される新しい家族療法が誕生していく経過を解説する歴史書としての価値も高い。

　ところで，本書は，原著が発表されて10年以上も経過した時期に発行された上に，それまで信奉されていた家族病因論を真っ向から否定するセンセーショナルな内容であるにもかかわらず，わが国においてはこれまで必ずしも多くの人々に読まれてきたわけではない。このことは，わが国においては，欧米と比して家族病因論が根強く信奉されていたことの現れであり，統合失調症の患者やその家族に対し，決して適切とは言えない家族療法がつい最近まで横行していた可能性も示唆している。精神科医療に携わる者として，深く反省しなければならないだろう。

　家族研究や家族療法に携わる者にとっての必読書の一つであり，家族研究や家族療法に携わりながらも本書をまだ手にしたことのない方がおられれば，ぜひ，自戒の意味を込めて読破していただきたいものである。

（大塚俊弘）

Family Therapy with Borderline and Narcissistic Patients

ボーダーラインおよびナルシスティックな患者への家族療法

著者 Steven A. Jones
所収 Bulletin of the Menninger Clinic, 51 (3) ; 285-295, 1987.

　著者スティーブン・ジョーンズは，米国メニンガークリニックの夫婦・家族療法プログラムの部長を務め，1997年に定年退職した。わが国でも，松田クリニック・健育研究所において1983年から1997年まで全25回開催された家族療法ワークショップにおいて，アーサー・マンデルバウム Mandelbaum, A.の後を引き継ぎ，第6回から継続して講師を務め，多くの臨床家を育てた。

　本論文は，ボーダーラインやナルシスティックという，困難な患者をかかえた家族に対する家族療法について，豊富な臨床経験を持つ著者の基本姿勢が集約して語られている。主な内容について以下に紹介する。

　まず，歴史的概略を述べ，マンデルバウムの指摘する機能不全の家族への指標を引用している。1）夫婦関係に問題があり，有効な親機能が妨げられている，2）子育ての方針についての両親間の不一致，3）配偶者が原家族と絡み合った関係にある，4）死別，離別，アルコリズムによって与えられた幼児期の外傷体験の影響が大きい，5）夫婦役割と両親役割との間の境界が不鮮明，6）世代間境界の不鮮明，7）対人関係に関する多世代にわたる問題。そして，著者独自の考えを2点付け加えている。1）過度の否認によってしばしば特徴づけられる葛藤に対する耐性の低さ，2）表面上あくまでも「幸福」にみせることの基底に強い宗教心あるいは道徳的雰囲気がある。そして，以下の項目を立て論じている。

　［発展の歴史］シールズ Searles, H.P.，ベイトソン Bateson, G.，ジャクソン Jackson, D.D.，ウィークランド Weakland, J.H.，ヘイリー Haley, J.，ミニューチン Minuchin, S.，ウィン Wynne, L.C.，パラツォーリ Selvini-Palazzoli, M.の各グループの考えを述べる。

　［アセスメントと診断について］システムの障害が重い家族に対し，マンデルバウムの家族理解を引用しつつ，アセスメントへの留意点をあげている。1）家族の変化へのジレンマを診るため，メタファーを探り，三世代のジェノグラム聴取は必須である，2）家族にジョイニングし，抵抗への理解を深める，3）機能不全の三角関係を深く観察することで患者の自己犠牲と家族への忠誠心が理解できる，4）患者の言動

の肯定的意図を理解し，変化への選択肢を浮上させる，5）家族のフィードバックを注意深く観察し，介入後の家族の言葉と行動の一致が進めば，治療の進展と肯定的な変化の証拠とする，6）家族の変化へのジレンマが減少したところで，患者の自己犠牲と家族への忠誠心を家族に感じさせる方向へと導く．

　［治療について］難しい家族の治療では，その家族システムが，セラピストに混乱や衝撃を与える．治療の進行が阻害された時に，セラピストの陥る状況をあげ，さらに項目別にセラピストの姿勢を説いている（以下，太字部分が項目名）．

　セラピストは，本来の責任を家族に引き受けさせるため，評価的でなく**中立性を維持**し，しばしば家族の考えより高い治療目標を掲げてしまうことにも注意し，家族のモチベーションを尊重しなければならない．個人一人をシステムから救い出だそうとせず，**救世主にならないでいる**ことが，家族の持つ資質を開拓し機能させる．また，セラピストには，家族員の誰かや家族全体に対して，容易に生じる**自分自身の否定的な反応をコントロール**し，前向きな姿勢で家族と信頼関係を結ぶことに，より注意深くならなければならない．システムをよく理解することで共感的な観点を得ることができる．そして，この種の家族システムには，指示的直面的な方法は，むしろ家族の硬直性と抵抗を増すことになるので，時期やタイミングを注意深く判断し，**機転を利かせた介入**が必要である．もっとも大切なこととしては，**システムズアプローチにしたがって治療を行うべき**である．

　［コンサルテーションとライブスーパービジョン］最後にコンサルテーションとライブスーパービジョンの必要性，そして，治療者とスーパーバイザーとの間で明確な契約関係を結ぶべきであると述べている．

　以上，簡潔に書かれた内容をさらに要約したため，一見あたりまえの治療論に見えるかもしれない．しかし，著者の暖かく重厚な臨床姿勢をもってこそ汲み取られた家族の変容と対応法が，読み返すごとに深く心に染みわたる．是非原文で味わっていただきたい論文である．

　最後に，マンデルバウムについても一言紹介すると，同じくメニンガークリニック夫婦家族療法部門の部長を務め，1982年に日本精神分析学会に招待され初来日．2001年にこの世を去る．両氏共に，多くの論文を残しているわけではないが，その臨床活動は堅実であり，わが国においても継続的で熱心な教育者であった．

（車戸明子）

関連文献

1) Mandelbaum, A. : The family treatment of the borderline patient. In P.Hartocollis (ed.) Borderline Personality Disorders : The concept, the syndrome, the patient, pp.423-438, International Universities Press, New York, 1977.

2) Mandelbaum, A. : Family characteristics of patients with borderline and narcissistic disorders. Bulletin of the Menninger Clinic, 44 ; 210-211, 1980.

48 思春期やせ症の家族
心身症の家族療法

- **著者** Salvador Minuchin, Bernice L.Rosman, Lester Baker
- **監訳** 福田俊一
- **発行** 1987年　星和書店
- **原典** Psychosomatic Families : Anorexia nervosa in context. Harvard University Press, Cambridge, MA, 1978.

　著者のサルバドール・ミニューチンは，アルゼンチンのユダヤ系家族に生まれ，1960年にアメリカに渡り，構造的家族療法を創始した。本書は，ミニューチンがフィラデルフィア・チャイルド・ガイダンス・クリニック在職中に精神科医のロスマンと小児科医のベイカーとともに，心身症の家族モデルを統合的にまとめ，神経性食思不振症家族の治療モデルをさまざまな実証的な検証を含めて示したものである。
　第1章「神経性食思不振症の展望」では，カプラン家（8章）の家族面接を提示し，神経性食思不振症のシステムモデルは，家族員たちの行動が病気の子どもを縛り，他の家族員たちを縛り，そして食思不振症候群を維持していると提示して，同時に治療的アプローチとして直線論的枠組みと比較してシステムモデルの有用性を説明している。第2章「心身症の家族」では，心身症的糖尿病患者を持つ家族と，食思不振症や心身症的喘息患者を持つ家族との共通点を実証して，心身症家族の臨床モデルを作り上げ，四つの特徴として，絡み合い関係，過保護，硬直性，葛藤が解決されないことを挙げ，こうした家族の交流パターンの重なりが，機能不全的な交流パターンの身体化を促進する家族プロセスを特徴づけるとしている。
　第3章「食思不振症家族」と4章「治療のための青写真」では，正常に機能している家族の行動を構成する交流の枠組みを検討し，家族の機能，サブシステム，境界，家族内の変化から食思不振症システムを説明している。この技法では，セラピストも食思不振症家族の一員となって，システムの変容が起こる。食思不振症家族が持つ幼児期の母子関係パターンは，"今，ここでhere and now"で変化し，過去の意味や影響力も変え，また，新しい対象物を拾い上げることから，治療が困難な食思不振症の治療に有効であると説明している。
　第5章「変化のための戦略」では，食思不振症家族に対しての治療戦略として五つの要因（絡み合った関係，過保護，葛藤回避，硬直，葛藤を迂回させるために症状を持った子どもを巻き込む）それぞれに治療戦略を提示し，食思不振症患者の治療は，

そのプロセスにおいて，家族がより機能的な道を使えるように援助することであると述べている。第6章「治療開始時の処置」と7章「治療効果」では，入院外来治療で行われるランチョンセッションの目標は，食思不振症者の問題をうまく機能していない家族のドラマへと変えることで，ランチョンセッションは食べ物に対する焦点づけを強めたり，あるいは焦点づけを弱めたりするために行なうことができるとしている。この家族療法のプログラムは具体的に86％のケースに有効で，必要な時にのみ短期間の入院が指示され，食思不振症の徴候は治療開始後2～8週間で消失したとして，他の療法より有効であると実証的に検証している。

　第8章から11章では，食思不振症の治療の実例を取り上げ，初期の段階で使われる戦略（ランチセッション）を提示され，食思不振症家族に特有と見られる絡み合いのスタイルが全症例に現れていて，それに対応するセラピストのスタイルも説明されている。面接場面には，さまざまな介入の仕方がわかりやすく解説されていて，臨場感がある。8章の「カプラン家の症例」，第9章の「ギルバート家の症例」では，IPの生命が危険にさらされている状況で危機誘導を行った例で，神経性食思不振症の症状が緩和され患者が危機を脱するまで，それぞれ2週間かかったが，その間にとられた治療的戦略がこの2症例の中に詳しく述べられ，初期の段階でとられた治療戦略が重症患者に対して大きな効果を上げている。10，11章の2症例では，患者の症状から焦点をはずすアプローチがとられ，10章のブリーストマン家では，"食べる"行為から焦点をはずし，セラピストは患者の両親を含めた治療システムを形成し，夫婦の交流に注目し，両親がIPを自分たちの問題に引き入れ三角構造を形成しようとすると，セラピストが患者に代わり三者関係に入り込む方法をとる。11章のメノッティ家の場合は，IPを含めた子どもたちが主張する青年期時代の特権と，父母側が主張する親の権利との調整の問題にアプローチし，セラピストは食思不振症をこの二つの問題点の現われとして治療を行っている。第12章「小さな惑星のためのサイコセラピー」では，神経性食思不振症は，家族というシステムの中で暮らしている子どもの病気であり，家族システムの持つ，健康で，これまで行われていなかったやり方を，治療の中で活性化させることにより，心身症患者が死の危険にある症状から解放されていく過程は，家族面接の驚異である。生態系の中で人間を理解することができれば，心身症の発病と維持にシステムのメンバーすべてが責任を負っていて，システムのすべての部分が健康をもたらす変化への道になると締めくくっている。

　本書は，実際に神経性食思不振症家族の行き詰まった交流パターンを「今，ここで」演じてもらうエナクメントが，構造的家族療法のみにみられる特徴的な技法で，ランチョンセッションがこれにあたる。第8～11章で展開される神経性食思不振症4家族とのランチョンセッションにおける実際のやりとりは，家族療法家にとっていつの時代でも示唆に富んでいる。

（鈴木廣子）

49 家族変容の技法をまなぶ
入門：親と子どものための社会的学習理論

著者 Gerald R.Patterson
監訳 春木豊（監修）
発行 1987年　川島書店
原典 Families : Applications of social learning to family life. Research Press, New York, 1971.

　本書の著者パターソンは，米国オレゴン州ユージーン市にあるオレゴン社会的学習センター（Oregon Social Learning Center : OSLC，1977年に創立された非営利独立研究所）の創設者であり所長でもある。OSLCは，児童期の発達上の問題と家族機能に関連する基礎研究を行うとともに，同時に実証に基づいた児童，家族，および地域社会への指導を行っている研究施設である。また，出版その他の事業も手広く行っている。パターソンはOSLCの中核となる人物であり，児童を対象とした行動療法の領域において実績のある研究者であるとともに，優れた実践家でもある。

　本書は，そうしたパターソンの研究と実践の背景を見事に反映している。すなわち，理論的には学習理論，特に社会的学習理論に依拠し，児童を対象として，児童本人，および家族を対象として行われる指導のマニュアルという形でとりまとめられているところにその特徴がある。指導教材の例も豊富であり，指導上役に立つものとなっている。

　また，本書にはとてもユニークな点がある。それは，本書はプログラム学習の形式をとっており，読者が本文中に設定された質問に答えながら読み進んでいくという形式をとっている点である。最後に各章のキーポイントが箇条書きに整理され，読者が学習内容をまとめることができるよう配慮がなされている。

　しかしながら，本書の特徴は，こうした形式的な面だけにあるのではない。社会的学習論の立場から，児童本人，およびその家族に対する体系的な指導方法をきわめて実践的にとめているところがまさに本書の最大の特徴である。

　本書は大きく4部から構成されている。

　第1部（合計3章）は，社会的学習理論の概説にあてられている。しかし，ただ理論をまとめているのではなく，すべて子どもの行動，しかも日常生活で普通に観察される行動を例に取りながら，子どもの態度や振舞いの原理を平易にまとめている。

　第2部から第4部は実践編である。

第2部（合計5章）では，子どもの観察の仕方，記録の取り方，指導の評価の仕方といった方法論から，言葉のかけ方，誉め方叱り方といった具体的な関わり方に至るまでの指導法が，具体的な例とともにまとめられている。第3部（合計2章）は，比較的低年齢の子どものしつけの問題に焦点をあて，トイレットトレーニングやかんしゃくといった具体的な問題別に指導のポイントがまとめられている。そして第4部（合計2章）は，子どもの攻撃性や盗みといった指導上困難を感じる問題に対してどのような指導の原理と実際があるかをまとめている。

　子どもと家族を対象とした指導のマニュアルとして歴史に残る書物である。というのは，さまざまな心理学的指導や治療の方法が標準化され，どのような問題に対してどのような治療法が有効であるかというエビデンスが蓄積されてきた今日，家族療法のさまざまな流派の中で，行動論的家族療法は治療法の選択ガイドラインの上位に位置する治療法となってきている。パターソンらのグループによる長年の着実な研究に裏づけられた実践とそのマニュアルとでも言える本書は，その先駆けともなる書物である。

（坂野雄二）

関連文献

1）Oregon Social Learning Center ホームページ：http://www.oslc.org

50 Interventive Interviewing
Part 1, 2, 3
介入的面接法

著者 Karl Tomm
所収 Family Process, 26 (1) ; 3-13 / 26 (2) ; 167-183 / 27 (1) ; 1-15, 1987~1988.

　著者であるカール・トムは，カナダの中西部の都市にあるカルガリー大学の医学部精神科教授で，精神科内の"家族療法プログラム"といった部門の主任（ディレクター）の立場にある。トムはワークショップ開催や講演のためにたびたび日本に招かれており，そのため，日本で彼の教えを直接受ける機会も多く，また，日本からも彼のところに研修に訪れる者も少なくない。それゆえ，日本においてはもっともよく知られた欧米の家族療法家の一人ではないだろうか。特に，彼のワークショップや研修の中で多くの人が感じる彼の真摯で温厚な人柄に惹かれ，彼の"ファン"となる者も少なくはない。ワークショップでは，トム自身の家族療法についての理論や実践についてのみでなく，ミラノ派やマイケル・ホワイトWhite, M.など，欧米の著名な家族療法家の最新の考えをわかりやすく紹介してきており，その点で，日本の家族療法界にとって，家族療法の教育や啓蒙の点での彼の貢献は少なくはないと言えるのではないだろうか。

　さて，「介入的面接法」とでも訳せるのかもしれないが，この論文は彼が一時期心酔し，また，1980年前後の時期に一世を風靡したミラノ派，特に，ボスコロBoscolo, L.とチキンCecchin, G.流のシステミックな家族療法に影響され，生まれたものである。ミラノ派については，一般に逆説的介入や儀式処方といった介入法が有名であるが，彼らの面接を見る機会をもった臨床家たちの中には，ひたすら家族に質問を投げかけ続ける，彼らのユニークな面接法の方にむしろ強い興味を抱く。その質問のやり方は円環的質問法（circular questioning）と呼ばれた。"円環的"という形容詞は，ベイトソンBateson, G.の認識論由来のもので，ものごとはすべて"互いに結び合って"おり，ものごとの間の"差異"を通して，はじめてわれわれはものごとを認識ができるといった考えを象徴的に表わす用語である。その質問法が書かれた論文の中で，ミラノ派は"質問をすることのみで，最後の段階での介入（コメント，指示）なしに，問題をめぐる家族のものの見方が変わり，問題が解消される"可能性について示唆した。トムはこのミラノ派の考えに賛同する。さらに，面接過程での治療者の言動や行

動はすべて，何らかの介入的な効果を来談者に及ぼす可能性があり，それは治療的でも非治療的でもあり得，それゆえ，治療者は面接での自らの質問や意見に非常に注意深く，また意識的であることが重要だと考えた。そして，そのような観点を持つ面接法を介入的面接法と名づけた。

この論文は3部作で発表された。次に，それぞれの内容を簡単に紹介する。

第1部は，"治療者にとっての第四のガイドラインとしての戦略設定（strategizing）"といった副題である。戦略設定というのは，ミラノ派が提唱した"面接を行うための三つのガイドライン"（仮説設定，円環性，中立性）にトムが第四のものを付け加えようと試みたものである。それは，治療のゴールに向け，来談者に何らかの変化を引き起こすため，どのような行動を治療者が"選択"し"決定"していくかについての，治療者の認識的活動のことをさす。

第2部は"自己治癒を可能とする手段としての回帰的質問法（reflexive questioning）"といった論文だが，回帰的質問とは，来談者の認識や行動上に変化が起こるための"引き金"となるような，円環的な性質を持つ質問のことをさす。"回帰的"というのは，仮に質問を通してある人の振舞いの"意味"が変わった場合，次には，その人に対するまわりの見方や態度が変わり，そのことがさらにその人の行動や考えを変えていくといった，"行動と意味の間には回帰的な関係がある"という考えから名づけられたものである。さらに，この論文では，この回帰的質問を類型化し，それらを具体的に説明する。

第3部は，"直線的か，円環的か，戦略的か，回帰的か，どの質問をする意図があるのか？"である。トムは，質問が"より直線的な観点を持つか，円環的な観点を持つか"という軸と，"より来談者を理解しようとする意図を持つか，変化させようとする意図を持つか"という軸を組み合わせ，二つの軸によって生じた四つのスペースで4種類の質問法を分類した。臨床家がどの質問法を行っているのかについて意識的であることが重要だと主張する。

最後に，"戦略設定"や治療者の"意図"といったトムの考えに対しては，特に構成主義的な視点からの批判もある。だが，ポスト・モダニズムの立場に立脚する家族療法家はすべて，"これまでとは異なる意味（理解や解釈）を，会話を通して生み出す"ために，治療的会話における"質問"の役割を重視する。その点で，質問法を追求することを通した，トムのポスト・モダンな家族療法の発展に対する貢献は少なくないものと考える。

（志村宗生）

関連文献
1）Burr, V., Butt, T. : Invitation to Personal Construct Psychology. Whurr Publishing, 1992（田中一彦訳：社会構成主義への招待：言説分析とは何か．川島書店，1997）

51 精神障害者をかかえる家族の協力態勢の実態と家族支援のあり方に関する研究

著者 大島巌
所収 精神神経学雑誌, 89 (3) ; 204-241, 1987.

　本論文は，精神障害者の家族支援の研究，サービス・システムの研究において，日本の第一人者である大島の，初期の代表論文である。

　日本の精神保健医療は家族の支えによって，成立している。「家族の受け入れが良好」であることが，精神科病棟からの退院の大きな条件であることは，20年前にはあたりまえのことであった（今も実情はあまり変わっていないという話もあるが）。しかしちょっと考えてみれば，家族が精神障害のケアに協力し続けるということは大仕事である。家族の協力を得るためには，何らかの工夫が専門家側にも必要なのは当然のことであろう。にもかかわらず，家族のケア状況や家族生活の困難状況を客観的に把握・究明する研究は，当時あまり多くなかった。本論文は，そのような状況にあって嚆矢と言ってもよいものである。

　さて，本論文は，著者の綿密で精力的な面接調査から得られたデータをもとに，精神障害者をかかえる家族の協力態勢の実態と家族支援のあり方を多方面から論じたものである。調査は地域類型の異なる都市部（川崎市）と農村部（長野県東信地区）で行われ，両地区に組織された地域家族会員のうち，在宅障害者がいる家族全数を対象とし，それぞれ135例と106例に質問紙を用いた訪問面接調査が実施された。主世話人が面接の対象であるが，面接は両地区合わせて8カ月におよんでいる。このようにして得られた対象障害者の属性は男性6割，年齢30歳代が5割，統合失調症が9割。主世話人である家族は高齢の親が中心であった。

　本論文を読み解くには，キーワードがいくつかある。**家族の協力行動（協力度），家族の困難度，家族の共感度，資源**といった言葉は，その中でも重要な語群である。

　家族の協力行動（協力度）とは，精神障害者が少しでも健康で文化的な生活を形成していけるように家族が協力する行動のことである。介護行動とは違うのは，全面的な援助ではなく，障害者自らが諸生活行動を行い，自己実現をめざしていくことに対する助言や環境整備などの補助的な手助けが中心になることである。

困難度とは，家族が精神障害者と共同生活をしていくために生じる家族の日常生活行動の障害のことである。世話に従事することから生じる物理的な困難と，精神障害者を家族に持ち，一緒に暮らすこと自体に伴う精神的負担といった困難がある。

　共感度とは精神障害者を受容する家族の心理事象を意味する。

　また，**資源**とは，協力態勢の維持と形成という目標を達成するための源泉となり，目標にあわせて変化させることのできない，物財・関係財・文化財のすべてをいう。家族内資源と地域資源がある。

　調査結果を，かいつまんで紹介する。

1) まず，家族内資源が良好の時に協力行動が促進されていた（主世話人の役割過重負担がない，年齢が若い，健康状態がよく，他の要介護者がいない。代理の世話人があり，家族の中の話し合いがよくある，経済的に安定している）。また，地域の支援者数と協力度のあいだに正の相関を認めた（専門職＞身内の人）。すなわち，**家族を取り巻く諸資源の状況が良好な時に援助協力行動が促進されていた**。これは，ホームヘルパーの派遣，レスパイトケア，ケアマネジメントによる諸サービスの提供など，今や精神保健福祉になくてはならないサービスが，家族の協力行動をも促進することを示唆している。

2) 次に，**障害者が安定していて，社会適応度が高いほど困難度は低い**という事実も実証できた。すなわち，適切な医療サービスの提供は家族をも楽にするわけである。

3) しかし，**協力行動数と困難度のあいだには正の相関が存在した**。すなわち，援助協力行動を行うことが負担になり，家族生活上の困難が上昇する関係がみられたのである。そして，**この関係を低めるのに寄与したのは，共感度**であった。高協力でありながら困難度が低いという望ましいかたちは，地域からのサポートがうまくいき，かつ，家族の障害者に対する共感度が高いという状況で生じていたのである。**協力行動が徒労におわらない実感を家族が持てる地域からの取り組みがあり，また成功体験により，家族の共感度も増加していく**というよい循環があることが考えられる。まさに家族心理教育が目指してきた関係そのものである。ACT（Assertive Community Treatment：訪問を主体とした包括型地域生活支援プログラム）がめざすのも，この方向に他ならないだろう。

　以上が本論文の要旨である。システム論的家族療法とはまったく異なるスタンスからの研究であるが，精神障害者の家族支援という領域が，生物・心理・社会的な包括的関与によって実践されうるという事実の裏づけに，本論文は成功している。われわれを大変励ます論文の一つである。

（伊藤順一郎）

52 家族療法セミナー 1，2
  1　「家」と家族療法
  2　家系図と家族療法

■編者■　日本家族研究・家族療法学会セミナー委員会（代表　石川元）
■発行■　1：1987年／2：1988年　金剛出版

　本書は，1986年および1987年の学会大会前日に順天堂大学有山記念講堂で開催された学会主催のセミナーの全記録であり，セミナー委員会代表である石川の「family therapyの訳として家族療法は適切であったのかどうか」という問題意識が色濃く反映し卓越した構成・内容となっている。1・2巻共に，〔基礎編〕と〔臨床編〕に分かれ，各論文への野沢栄司，村瀬嘉代子，乾吉佑，増野肇，田村健二といった家族療法から距離を置いた立場の異なるコメント陣に加え，本学会顧問でもある土居健郎の総合コメントがあり，贅沢というほかはない作りとなっている。
　セミナー1では，石川は，「わが国で家族療法を実践する場合，病を生みかつ治す機能を持つと思われる〈家〉の問題を避けて通ることはできない」とテーマ設定の理由を述べている。まず，〔基礎編〕として「住居学の立場から見た〈家〉」（外山知徳），「ユタと沖縄の〈家〉：民族文化に学ぶ人間観と〈家族療法〉」（又吉正治），「〈家〉の変遷」（森岡清美），「アルゼンチンの〈家〉」（柴田出）の論文がある。特に，建築学が専門の外山は，登校拒否児の住生活調査に基づいて「居間が確立しておらず，家族が一つになる生活の回復が重要」と指摘，家族システムに対する住居のはたらきについての教示が興味深い。また，家族社会学の立場から森岡により，先祖祭祀の変遷と現在の近親供養の意義が簡潔に説かれており有用である。
　〔臨床編〕として，「〈家〉と宗教：精神分裂病の症例を通して」（今泉寿明），「家族療法における〈名付け〉と〈呼び方〉の効用」（鈴木浩二），「精神分裂病と〈家〉」（牧原浩），「〈家〉と心理療法」（空井健三），「家系図の治療的意義：〈家系図療法〉の試み」（石川元）の4論文がある。統合失調症患者の家族理解に，その背景としての宗教や先祖への着目は重要であるし，空井が解説する家屋を描くHTPテストなどの心理検査は，家族画とともに家族アセスメントに有用な手だてとなる。また，クライエント出生時の家族力動を反映した名付け，家族員同士の呼び方や治療者の家族への呼びかけ方に着目して家族相互作用のパターンの変化を促す鈴木の手法は，日常臨床にすぐに役立つものとなっている。さらに，アセスメントにとどまらず，家系図を

治療的に活用した石川による詳細な事例紹介は，まさに先駆的と言えるであろう。

セミナー2では，「〈家系図〉という，東と西の，また過去と未来の，はたまた精神分析と家族療法のインターフェイスを主題として取り上げた」との編者の言葉がある。〔基礎編〕として，「先祖探索と家系図作成の実際」(丹羽基二)，「医学から見た家系図の効用：隔離集団における近親婚の研究」(藤木典生)，「沖縄での伝統的な先祖探索の実際」(又吉正治)の3論文がある。日本家系図学会会長である丹羽や遺伝が専門の内科医である藤木などの論考は直接家族療法とは関係ないが，本書の別項で取り上げられるモニカ・マクゴールドリック McGoldrick, M.らの『ジェノグラムのはなし』⇒56 を先に読めば，わが国の家系図と家族療法で用いるジェノグラムとの異同が理解できるであろう。

〔臨床編〕として，「精神分裂病の生活臨床と家族史」(伊勢田堯，他)，「アルコール依存症と家系図」(市川光洋)，「地域精神医療と家系図」(後藤雅博)，「家系図とインターフェイス：家族療法家の家族」(リンダ・ベル Bell, L.G.)，「系譜とアイデンティティ」(渋沢田鶴子)，「〈失敗例と治療者の家系図との関連性〉を考えることについて」(石川元)の6論文がある。いわゆる"家族因"との関連が深いと言われて来た統合失調症やアルコール依存症に加えて，後藤論文では，うつ病の疫学調査や老人自殺の予防にも言及しており有益である。また，渋沢と石川が自らの家の系譜を題材としてアイデンティティや治療の失敗例について深く論じているが，ベルは，セラピスト養成におけるトレイニー自身の原家族に関わる体験理解が重要であることを強調している。これらも，別項にあるカー Kerr, M.E.らの『家族評価：ボーエンによる家族探求の旅』⇒101 と合わせて読むことを勧めたい。

本セミナーが取り上げたテーマは，学会創立間もなくの企画であり，編者も認めるように"時期尚早"という感もなくはない。土居の総合コメントにある「明治以降の学問はすべて西洋からきている。そして日本古来のものはすべて古くさいんだと，戦後〈縦〉的なものの価値が否定されてきた。それで個人が確立したわけではなく，かえって病気になってしまっている。われわれは先祖の賜物により生き，少しばかり先祖のたたりも受けている。縦と横をどのように調和するかということに家族療法の意義がある」という命題はどの程度達成されたのであろうか。

本セミナーから20年を経て，韓国などアジアの家族療法家との交流が学会活動に位置づけられ，家族を物語るナラティヴ・セラピーが隆盛している今，同じテーマでセミナーを開催すればどのような内容になるのか興味深い。　　　　　　(生島　浩)

53 分裂病と家族（上・下）
心理教育とその実践の手引き

- 著者　Carol M.Anderson, Douglas J.Reiss, Gerard E.Hogarty
- 監訳　鈴木浩二，鈴木和子
- 発行　上：1988年／下：1990年　金剛出版
- 原典　Schizophrenia and the Family : A practitioner's guide to psychoeducation and management. The Guilford Press, New York, 1986.

　本書は，統合失調症の家族心理教育に関する記念碑的な1冊である。主著者のアンダーソンは医師ではないが，統合失調症についての精神医学的研究成果を広く渉猟し，家族の病因説を否定し，再発と感情表出のあり方に関する研究などを理論的支柱として，エビデンスに基づく心理社会的治療法を開発した。その介入法は，家族システムに目を向け，再発が生じる際の生物学的，心理学的，社会的な諸要素の寄与を勘案しつつケアを行い，最大の効果を得ることを目指すものである。

　本書には，この介入法，すなわち心理教育的アプローチのプログラム構造，各セッションの進め方などが，豊富な事例とともに，極めて具体的に記載されている。日本でも，鈴木浩二夫妻らの翻訳により紹介されるや大いに注目を集め，その後の心理教育普及に向けた諸活動に多大な影響を与えた。

　本書は，7章から構成されている。まず第1章で，この本の理論編として，これまでの統合失調症研究の概要，これまでの治療法，本法の導入により得られた臨床効果などが説明される。

　第2章は，家族との治療同盟作りを扱っている。ここで，この治療法が重視するポイントとして臨床家と家族のパートナーシップ関係，患者や家族のストレスに影響を与える問題，家族のこれまでの対処法の理解，家族の持つ力の活用，明確な治療契約などが挙げられ，課題達成のための技法が詳述される。

　第3章では，サバイバル・スキル・ワークショップと題して行われる情報の提供方法について述べられる。この章の前半では，訳書の頁数にして約35頁を費やして，病気のモデル的説明が実際に行われる。同時に，問題の原因が脳の病気であることを家族らに受け入れてもらうことが狙いである，など治療者に対する説明も加えられる。後半は，家族の情緒的な反応，行動面での反応などが説明されたあと，「家族にできること」として家族の患者に対する接し方の要点が整理される。

　第4章では，患者の退院後，地域社会において社会的，職業的機能を回復すること

に向けた家族支援のあり方について述べられている。治療者は，定期的なセッション，電話相談などにより患者，家族とコンタクトを維持し，訴えに応じて可能なものから一つずつ問題解決をはかるようにする。

第5章では，「社会的・職業的リハビリテーション」の表題のもと，家庭内でかなり低い水準で安定している患者が職場や社会的活動に従事できるようになるための援助法が述べられている。その要諦は家族の中にいた時と同様に一時的に期待を下げ，比較的刺激の少ない環境で，一度に一つの小さな変化を目標とするように柔軟に課題を設定して行うことである。

第6章は，治療の最終段階である。数年の家族セッションを経て再発せず就労に至った事例と，家族セッションを中断し再発を繰り返している事例が詳細に紹介される。治療の結果，首尾よく所期の目標を達した場合には，その治療を終了する，夫婦の問題など別の課題を新たに扱う形に再契約する，回数を減らして維持的に継続する，などの選択肢の中からどれかを選ぶことになる。

最終第7章では，心理教育モデルを実施するにあたっての治療者の訓練の問題などに当てられている。その内容は，当事者や家族の話を伺うこと，疾病について学習して模擬ワークショップを行うこと，セッションの進め方についてロールプレイを行うこと，など多岐にわたっている。

本書で解説されている心理教育的アプローチは，統合失調症の患者やその家族への介入法として画期的なものである。しかし，この方法自体が著者らの30年にわたる臨床活動の賜物であるとしていることも忘れてはならない。著者らは，この方法では再発は数年すると徐々に増えていくと現実を冷静に認識し，多くの人が教育的側面に関心を払いすぎると警告を発している。また統合失調症の治療には神秘的な部分が少ないことが大切と説き，年余にわたる家族セッションの重要性を強調している。本書は，心理教育が地道な臨床活動の一部として継続的に行われるためにも，折に触れて読み直されるべき基本書であると言える。

（白石弘巳）

関連文献
1）Anderson, C.M., Hogarty, G.E., Reiss, D. : Family treatment of adult schizophrenic patients : A psycho-educational approach. Schizophrenia Bulletin, 6 ; 490-505, 1980.
2）Anderson, C.M.（鈴木浩二訳）：再発予防と家族療法．家族療法研究，6 ; 25-53, 1989.

54

Human Systems as Linguistic Systems
Preliminary and evolving ideas about the implications for clinical theory

言語システムとしての人が関与するシステム：臨床理論における新たな知見についての予備的で発展的な考え方について

著者 Harlene Anderson, Harold Goolishian
所収 Family Process, 27 (3) ; 371-393, 1988.

　1990年代以降，家族療法の世界を席巻しているナラティヴ・セラピー。その黎明期の実践的主導者がマイケル・ホワイトWhite, M.であるとすれば，理論的転換点として語られるのがハーレーン・アンダーソンとハロルド・グーリシャンが1988年に提出した本論文であることを疑う人はいないだろう。いわば，ナラティヴ・セラピーの黎明期の記念碑的業績の意味を持つ論文である。

　さて，本論文の著者アンダーソンとグーリシャンは，ヒューストン・ガルベストン研究所で，より効果的な家族療法の実践を模索し続けていた。主導的な立場にあったグーリシャンは，1960年代から家族療法の実践・研究を行っていたが，それは独自の方法論を展開するのではなく，あらゆる学派の方法論を取り入れて実践・研究していた。そうした実践的研究や議論から生まれた知見を，彼らは1980年代中頃より多数提出している。そして，彼らの試行錯誤のもっとも大きな分岐点となったのがこの論文であり，以降のテーマとなっていった「ポストモダンの実践」へのスタートであろう。

　この論文において示している彼らの臨床的な興味は，「治療とは？」という根元的な問いかけである。最初にこれまでのさまざまな家族療法の歴史を振り返り，それらがいかに治療者を主体としたものとなっていたか，いかにそれによって患者・家族が治療者の意のままに操られる中に留まっていたかを示している。そしてこれまでの治療システムを『問題を構成し，問題を解決しないで，問題を解消するシステム』であるとし，これまでの臨床的対応には，無作為に治療者にとって必要な判断材料として「話を聞く」ことに費やしていることに対して，「対話的会話」を行うことを提唱している。

　援助の場面において「話を聞く」ことは，「治療者にとって必要な話をさせるようにすること」ではなく，「患者・家族が話したいことについて，これまでに話したことのないような話し方で話ができること」であることを主張しているが，このような対話的会話を成立させるためには，治療者がある種の理論や立場に準じるのではなく，ただ単純に「話したことのないことを話せるようにすること」のみに心がけるべきで

あるとしている。この主張を実践するためには、治療者が常に「自分の興味」より「相手への興味」を前提とし、患者・家族にとってのオルタネイティブ・ストーリーである「いまだ語られていない語り not-yet-said narrative」をいかに引き出すかである。

彼らがこの論文で主張したのは、現在「社会構成主義 social constructionism」によって支えられている枠組みである。治療という場においても、治療者と患者・家族は「言葉を交わすことによって、社会的な現実を作る協同作業をしている」のだとし、患者・家族の持つ言葉のディスコースが彼らの経験から作られたものであり、治療者がそれを真摯に受け止め、新たな社会的現実を作り上げることを提唱している。そこでは、これまでのシステム論的家族療法で取り上げられていた「システム思考」から、言語の持つ個々人のディスコースを考慮する「言語システム」を重視する視点への転換の窓口となっている。

なお、この論文が発表される直前の1986年、彼らは"problem determined system : towards transformation in family therapy"を提唱している[1]。これは、家族療法における「システムが問題を生む」という視点を、「問題がシステムを構成する」という視点への転換を促している。

また、彼らが本論文で用いていたシステム論は、平衡維持や自己組織化ではなく、マツラナ Maturana, H.R.らの主張したオートポイエーシスが用いられていたが、その意味ではプレモダンの幻影を背負っていたとも考えられる。

その後、コラボレイティヴ・アプローチと呼ばれるようになった彼らは、自らの方法論に「理論」は存在せず「哲学的スタンス」という治療者の姿勢だけを強調してやまない。これも、「臨床の『理論』は、専門用語でありながらも、さまざまなディスコースによって構成されている」[2] ⇒*100* ためと説明されている。やはり、自らの姿勢そのものをさまざまに作りかえていたと考えられる。

その後現在まで、"Family Process"誌で展開した多くのナラティヴ・セラピーに関する論文の引用として、本論文が数多く登場している。しかし、現在のようにナラティヴ・セラピーが台頭する中でさえ、彼らが「理論」という言葉ではなく、「哲学的スタンス」や「対話の可能性」だけを強調していることは、まさに「ポストモダンの新たな治療を作り出す最初の一歩」になっているように感じられる。そんな息吹が満ちた論文であり、これからのために一読をお勧めしたい。

（吉川　悟）

関連文献

1) Anderson, H., Goolishian, H., Windermand, L. : Problem determined system : Towards transformation in family therapy. Journal of Strategic & Systemic Therapy, 5 (4) ; 1-13, 1986.

2) Anderson, H. : Communication, Language, and Possibilities : A postmodern approach to therapy. Basic Books, New York, 1997. (野村直樹,青木義子,吉川悟監訳：会話・言語・そして可能性：コラボレイティブとは？セラピーとは？金剛出版,2001) ⇒*100*

55 The Meaning of Difference
Gender theory, postmodernism and psychology
差異の意味：ジェンダー理論，ポストモダニズム，および心理学

著者 Rachel T.Hare-Mustin, Jeanne Marecek
所収 American Psychologist, 43 (6) ; 455-464, 1988.

　本論は，1978年にフェミニズムの視点から家族療法を批評した初めての論文を"Family Process"に発表したヘア-マスティンと共同研究者のマレセクによって書かれたものである。最初の論文から10年後の1988年に米国心理学会の機関誌に発表されたもので，構築主義の概念を用いて心理学の分野におけるジェンダーに関する理論と概念を考察したものである。「ジェンダー」という用語は社会・文化によって構築された「性」を物理学的な「性」から区別するために米国のフェミニストが使用し，一般化した言葉である。本論の目的は，ジェンダーそのものよりも，ジェンダーに関する諸概念の前提（表象）と限界について論じることにある。

　著者らによると，心理学ではジェンダーは女性と男性の差異（difference）を過度に誇張するか，あるいは過少評価することによって概念化されてきた。この現象は統計学のアルファ・バイアスとベータ・バイアスの考え方を使って説明されている。アルファ・バイアスとは帰無仮説が正しいにも関らずそれを棄却してしまう確率で，ベータ・バイアスは対立仮説が正しいにも関らずそれを棄却してしまう確率である。すなわち，アルファ・バイアスは男性と女性の間に有為な差がないのに，差があることを前提に構築された概念を意味し，ベータ・バイアスは差がないことを前提にした概念を提示する。著者らが本論で提示した概念を表に要約した。

　ジェンダーに関する一つの「正しい」見方（表象）はないことを踏まえた上で，著者らは一つの「見方」が他の「見方」を覆い隠すというパラドクスを提示している。たとえば，ギリガンGilligan, C.らによる女性心理学の諸概念は女性の特性を主張し，男性優位の社会で肯定されている攻撃性や個人主義を批判し，フェミニスト的な社会倫理の発展の起動力となった。しかし，女性が社会的に劣等的な立場おかれていることを考慮に入れていないために，彼らが提示する「女性の声」には男性が女性には許可しない「怒りの声」が含まていない。つまり，女性の体験と内的心理の特性を肯定し，強調することは女性の生活の実態と制度的な性差別を変えようとする努力から注意を逸らすことになる。これはフェミニズムの直面する一つの問題でもある。また，

心理学におけるジェンダーの表象

アルファ・バイアス（男女の差異の誇張）	ベータ・バイアス（男女の差異の無視）
・「他者」としての女性　　　　　　（Freud） ・アニムスとアニマ　　　　　　　　（Jung） ・性役割理論　　　　　　　　　　（Parsons） ・内的空間（女性）／外的空間（男性） 　　　　　　　　　　　　　　　（Erikson） ・女性の「関係性における自己」 　　　　　　　　　（Chodorow, Gilligan, ら） ・男性と女性を相対化する見方	・男性と女性を差別する社会的コンテキスト・社会的評価の無視 ・心理的両具性―アンドロジニー　（Bem） ・男女の差よりも世代（年齢）を家族の中心的な組織原理とする諸理論 　　　　　　　　　　　　（Haley, Minuchin）

　女性心理の諸概念は男性の相対として女性を捉えているため，この概念を人種，社会階層，年齢そして生活状況の異なる女性間の「差異」を理解するのに応用することはできない。このように，アルファ・バイアスに基づいたジェンダーの表象はジェンダーの概念を単純化し，清浄化し，人間行動の複雑さや男女間の不平等を覆い隠すという問題を備えている。

　本論の後半は脱構築の立場から，これまでセラピーのディスクールに隠蔽されていたジェンダーのメタファーの考察がなされている。そして，既存のジェンダーの構築から解き放たれた時に，支配的な「ものの見方」に隠されていた「意味」が明らかになる過程が描かれている。ポストモダニズムの視点は実証主義では排除される無秩序，不確定さ，一貫性のない現象そしてパラドクスを受容するため，セラピストも，規定されたジェンダーにとらわれずに，クライエントとその問題に接することが可能となる。また著者らは，ジェンダーの構築はプロセスであって解答ではないことを強調している。これはセラピーの場にも通用する。

　本論の重要性は，フェミニズムの視点から，フェミニズムに基づいた女性心理学を含む男女の差を前提とする概念の限界を明らかにしたことにある。また，ジェンダーの観察者としてのセラピストが，同時にジェンダーの創造者でもあることを提示したことにある。

　　　　　　　　　　　　　　　　　　　　　　　　　　　　　　　（渋沢田鶴子）

関連文献

1) Hare-Mustin, R. : A feminist approach to family therapy. Family Process, 17 ; 181-194, 1978.
2) Hare-Mustin, R., Marecek, J.(eds.) : Making a Difference : Psychotherapy and the construction of gender. Yale University Press, New Haven, Conn, 1992.

56 ジェノグラムのはなし
家系図と家族療法

- **著者** Monica McGoldrick, Randy Gerson
- **訳者** 石川元, 渋沢田鶴子
- **発行** 1988年　東京図書
- **原典** Genograms in Family Assessment. W.W.Norton, New York, 1985.

　すでに家族療法家として活躍しておられる諸先生も，あるいはこれから学ぼうとしている初学者も，どこかで『ジェノグラムのはなし』を目にしておられるはずである。講演・講義・論文や家族療法家同士の会話の中でごく自然に登場するジェノグラム……。そして，家族システム論から生まれたジェノグラムの解釈と，臨床場面の応用の仕方について丁寧に書かれたものがこの『ジェノグラムのはなし』である。家族療法家のバイブルと言っても過言ではない。そんな名著を若輩者の私が紹介することは僣越至極であるが，ここは基本に沿って進めたい。

　はじめに，本書の著者マクゴールドリックとガーソンは「ジェノグラムを解釈する際基盤となる家族システム論の発展に，生涯取り組んでこられたマレー・ボーエン医博に，この本を捧げる」とあるように，ボーエンBowen, M.の家族システム論を基盤とする二人である。では，"家族システム論"とは何か。これもまたちゃんとわかりやすく，後頁の訳注に説明がなされている。このように家族療法における基本的用語にも細かくふれており，初学者にとってははじめから安心して読める，まさに教科書なのである。

　内容は第1章から第5章に分かれており，見出しを書くだけでも中身の説明が不要なほどわかりやすい。

　第1章「なぜ今ジェノグラムか」では，"ジェノグラムとは何か？"で始まり，その基本概念や，家族をシステムとしてみる見方が論じられている。1頁から，ジェノグラムとは？　その臨床的意味について明確に示されており，読み始めが楽である。

　第2章「ジェノグラムの作り方」では，作成法が有名人一家の家系図を使って説明されている。後半はジェノグラムの情報収集の意義と方法が具体的に示されている。

　第3章「ジェノグラムの解釈」では，臨床上役立つ家族パターンに関する仮説を着目点を変えて六つのカテゴリーに分類し，有名人一家（たとえば，フロイト家，ルーズベルト家，ケネディ家，フォンダ家）のジェノグラムを例にとって説明している。

さらに嬉しいことに，各カテゴリーの終わりは「要約」で結ばれ，本書の誠実さがここでも感じられる。

第4章「ジェノグラムを治療に用いる」では，家族療法上の治療的役割だけでなく，一般家庭医が利用するためにはどうしたらよいか，にまでふれており，著者の臨床家としての懐の深さを垣間見ることができる。

第5章「ジェノグラムは今後どうあるべきか」では，1) 治療の小道具としてのジェノグラムのあり方，2) 家族関係がどうあるのかを調査する一手段，3) 膨大な情報を有効に管理するため，ジェノグラムをコンピューター化する，などジェノグラムの将来貢献度について熱く語られている。

本書はどの章から読み始めてもわかりやすい。章の始まりと終わりには，要約があるので，前後のつながりがスムーズで初学者にも安心して読める。ありがたいことである。

最後に，本書は残念ながら絶版である。家族療法家にとっての教則本ともいうべきこの歴史的名著が，である。いくら読んでみたくとも手に入れることができない。そこで，あらためて家族療法家の諸先輩先生！　これから家族療法・家族研究に関心を持って取り組もうとする主に若い臨床家・研究者に，お手持ちの『ジェノグラムのはなし』をお貸し願いたい。力のある後輩を育てるためにも，是非！　お願いしたい。

(遠藤真実)

57 アノレクシア・ネルヴォーザ論考

■著者■ 下坂幸三
■発行■ 1988年　金剛出版

　本著は，前家族研究・家族療法学会会長であった下坂幸三の主論文集である。本著は著者の臨床の歩みでもある。わが国の精神医学における金字塔となった著者の学位論文である「青年期やせ症（神経性無食欲症）の精神医学的研究」(1961) を中心に，アノレクシア・ネルヴォーザ（以下AN）の歴史的展望，過食症を含む個人および家族病理，それらへの家族療法と心理療法の詳細，さらには不登校を含む社会病理現象との関係などからなる。筆者は，これらのすべてを羅列的に紹介するより，27年ぶりに再録されたこの「青年期やせ症……」の論文をじっくり読むことを勧めたいという思いから，以下の紹介文を書こうと思う。
　この論文はANの生物学的病因論を排し，心理的病因論を患者を含む三世代の家族関係から仔細に論じた，まさに革新的な論証である。代表的症例である〈症例1〉の記述の中で，特に家族関係を示している印象に残った断片を適宜引用する。「　」内は患者や家族の生のことばである。

　14歳8カ月の少女。同胞4人中の第一子。家庭は中流，父は会社員，有能だが，家庭的な方ではない。母は内気，気丈な姑につかえ，「自分を殺して」今日にいたった。子どもたちに対してはやや口やかましい。姑は家中を思い通りにきりまわさぬと気が済まぬ激しい気性で，76歳になるがかくしゃくとしている。およそ物をねだることがないので，菓子も着物も母の推量であてがわれる。学業成績はよく，彼女の才能を買った父は，女は家庭にいるばかりが能ではない，将来女医になれと強くすすめた。父も祖母も，頭がよいから男だったらよかったのにと口癖のようにいうようになった。「嫁にいって平凡になってしまうならつまらない」(患者)。強く母を慕い，面接に来た母を離そうとしない。しかし母以外の家族には会いたがらぬ。「わたし，わがままならわがままでいいの，先生もはっきりそういってよ」とつめよってきたこともある。わたくしに対しては，終始，依存と反抗の混じた両価的（ambivalent）な感情転移を示した。「自分が病気してからバラバラだった家庭がまとまってきた」「両親も自分の話をよくきいてくれるようになった」「自分の病気も無駄ではなかった」。なお，観察者にとって重要と思われたことは，彼女が，結果的には，疾患を通して従来

不十分なものであった母親との愛情関係を確立したことである。彼女はあらゆる機会に母と二人きりの時間を過ごすことに腐心した。「こんなにゆっくりと母と話しができたのは生まれて初めてだ」と告白している。

　これらの記述の断片を読んだだけでも，著者がいかに患者本人だけでなく家族にも，深い心理療法的接近をしてきたかをうかがい知ることができる。三世代の家族関係とその変遷が症状形成にいかにかかわってきたか，症状の家族関係に及ぼす衝撃と効果，特にその肯定的意味などを読みとることができる。こうした症状の持つ家族関係への肯定的変化への力は，1970年代になってようやく諸外国の家族療法家が指摘しているが，著者はその10年以上も前に，こうした密な治療的接近を通じて発見しているのは驚嘆に値する。

　周知のように，著者は1980年代に至るまでに，鈴木浩二や牧原浩らから強く影響を受け，家族研究と家族療法に本腰を入れ，その後も本学会の設立と発展に大いに貢献するわけだが，そもそもこの学位論文を執筆するにあたっての治療的姿勢が，家族療法的であったと言えよう。著者は，家族療法導入時のわが国の多くの家族臨床家と異なり，著者自身の臨床への家族療法的視点の導入は実に慎重で，多くの家族療法理論を十分に咀嚼した上での「下坂流」といってよいほどの方法を展開する。「常識的家族療法」において著者の家族面接の理念と作法がほぼ完成し，さらに道元の思想を取り入れつつ，今もって深化している。

　著者は家族療法の考え方が，多くは境界例水準にあるANの患者と家族との自身の臨床に大いに役立ち，治療効果も上がったと振り返っているが，こうした姿勢の変遷は，著者のこの処女論文の内容からすれば，慎重かつ自在で自然な成り行きであったと思われる。筆者は20年以上にわたって著者から身近に臨床を学んでいるが，症例に関わる際の著者の冷静かつ真摯，そして細心の観察眼は，この論文の中にいる40年以上前の著者と寸分として変わらないのには感服する。

（中村伸一）

関連文献
1) 下坂幸三編：精神療法の条件．金剛出版，1988．
2) 下坂幸三編：過食の病理と治療．金剛出版，1991．
3) 下坂幸三：心理療法の常識．金剛出版，1998．
4) 下坂幸三：拒食と過食の心理：治療者のまなざし．岩波書店，1999．

58 アルコホリック家族における夫婦相互作用と世代間伝達

著者 斎藤学
所収 精神神経学雑誌, 90 (9); 717-748, 1988.

著者,斎藤学は1941年生,精神科医。慶応大学精神科から,当時日本におけるアルコール症治療の草分けであった国立療養所久里浜病院に派遣され,その後フランス,サン・タンヌ病院に留学,慶応病院に戻った後,再度久里浜病院に勤務した。この1978年からの第2期久里浜時代に,アルコール症の疾病概念をめぐって,それまでのアルコール中毒に対して「アルコール依存症」の概念を確立し,国内に普及させた。

その後,東京都精神医学総合研究所,都立松沢病院および世田谷保健所を結ぶ地域アルコール医療ネットワーク活動へと進み（いわゆる世田谷方式）,アルコール依存症本人の治療だけでなく,アルコール問題を持つ家族全体への介入・治療的アプローチへと臨床を広げて行った。その後斎藤の治療対象は摂食障害,ギャンブル依存,夫婦間暴力,児童虐待,性虐待など,アディクション（嗜癖）問題全体へと拡大し,1995年より斎藤クリニックおよび家族機能研究所を開設して臨床活動と研究活動を行っている。

斎藤は当初精神分析に傾倒し,フランス留学時代にラカンのゼミナールに出席したり,またクライン学派の教育分析も受けた。しかし,第2期久里浜時代から,世田谷区でのアルコール医療ネットワーク活動の時期に,次第に精神分析を離れ,家族のシステム性に注目して行った。その中で,たとえばアルコール依存症の夫が断酒した後,夫が断酒カウンセラーとして活動する中で,妻が急性腹症を繰り返すようになったケースが出現するなど家族内の「シーソー現象」に気づき,その機序に関心を抱いた。

この頃海外においては,1977年代後半からスタイングラス Steinglass, P.ら[2]によって,家族内でアルコール問題が持続している夫婦を同時に入院させて,その関係を直接観察するという,それまでとまったく異なる家族へのアプローチが行われ始めていた。

また,日本においても,1984年に日本家族研究・家族療法学会が設立され,家族システムに対する治療的変化の方法論の模索・臨床的実践が行われ始めた。

このような流れの中で,アルコール家族内における相互作用パターンの世代間伝達の問題に対して,IP世代とその両親,子どもの3世代を実証的に調査したものが本研究である。

調査対象は,1981年に国立療養所久里浜病院に入院した45名の男性アルコホリッ

クとその妻との45組の夫婦と，彼らの実親180名，3歳以上の実子79名である。この45組の夫婦において，実親に問題飲酒のあるアルコホリック（夫）をA群，実親に問題飲酒のある妻をα群とした時，A群は55.6％，α群は24.4％と一般人口と比べて，親世代に高い問題飲酒発生率が認められた。これは，A群では，体質ないし素因の生物学的伝達（遺伝）によって説明可能だが，α群に関しては，別の伝達経路，親の行動パターンが子どもたちに学習されることによって生じる養育環境的伝達が介在すると考えられる。また，α群の妻たちには，非α群の妻たちに比べ，配偶者選択や婚姻過程で自主性の欠如とひきこもりの傾向が認められ，現在の夫婦の性関係に問題をはらんでいるものや夫の嫉妬妄想の対象になっているものが統計学的に有意に多かった。また，心身に不調のあるものの割合，子どもの問題行動の発生頻度も有意に高かった。にもかかわらず，彼女たちの多くは家計の主力を担っており，結婚生活に満足しているものも多かった。

さらにここで，症例が5家族あげられており（α群2家族，非α群2家族，中間型1家族），各々の夫婦の出会い・配偶者選択，妻と夫の源家族，性関係，子どもとの関係，家族内相互作用の特徴などが詳細に記述されている。

この論文では著者自身に，精神分析的な個人病理の解釈から，システムとしての家族理解へと進んで行く過渡的な思考が認められ，たとえば症例の記述において，「エディプス葛藤の遷延」といった精神分析用語と「家族内の相互作用」といったシステミックな家族療法の用語が混交して用いられている。これは日本のアルコール問題の臨床・研究が，本人の個人病理にのみ注目していた状況に対し，アルコール依存症者を含む家族システムの相互作用パターンに関心を払う，という別の次元の発想を導入していく過程と対応しており，この論文はその変曲点として象徴的な意味を持っている。

この変曲点を通過後に，日本のアルコール臨床は，アルコール依存症者を含む家族全体の治療やケアに大きく重心を移して行く。そして，1980年代後半から1990年代前半に，アルコール依存症家族への初期介入，配偶者や子どものグループミーティング，地域ネットワークセラピー，アルコール依存症の家族入院療法などのさまざまな治療法が臨床の場に導入されていった。その流れは，家族研究の面にも繋がり，1989年に日本のアルコール家族問題の研究者と世界の研究者との相互交流の機会として，"Alcoholism and the family" のテーマで東京において国際シンポジウムが開催され，その結果は，日米で同時に出版された[1]。　　　　　　　　　　（市川光洋）

関連文献

1) Saitoh, S., Steinglass, P., Schuckit, M.A. eds. : Alcoholism and the Family. Seiwa Shoten, Tokyo, 1989 / Brunner/Mazel, New York, 1992.

2) Steinglass, P., et al. : Observations of conjointly hospitalized "alcoholic couples" during sobriety and intoxication : Implications for theory and therapy. Family Process, 16 ; 1-16, 1977 . ⇒ *17*

59 てんかんの家族療法
心理教育と戦略的家族療法の併用

■著者■ 緒方明
■所収■ 家族療法研究, 5 (2) ; 119-127, 1988.

　現在，熊本大学教育学部障害児病理学教授である著者に初めてお会いしたのは，企画したジェイ・ヘイリーHaley, J.のワークショップ（国際治療教育研究所主催）であった。確か，ビデオに撮りたいと許可を申し出られたのだと思う。その時，著者のかつて所属しておられたのが静岡東病院という話をされたので記憶に残っている。浜松医科大学に居たので，静岡東病院がどういう施設かはよく知っていた。てんかんセンターを併設した，科学もしくは生物学的精神医学の牙城というイメージで捉えていた。日本では，まだまだ心理学的精神医学が幅を利かせていた時代である。てんかんの専門家がどうしてヘイリーかと不思議に思った記憶がある。と同時に，その際，てんかんセンターへは熊本大学医学部精神科からの内地留学ともお聞きしたことを覚えている。今回，本論文を拝読し，すべての不可思議が佳い方向に集約したのである。
　この論文は，著書の手がけてこられた，てんかん患者とその家族への，初診時における心理教育の必要性と，心理教育の後，症状行動（ここでは「家族に問題を引き起こすような病気の症状」という意味のようである）が出現した場合の，戦略的家族療法の効果についての，経験に基づいた見解を披露したものである。
　てんかんを抱える家族への心理教育は，医療現場のいわゆるムンテラの形を取る。「人間の口（Mund）」「治療（Therapie）」の特徴は，非専門家が行うと効果が半減するし，また，時には（科学に即して，つまり「神の口」では言えないかもしれない），明言や確言に近い表現をすることだ。例に挙げられている「ほとんど遺伝しない」は，現時点では学問的に完全に解明されているわけでもないので偏見よりも現状に即しているわけだし，家族の歪んだコミュニケーションの成因となる母親の「因縁」を断ち，子どもに病気の成因を過去に遡らせないようにする。「精神症状が出た場合，その成因は棘波などのてんかん性脳波異常である可能性が高い」や「てんかんでの性格にはてんかん性異常脳波が関与している」は，病気に対して家族が因果律を見出したり，陰性感情を抱くことを制御し，家族のこだわりこだわられる悪循環を離断する。
　このように，著者による，てんかんへの心理教育は，ムンテラ色の濃い塩梅に，てんかん全般に敷衍されている。一方，戦略的家族療法は，技法としてはありきたりの

ものばかりだが，適応の機微，薬で言えば匙加減に著者の専門家としての経験が如何なく発揮されている。こだわりこだわられる悪循環が認められない原発全般てんかんなどでの介入は，一般の戦略的家族療法に準ずるという。圧巻は，悪循環が認められない側頭葉てんかんでの戦略的家族療法での味付けである。たとえば，爆発性，易怒性など精神症状を持つ側頭葉てんかん患者では，逆説的指示が裏目に出ることもあるので「控えめ」に調整しておく。

　著者とほぼ同じ時期に，筆者は痴呆の家族療法の論文を精神医学関係の雑誌に発表したことがある。本論文を読むまでは，家族療法は対症療法であるが故に，身体疾患をはじめあらゆる領域に適用があると考えていた。知的認知機能に著しい欠陥を有する痴呆に適用することは，劇的とも思えた。本論文を読んで，初めて感じたことは，筆者が痴呆の専門家でもあったら質的向上がのぞめたということである。

　てんかんセンターに在籍した著者は，本論文での知見が，対照研究が十分でないゆえに即断を許さない種類のものであることを断っている。筆者が20代に師匠から教わり現場ですぐに試してみたように，若い臨床家がその存在を知った時大いに感動する，いわゆる「立津の対人反応」（かつて熊本大学医学部精神科教授が経験的に見出した，統合失調症と一酸化炭素脳症との，検査者の対人刺激によって出現する両症候群患者の弁別）を最近の科学的脳研究が実証できなくても臨床場面で語り継がれるように，本論文には，てんかんセンターではなく熊本大学医学部精神科の伝統によって評価してもらう余地が残されている。
　　　　　　　　　　　　　　　　　　　　　　　　　　　　（石川　元）

60 非行臨床における権威とordeal
家庭裁判所における活用

■著者■ 廣井亮一
■所収■ 家族療法研究，5 (2)；128-137, 1988.

　著者は，約20年間家庭裁判所で非行臨床や家族臨床に携わった経験をもち，現在では大学で教鞭をとる研究者でもある。本研究は，著者が家裁調査官だった頃のものであり，家庭裁判所という権威的な組織の性格を活かしつつ，そこに家族療法の中でもとりわけヘイリーHaley, J.のいうordeal（試練）のアイデアを導入することで，非行臨床に有効な手立てを示そうとしたものである。

　非行臨床のあり方を述べるとすれば，まず援助が開始される犯罪行為の特殊性について触れなければならないが，筆者はこれを法的な枠組みを逸脱した行為であると規定している。したがって，非行臨床の目的は，非行や犯罪を繰り返すIP（Identified Patient：患者とされた人）が社会のルールに従うことができるよう援助することである。それが非行臨床における問題解決である。

　ところが，IPを法的な枠組みに従わせると言っても，IPを単に法的な強制力によって屈服させるだけでは力（power）による犯罪行為の一時的な抑制にすぎず，IPは必ず権力に対してさらなる反発や逃避という行動をとる。このようなIPの反発や逃避こそが実は非行行動の本質部分と深くかかわっている。

　これは，一つには権力と権威の履き違えから生じるものであるが，相手との力関係に敏感なIPはとかく社会的制裁機能のある裁判所を権力の代理人であると誤解しやすいため，裁判所の「権威」にネガティブなイメージを抱きやすい。そこで，非行臨床ではこのようなIPのイメージをポジティブなものにリフレーミングすることが援助のポイントであり，そのためにはIPや家族と十分にジョイニングし，メタ・コミュニケーションのレベルで慈愛に満ちたメッセージを伝達する必要があるという。

　このような慈愛に満ちたメッセージがIPにとってordeal（試練）となる時，それを成し遂げるIPや家族を暖かく見守ることがordeal therapy（苦行療法）の基本である。IPにとって非行行動は辛いものと認識されていないため，非行行動を何か「試練」となるような別の行動に置き換えたり，家族価値に配慮しながら非行行動の意味付けを変え治療の焦点としたりする。本論文では興味深い事例が紹介されているが，ここではそのうちの二つを取り上げてみたい。

事例1のIPは，中学時に教師に乱暴をはたらき，卒業後すぐに暴力団に加入しては粗暴事件を繰り返すなど，ことごとく権威者に反抗していた。IPは父親，教師，保護観察官などを敵とみなし反発していたが，そのようなIPの姿勢に周囲の権威者は「力」で抑えつけようとし，力をめぐってIPと権威者とが悪循環に陥っていた。面接を実施した著者は，権威がメタフォリックに表現されている肘あて付きの椅子の活用を思いつき，IPにそこに座って威張って見せるよう促した。反抗することを許されたIPは，それに反抗して椅子に座らなくても面接者の権威に従うことになり，反抗しても面接者の指示に従うことになるという治療的逆説に置かれ，威張り続けることが一種の「試練」となった。IPがこのような試練を乗り越える過程で面接者を権力者ではなく権威者と認識するようになり，5カ月後には暴力団を抜けるまでの決意をした。この種の逆説的アプローチがことさら有効なのは，IP（や家族）が権威に対して反発的な時であると著者は指摘している。

　また事例2は，シンナー吸引や暴走行為など問題が多岐にわたり，IPの非行行動が家庭内コミュニケーションの連鎖に組み込まれていた事例である。IPの非行行動は父が警察や暴力団といった権力を利用すると一時的に治まるが，しばらくすると母がIPに口やかましくなり非行を誘発していた。そこで，別居中の父の会社でIPを働かせ，職場でのIPの仕事ぶりを書いたノート（日記）をIP経由で父母に受けわたしさせた。家裁の権威を用いた指示だが，治療成功の秘訣は，非行組み込み型の連鎖を，仕事という社会容認的な行動連鎖にすり替えることができ，とかく他人の権力を借りる父に接近させることがIPにとって試練となったことによる。もちろんIPの非行は，父の注意を母に向けさせるためのmaneuverとして母に利用されていたため，父母の夫婦関係の問題を解決しなければ家庭内のコミュニケーション連鎖を断ち切ることは難しい。しかしながら，非行臨床としての問題解決はこのようなアプローチによっても十分可能であることがこの事例から示された。

　本論は，公的な権威を背負っていることを最大限に活用するということの臨床的意義を明らかにし，難事例に対してシステミックな視点から具体的な介入方法を示したことに大きな価値がある。

（岡 本 吉 生）

関連文献

1) Haley, J. : Ordeal Therapy. Jossey-Bass, San Francisco, 1981.（高石昇，横田恵子訳：戦略的心理療法の展開．星和書店，1988）

61 「非行」が語る親子関係

著者 佐々木譲，石附敦
発行 1988年　岩波書店

　著者の二人は家庭裁判所調査官である。一般には馴染みの少ない職種と思われるので最初に紹介しておきたい。家庭裁判所調査官は，少年事件（未成年者の非行）や家事事件（離婚調停・遺産分割など）の調査に当たる。少年事件係の家庭裁判所調査官は，非行を犯した少年の適正な処遇選択のために，人間関係諸科学（心理学・社会学・法律学など）の方法を用いて調査し，その結果を処遇意見として裁判官に報告するのである。調査は主に面接調査が中心となり，少年や保護者との面接が主たるものである。本書では少年の処分が保留され，著者らが少年や保護者に心理的な介入を図った試験観察事例が取り上げられている。一般には知られていない家庭裁判所における非行臨床の実際が本書を読むとよくわかる。

　著者らは執筆の経緯などについてあとがきで，次のように率直に述べているのでまずは紹介したい。「二人とも多忙な日常の中で，この"大仕事"を引き受けるだけの余裕を見つけることができるだろうかという不安が，まず第一にあった。第二に，非行について語る際に，はたしてわれわれが適任かどうかというためらいもあった」と告白する。著者らは数多い事件を抱え，実務に追われながらの執筆はさぞかし大変であったことであろうと想像に難くない。共著ではあるが，あとがきに記されている通り「二人のチーム・ワーク」は絶妙である。豊富な臨床経験に基づいた二人はまさに「脂の乗り切った」という表現がぴったりでもある。著者らのジェンダーが異なっていることが事例の提示にも幅を与え，事例を読みながら，どちらが書いている部分なのか当てるのも読者に楽しみを加えてくれる。本書に学んだ家庭裁判所調査官は多く，新任の者たちには必ず紹介される必読書の一つである。

　本書の構成は，七つに分けられている。少年たちの立ち直り過程の中からいくつかの類型と思われるものを取り出し，六つの類型に分類し，最後には「立ち直る過程における親子」として総括がなされている。六つの類型とは，「対決」「離別」「休止」「出直し」「出会い」「修正」である。これらは，非行から少年が立ち直る過程で，親子関係に特徴的に見られる展開に焦点を合わせ名づけたものである。それぞれに典型的な事例を詳細に報告してあり，著者らと少年・保護者とのやりとりが手に取るように分かる。このことは，臨床を生業としている者にとっては，非常にありがたいので

ある。

「少年が非行から立ち直るとき，親のほうも親として立ち直るのである」といった著者らのことばは，非行臨床の深淵を覗いた，いわば境地から発したことばでもあろう。

次に，著者たちの臨床のスタンスや介入のエッセンスを紹介してみたいと思う。親子の対決とは，親と子の正面切った「ぶつかり合い」であると著者らは述べ，「対決の一つの眼目は，親子間に愛情の絆が形成されていることであり，その絆が容易には結び直せないほどからみ合い，もつれ合っている場合，対決が必要とされ，また可能となる」（232頁）と主張する。子どもは非行を通して親に「まともに向き合って欲しい」といったメッセージを送ってくるのであるが，親子がまともにぶつかり合うことは今日とても難しい時代ではなかろうか。「休止」では親子間の争いに何とか折り合いがつき，妥協が成立していく過程である。親子間で妥協がなされなければ，家族が崩壊してしまう危険性を孕んでいるからであり，それだけ家族の抱えている問題は大きいと著者らは指摘する。「離別」は，少年の側が親を「見限る」形で「離別」していく。その離別をいかに実現していくかが，立ち直りにつながる中核的課題となる。最近は「離別」に至るほどのエネルギーのある少年が少なくなっているように思うのであるがいかがであろうか。非行からの回復過程で甘え直しや健康な退行が見られるものを「出直し」と名づけ，「母親と子どもがもう一度母子関係をやり直しているように見える」（123頁）事例を提示している。

非行臨床では親と生別した事例は少なくない。実際に離別した親と会うかどうかは問わないが，離別した親との交流が立ち直りの契機となっている事例は少なくない。親と生別し養護施設で育ち，自暴自棄的に窃盗を繰り返す少年（花子）に，「18歳までせっかく一所懸命やってきたのに，あきらめなければならないのかなあ，とひとりごとをつぶやく」（173頁）くだりは行き詰まった面接を打開するヒントを提供してくれる。独り言やつぶやきの効用である。

完成度の高い非行臨床の本である。

（村松　励）

62 家族療法ケース研究 1〜5

1　摂食障害
2　登校拒否
3　境界例
4　精神分裂病
5　うつ病

編者　1：下坂幸三，秋谷たつ子／2：鈴木浩二／3：石川元／4：牧原浩／5：下坂幸三，飯田眞
発行　1，2：1988年／3：1989年／4：1991年／5：1993年　金剛出版

　本書は，学会創立に合わせて企画され，その4年後から刊行が開始された本邦初の家族療法ケース研究集であり，現在まで類書は見当たらない。編者は，鈴木・牧原・下坂といった歴代の本学会会長をはじめとする家族療法の枢軸であり，その執筆者の多くは現在の家族療法・心理療法を主導している人々である。各巻の構成は，編者による総論が冒頭に掲げられ，8〜10編の事例研究と，1巻には文献紹介「諸外国における家族療法の技法展望（秋谷たつ子）」，3巻にはエッセー「境界例にとって家族とは（馬場禮子）」が収められている。
　総論は，各巻のテーマに関わる家族研究，家族療法の歴史的概観を得るためにも，特に若い読者の必読文献であろう。紙幅の関係から，それぞれの巻から1〜2の論文を紹介するにとどめたい。
　1巻は摂食障害がテーマであるが，総論として下坂の代名詞ともなった「常識的な家族療法」が詳述されている。その家族療法は，「IPと他の家族成員のすべてに――同時に自らにも――腑に落ちることを目指すもの」であり，基本原則として，1）個人面接と家族面接とを原則として併用する，2）親権を尊重し，親の顔を常に立てる，3）親の持つ顕在的ないし潜在的な保護機能を信頼し，この機能の活性化をはかる，4）親の苦衷を汲み，親の不安，焦燥，疲労，怒りの軽減をはかる，5）今日の家族療法の諸技法は理解するように努めるけれども，それを特に意図的には用いないことを挙げている。事例としては，松木邦裕の対象関係論的アプローチから斎藤学の摂食障害を嗜癖行動の一つとしてとらえたグループ・セッションまで多様な実践例が収められている。
　2巻は登校拒否をテーマに，鈴木が主宰していた「精研（国立精神・神経センター

精神保健研究所）グループ」によるミラノ派のチーム・アプローチをモデルとし，ミニューチンMinuchin, S.の構造的家族療法，ヘイリーHaley, J.の戦略的家族療法などシステム論に基づく家族療法を中心に事例が集められている。また，「家族造形法」「シート・チェンジ」「課題の処方」「家族ロールシャッハ・テスト」などの欧米の文献で紹介されたさまざまな技法が，実際のわが国の事例の中でどのように使われ，果たして有用であるのかを理解することができる。

3巻は境界例を扱っているが，編者の「家族療法を標榜していない臨床家に，家族を含めての境界例との関わりをそれぞれの立場から執筆してもらう」といった方針のもと，村瀬嘉代子「家族成員の立ち直りを支えた治療者」から乾吉佑「パーソナリティー障害を持った家族との並行面接」まで，アプローチの異なる9事例と石川が総論の中で二つの事例を紹介している。中でも，遊佐安一郎，山田純子「個人アプローチからシステムズ・アプローチへ」は，セラピスト二人の対談形式でケース検討を行いながらシステムズ・アプローチの実際が分かる，初学者にとって特に有用な内容となっている。

4巻は統合失調症がテーマで，この疾病の家族療法におけるパイオニア的存在である白石英雄「2人の分裂者が生じた情宜的な家庭にみられた十余年間の変遷」は，「家族に対して細心であり，粘り強く，軽々しくは扱わない」という基本方針を述べ，浜田晋「誰にでもできる〈小家族療法〉の一例」では，日に50人もの患者を診る精神科診療所でも工夫次第で有効な家族援助が可能であることを明示している。ただし，家族教室などの心理教育的アプローチの事例がないのは，この時代ゆえ致し方ないところであろう。

5巻はうつ病を取り上げているが，近年の学会誌にもほとんど見当たらない内容だけに貴重な事例集となっている。現在，SSRIといった新たな抗うつ薬が広く適用されている時に家族へのサポートはより必要なものとなるし，社会の耳目を集めているひきこもり問題に対処するにも家族への働き掛けは不可欠であり，坂口正道「青年期の躁うつ病症例と家族療法的関与について」は大変参考になる。また，岡本万里子，下坂幸三「患者の治療中に現れる親の抑うつについて」は，思春期・青年期の患者を精神療法的に治療する際に不可欠な知見を教示してくれるものである。

家族療法の基本部分は変わらないとしても，当然のことながら，疾病・問題行動の特質，さらには治療者の所属する治療システムの異同を念頭に置かなくては，家族への治療的関与は有効に機能しない。本シリーズを通読すれば，わが国で家族療法が展開されようとし始めた当時の熱気とともに，先進から気鋭の臨床家が，さまざまな立場で行っていた家族療法の実際が描き出されており，温故知新，今も本書の価値は失われていない。

（生島　浩）

63 21世紀の心理療法 I・II

編者 Jeffrey K.Zeig
監訳 成瀬悟策
発行 I：1989年／II：1990年　誠信書房
原典 The Evolution of Psychotherapy. Taylor & Francis, London / New York, 1987.

　本書は，1985年12月11～15日，ミルトン・エリクソン財団が主催した米国アリゾナ州フェニックスでの「心理療法の発展会議」に招聘された心理療法各派の名だたる臨床家および理論家27名の講演および対話録である。この会議は，今や心理療法の世界において一つの伝説にすらなりつつある。なぜならば，米国を中心に29カ国からなんと7,000名に及ぶ参加者があり，しかも，登録締切り後にも数千人の参加希望者があったというのだから。これほどまでにこの会議が注目された最大の要因は，何と言っても一流の臨床家たちが学派を超えて初めて一同に会した会議という点にある。しかし，それ以上に認識すべきことは，それが可能となった心理療法の歴史における1980年代という時代の持つ意味と，ミルトン・エリクソンErickson, M.H.のまさに"非凡なる"影響力の大きさである。

　さて，その名だたる臨床家および理論家を本書の目次に沿いながら紹介しておこう（なお，演題名については紙幅の都合により割愛している）。

第I部　家族療法
　1. サルヴァトール・ミニューチン　　討論：ゼルカ・モレノ
　2. ジェイ・ヘイリー　　　　　　　　討論：サルヴァトール・ミニューチン
　3. マレー・ボーエン　　　　　　　　討論：ジェームス・マスターソン
　4. クロエ・マダネス　　　　　　　　討論：ポール・ワツラウィック
　5. ヴァージニア・サティア　　　　　討論：アーヴィン・ポルスター
　6. カール・ウィタカー　　　　　　　討論：アルバート・エリス
　7. ポール・ワツラウィック　　　　　討論：アーネスト・ロッシー
第II部　認知行動療法
　8. アルバート・エリス　　　　　　　討論：メアリー・グールディング
　9. ジョセフ・ウォルピ　　　　　　　討論：ジャッド・マーマー
　10. アーロン・ベック
　11. アーノルド・ラザラス　　　　　　討論：クロエ・マダネス
第III部　ヒューマニスティック療法

12. カール・ロジャース
　13. ルース・サンフォード　　　　　討論：ミリアム・ポルスター
　14. ロナルド・レイン　　　　　　　討論：トーマス・サズ
　15. ロロ・メイ　　　　　　　　　　討論：ブルーノ・ベッテルハイム
第Ⅳ部　精神分析的療法
　16. ブルーノ・ベッテルハイム　　　討論：ロナルド・レイン
　17. ジェームス・マスターソン　　　討論：ジェイ・ヘイリー
　18. ルイス・ウォルバーグ　　　　　討論：アーノルド・ラザラス
　19. ジャッド・マーマー　　　　　　討論：アーロン・ベック
第Ⅴ部　集団療法：TA, ゲシュタルト, サイコドラマ
　20. メアリー・グールディング　　　討論：ジェフリー・ゼイク
　21. ロバート・グールディング　　　討論：ヴァージニア・サティア
　22. ミリアム・ポルスター　　　　　討論：ロバート・グールディング
　23. アーヴィン・ポルスター　　　　討論：カール・ロジャース
　24. ゼルカ・モレノ　　　　　　　　討論：カール・ウィタカー
第Ⅵ部　エリクソン流アプローチ
　25. アーネスト・ロッシー　　　　　討論：ルイス・ウォルバーグ
　26. ジェフリー・ゼイク　　　　　　討論：マレー・ボーエン
第Ⅶ部　対位的手法
　27. トーマス・サズ　　　　　　　　討論：ジェームス・ブーゲンタール

　こうして見てみると，その壮大さにただただ圧倒されるばかりである。本会議の実質的な責任者で本書の編者でもあるゼイクによれば，これら講師陣の平均年齢は60歳代に入っており，年齢の幅は，もっとも若いのがゼイク自身の38歳で最高齢はカール・ロジャース Rogers, C.R.の83歳であったという。今は亡き巨匠たちの生の声に接することができ，かつ，立場を異にする一流の臨床家，理論家同士での真摯でかつ時に激しい討論のやり取りの数々に出会える本書は，今日のわが国におけるすべての臨床家にとって自らも心理療法の大きな歴史の流れのうちにあることを実感させてくれるはずである。
　さて，このように，本書はまさに心理療法全書とも言うべきものであるが，あらためて，上記の目次を見てみると，きわめて興味深いことに，本書は家族療法家の面々からスタートしていて，しかも，その数たるや他の各派に比べて一番多い（本書では「ヒューマニスティック療法」に区分されているものの統合失調症の家族療法を語る上で欠かせないロナルド・レイン Laing, R.D.を含めれば8名となり全体の約3分の1にあたる）。このことは，1980年代に入ってからの家族療法の台頭が，いかに従来の心理療法全体の枠組みを揺り動かして次の発展への原動力となっているかということの一つの証左と言えるであろう。では，そうした家族療法なるものはいったい何であったのであろうか。

周知のごとく，家族療法は，1950年代，システム理論や情報理論等のあらたな学問と，地域精神医療の発展等に見られるような臨床的な社会状況の変化を背景にしながら誕生する。そこに家族そのものが一つのプロブレマティークとして認識されるようになり，また，従来からの種々の"家族研究"をも包含，発展させながら，まさに"個人から家族へ"そして"家族の治療"としての家族療法はその先進性と独自性を前面に押し出してくるのである。それはたしかに心理療法全体にとって一つの大きなインパクトとなり得た。しかし，もし仮に，この"家族の治療"路線をそのまま踏襲していたとすれば，おそらく，家族療法は本書にあるようなここまでの影響力を発揮できなかったであろう。その点で，あらためて見過ごすことができないのは，同じく1950年代におけるミルトン・エリクソンとベイトソングループの出会いがもたらした意義である。彼らの家族療法は，実は，その時点ですでに"家族"をも超えていたのである。

　では，この奇妙な言い方ではあるが，"家族"をも超えた家族療法とは，どのような意味において心理療法全体の発展に寄与し得たのであろうか。加えて，では，その同じく約30年後の現在においてそれはどのように引き継がれているのであろうか。本書に登場するいわゆる第一世代の家族療法家と呼ばれるミニューチン Minuchin, S.，ヘイリー Haley, J.，ボーエン Bowen, M.，マダネス Madanes, C.，サティア Satir, V.，ウィタカー Whitaker, C.A.，ワツラウィック Watzlawick, P.そしてレインたちの主張には，それぞれの出自やスタイルまた強調点の違いこそあれ，そこには一つの共通した側面がある。それはすなわち，上記の面々と同時代を生きた重要な家族療法の理論家の一人であるリン・ホフマン Hoffman, L.[2] ⇒*42*がその著「家族療法の基礎理論」の冒頭で述べた次の一節に要約される。「家族療法は単なる新種の治療技法以上のものであり，人間の行動と対人相互作用についての影響力の大きな新仮説に基づいている」。換言すれば，彼らは，特に近代以降の社会的・文化的に規定された人間観に基づく心理療法のあり方自体を"脱構築"しようとしたのだと言えよう。それは同時に，心理療法の専門家という存在そのものを問い直すことでもあった。その点について，ヘイリーは本書の中で文字通り「治療は実在するのか，何が治療か，治療はどこでも同じなのか，だれが治療すべきか……」と，例の辛らつさと皮肉たっぷりな言い回しで問いかけている。

　ここで，仮に，こうした家族療法家たちをそれこそ一つの家族に喩えるとすれば，それは"多形"家族と呼ぶのがふさわしい。この多形性こそが家族療法を近代に固有の"体系性""統一性""明晰性"への誘惑から逃れさせ，それゆえに，その後の90年代，そして新世紀に入った今日においてもなお家族療法は，ハーレーン・アンダーソン Anderson, H.流に言えば，"家族療法という問題の解消"に向かって発展し続けているのかもしれない[1] ⇒*84*。

　あらためて，本書の家族療法にとっての意義について，ゼイクがその序論の中で述

べている心理療法全体の発展に関する10の覚え書きを以下に紹介しておく。おそらく，それらのいずれもが，ミルトン・エリクソンとの対話を通じて家族療法そのもののうちにすでに内包されていたものであること，そして，今日，それらは心理療法全体におけるさらなる共通要因として認識されつつあることが理解できよう。

1）心理療法を寝椅子から訣別しつつあること，2）いっそうユーモアを用いるようになっていること，3）心理療法がますます一般化しつつあること，4）シンボルの利用により，解釈と袂を分かち，構成的経験の創造へと進みつつあること，5）病理の解明よりも，むしろ資源を動員する方向にあること，6）システム論的アプローチがよりいっそう一般的になっていること，7）心理療法はより結果指向になっていること，8）治療を患者に適合するよう調整することが強調されてきていること，9）その土地の言葉を用いる動きがあること，10）治療対象の特殊化が進んできていること。

ところで，本書の元となったこの会議が開かれた1985年の前年に，わが国でも家族療法学会が創設されることになる。この第1回の記念大会にミニューチンが招聘された。その折り彼が何度となく「家族療法は技術ではなく考えかたである」と強調していたことが今になってあらためて思い出される[3]。

（児島 達美）

関連文献

1) Anderson, H., Goolishian, H.A. : The client is the expert : A not-knowing approach to therapy. In S.McNamee & K.J.Gergen (eds.) Therapy as Social Construction, pp.25-39, Sage, Newbury Park, CA, 1992（野口祐二，野村直樹訳：クライエントこそ専門家である：セラピーにおける無知のアプローチ．ナラティヴ・セラピー：社会構成主義の実践，pp.59-88, 金剛出版，1997）⇒ *84*

2) Hoffman, L. : Foundations of Family Therapy. Basic Books, New York, 1981（亀口憲治訳：システムと進化：家族療法の基礎理論．朝日出版社，1986, p.19）⇒ *42*

3) Minuchin, S.（岩村由美子訳）：今日の家族療法．家族療法研究，1 (1)；39-49, 1984.

64 Women in Families
A framework for family therapy
家族の中の女性たち：家族療法

編者 Monica McGoldrick, Carol M.Anderson, Froma Walsh
発行 W.W. Norton, New York, 1989.

　この本が生まれたいきさつを述べると，編者である3人の女性が，家族療法の訓練，理論化，研究の最前線にいる女性50人による3日間の集まりを，1984年にコネチカット州のストーンヘンジで企画した。会の趣旨は，家族における，また家族療法における「女性にまつわる問題」への取り組みを，出席者相互に共有することであった。女性のみの集合ということに奇異の目を向ける人も少なからずいて，魔女の集会のように見る人もあったという。ジェンダーの問題，すなわち，社会によって定められた性別による役割分担を見直すと，自分たち自身の家族の中でも家族療法を受けに来る家族の中でも，あるいはまた職業上の関係においても，女性と男性では権限や労働の配分の不平等さがある点に，女性が苦闘してきたことが明らかになった。この会合を核として，女性の視点を不動なものとして構え，つまりフェミニストの立場で，これまでの心理学における発達理論や心理療法を根底から見直した告発的な書物が上梓された。

　この本は3部から成る。第1部は「家族の中の女性：理論とセラピー」で9論文が，第2部は「女性とコンテキストの中の家族」で8論文が，第3部は「独特の問題」として5論文が収められている。

　筆頭編者のモニカ・マクゴールドリックはソーシャルワーク出身で，ニュージャージー医科歯科大学の精神科で教鞭をとる，ボーエン派に学んだ家族療法家である。わが国では，『ジェノグラムのはなし：家系図と家族療法』⇒56の著者として知られている。マクゴールドリックは四つの論文を本書に載せている。それらを中心に紹介する。

　第1部冒頭の論文「家族における，また家族療法における女性」は，編者3人の共著である。第2部にある「民族性と女性」は他3人（そのうち二人は名の通ったセラピストであり，後述する研究所のスタッフでもある）との共著，「家族ライフサイクルを通してみた女性」「女きょうだい」は単著である。このことからも，モニカのエネルギッシュな有能さが分かる。

「女きょうだい」（"姉妹"と固定すると著者の意に添わぬ点もあり，この訳語とした）は，これまで目に留められなかった女同士のきょうだい関係の特質を考察した新鮮な論文である。ライフサイクルと女きょうだい関係の変化，母親の二面性を担う二人姉妹，障害児のいる家庭で分担させられる責任，義理の姉妹関係の臨床的活用，双生児における融合の問題点，などについて，男きょうだいとの関連も視野に入れて述べられている。

「民族性と女性」では，臨床上の介入をする際にもっとも困難な点として，当該の文化を尊重した上で，その文化のジェンダーに布置されている女性の不平等さに挑戦することをあげ，アイルランド，ヒスパニック，中国，黒人文化，ユダヤの民族性と女性の育ち方，役割について述べている。

「家族ライフサイクルを通してみた女性」では，男性と女性の発達，仕事，家事，若い成人期，若い夫婦，幼児のいる家族，思春期の子どものいる家族，子どもの出立と移行期，高齢家族，離婚・単親家庭・再婚，女性と友達のネットワーク，レズビアン，の項立てで，見過ごされてきた男性と女性の差異を記述し，われわれの（欧米の：筆者注）文化を特徴づける男性家長を中心としたシステムが，いかに両性にとって豊かさを殺ぐものとなってきたかを検討している。

マクゴールドリックは，1991年にFamily Institute of New Jerseyを設立し，その所長の職にある。多様な文化の支援をし，社会が黙殺しがちな"声"の持ち主を力づけながら，家族療法の研修，研究，実践に力を注いでいる。

文化の中に象嵌細工のように埋め込まれているジェンダーの問題に対する鋭敏な感受性や疑問は，どこかで自我親和的でないものに触れることでしか生じないのかもしれない。セラピストとしてこれまで馴染みでなかった視点を備え，自己点検するのは大切なことである。フェミニズムと聞くと自我違和的な感じを持つ人もあるかと思うが，非常に納得のいくものの見方を，時には事例と共に提供してくれる本である。

（岩村由美子）

関連文献

1） 岩村由美子：Sisters. by Monica McGoldrick：女きょうだい（海外文献紹介）. 家族療法研究，8 (2)；93-96, 1991.
2） 渋沢田鶴子：A Feminist Approach to Family Therapy. by Rachel T. Hare-Mustin：家族療法におけるフェミニスト的アプローチ（海外文献紹介）. 家族療法研究，6 (2)；73-76, 1989.
3） 鈴木浩二：Monica McGoldrick：その人柄と業績（人物紹介）. 家族療法研究，7 (2)；71-74, 1990.

65 精神の生態学

著者	Gregory Bateson
訳者	佐藤良明
発行	1990年　思索社
原典	Steps to an Ecology of Mind. Ballantine Books, New York, 1972.

　グレゴリー・ベイトソン（1904～1980）という一人の創造的な思索家が，20世紀に現れた関係性の科学を駆使してこれまでになかった新しい「言語」を生み出した。本書は1935年から71年まで36年間の彼の論文を収め，生物学，文化人類学，精神医学を主軸に，コミュニケーション，エコロジー，美学に至るまでの足跡をうかがう。英国の生物学者の息子として生まれたベイトソンは，狭い学問領域を飛び越える視野を父親ウィリアムから，特に生物界の対称性やパターンの神秘に熱い思いを寄せる父親の姿勢から受け継いだようだ。19世紀の科学は，地上のあらゆる不思議の謎解きに労力を注いだが，そこには科学的思考とともに表面にはでない神秘主義があった。ベイトソンの思考はその伝統を受け継いでいる。本書は神秘的な予感と緻密な論理構成の相乗作用がおりなす，世紀をまたにかけたセオリーたちのドラマである。

　1930年代から40年代後半にかけ，ベイトソンは「文化接触と分裂生成 schismogenesis」「民族の観察から私が進めた思考実験」「国民の士気（モラール）と国民性」「バリ：定常型社会の価値体系」の4論文をとおして，民族学的資料から一つの理論的な到達点に向かう。彼はどのような力学が働くことでグループ同士の性質や人の性格が形づくられるかという問題を解こうとした。ニューギニアのイアトムル族をとおして，個人や集団の特徴を分裂生成，一種のエスカレーションによる形成として捉え，それには対称的（symmetrical）と相補的（complementary）の二つのパターンがあると，生物学の知見から理論化した（前者は，核競争のように競合関係がその競合の度合いを高めていく過程であり，後者はたとえば支配－従属の役割の振り分けがその方向に強化されていく過程をさす）。

　バリ島で調査をしてみると，新たな疑問が湧いた。バリでの人間関係は，エスカレーションを打ち消すコミュニケーションに溢れていた。これは今までの理論では説明できない。ニューギニアの場合は上の二つのエスカレーションとも，さらにがさらにを生む「正」のフィードバックを想定できた。バリの場合を「負」のフィードバックという概念で押さえることができたのは，サイバネティクスの研究者らと出会った後

である。それでもベイトソンは、自前でサイバネティクスを、「正」のフィードバックを中心に、半分ほど創ったことになる。バリに見られるクライマックスを避けての安定、そしてイアトムルのようにある方向に関係が持続的に強化されるスキズモジェニックな蓄積、両者とも「負」のフィードバックがシステムを均衡へ向かわせることで説明がつく。ここに円環をベースにした認識論が出来上がった。はじめ異文化の肌触りを研究しようとして、エトスという静的な文化概念から出発したベイトソンが、スキズモジェネシスという変化に関する言語に辿りついた。この言語こそ人類学以外の領域への「通し切符」だった。ベイトソンは初期の頃から言葉の抽象性に絶えず注目した。ヒトはどれほど言語によって混乱させられているか。1935年の「文化接触」の論文で、文化を記述する概念が単にラベルにすぎないことをどの人類学者より強く自覚した。目前で展開する儀礼は宗教ではない、それは人類学の都合でつけた符号にすぎないと。この自明性がしかし、ロジカルタイプ（論理階型）を起点に、メタ・コミュニケーション、パラドクスを経由してダブルバインド（二重拘束論）に結晶し、またデトロ・ラーニング（第二次学習）を経て、学習理論へと発展した。

　この方向の画期的論文に「遊び（プレイ）と空想（ファンタジー）の理論」(1954)がある。なんとのびやかな題名だろう。あそびというコミュニケーションは、何かを指し示す以上に複雑なやりとりによって成り立つ。攻撃に似つつも攻撃ではない哺乳類のあそび、それは噛むけれど噛むことがふつう意味すること（攻撃）を意味していない。このより高次のメッセージの交換、いわばメタ・コミュニケーションがなければ、あそびは成立しない。そこには必然的にパラドクス（逆説）が含まれている。

　ヒトは普通二つ以上のメッセージ（例、発話内容と声のトーン）を同時に発するが、発せられたメッセージには異なる抽象度があり、それらがパラドキシカルな関係を持つ場合がある。「自主性を発揮しなさい！」は、発揮すれば命令に従うので自主的ではない。相矛盾するメッセージが母親のような親密な相手から恒常的に発せられ、その意に従っても従わなくても、身動きが取れない状態に置かれる。意味をとっても、とらなくても、またそこから離れようとしても、罰せられる袋小路だから「二重拘束」と呼ばれた。精神分裂病の謎をコミュニケーションの言語で翻訳しなおしたこの理論は、ダブルバインドを病理的な学習とみることで、その反対、つまり治療的ダブルバインドへの道を開くことになった。これが家族療法の大きな原動力となった。

　ところで、魔術師は自分の魔術が功を奏さなかったからといって、出来事への魔術的な見方を崩しはしない。「学習とコミュニケーションの階型論」(1964)は、ロジカルタイプ（論理階型）に基づくベイトソンの有名な学習理論である。学習をコミュニケーションとして捉え、学習Ⅰ、Ⅱ、Ⅲというふうに、抽象度に沿って縦の階層構造を設定する。たとえば魔術師が、一つ一つの事象（a，b，c，d，e，f）について、それらが（a / bc / def）という区切りになっていることを習得したら、それは学習Ⅰにあたる。試行錯誤の末、次第に変更困難な習慣や適応が出来上がるが、行動は節約

され自身の解釈の正当性が証明されていく学習Ⅰ。しかしこの区切りは，(abc / def) あるいは (ab / cd / ef) のセットに区切ることも実は可能で，それは学習Ⅱにあたり，経験世界の書きかえである。ただ，すでに学習して半自動的になった反応は，どんな場合もゼロ学習だ。セラピーでは，クライエントが学習Ⅰで獲得した習慣を変更する学習Ⅱを当面の目標とする。さらにヒトの日常では難しいが，区切るという行為自体を再考し新たな知を創造することを学習Ⅲと呼ぶ。宗教的覚醒など現実感の大幅な改定のことで，不可能ではないにせよ容易でない。

「プリミティヴな芸術の優美と様式と情報」（1967）では，特にバリの例を使って，民族芸術がコミュニケーションとしてどういう意味を持つのか，学習理論から探っている。伝えたいメッセージがあるとしても，無意識の部分を多く含むこの種のメッセージは，言葉への翻訳可能性は低い。美の追求はヒトの基本的欲求の一つであるが，同時にわれわれの現実感や認識論の間違いを矯正するメッセージ（叡智）として働く。平穏と動揺が一緒に描かれたバリのその絵は，どちらか一方を求めることの間違いを指摘していて，両者は相互依存という関係性を表している。原因と結果をリニアに捉える習慣や強すぎる目的意識。行き過ぎを矯正するメッセージは，「負」のフィードバックにも似て，システミックな智慧への働きかけである。夢，神話，芸術などが，事柄や象徴を表していると考えるのは誤りで，それらは認識を矯正するために遣わされた伝令なのだ。

「自己のサイバネティクス」（1971）では，アルコール依存者の世界観，それに立ち向かうアルコホリクス・アノニマス（AA）という匿名グループの活動に光があたる。サイバネティクスの視点から自己，精神，人間関係の再定義を試みている。アルコール依存をセルフ・コントロール（自己制御）という認識論の破綻として捉えた。セルフ・コントロールは，意志，プライド，対立を標榜する西欧の二元論の特徴で，自己のありかを個体内に据え，外の環境と区別する。しらふのアルコール依存者には，自分で自分の飲酒をコントロールできるというプライドがある。しかし濡れた舗装路で急ブレーキをかけた車が制御を失うように，いったん飲み始めると，飲酒は彼を乗せて暴走し，その暴走システムは彼の意志よりはるかに大きい。このより大きいシステムが，しらふの時の認識論，いわば精神が肉体と対立する認識論，の持つ間違いを部分的にせよ修正する役を負う。認識論的には飲酒のほうがましなわけだ。制しようとすれば飲酒は外在化されるが，まさにそのために，しらふと酩酊が逆説的関係で強く結ばれてしまう。

これに出口と回答を用意するのがアルコホリクス・アノニマス（AA）である。依存との死闘の末，彼は自分の人生が自分の力ではどうにもならないとわかる。「底つき」である。「自分より偉大なパワーに降伏しなさい」「そのパワーはその人その人で感じ方が違うが，それを神と呼んでもいい」，匿名は「最大の自己犠牲であり，それがAAの霊的基盤である」等。ここでの「パワー」は「システム」に，「神」は「シ

ステミック・ウィズダム（叡智）」に置き換えられる。サイバネティックに見れば，ヒトは試行錯誤し精神性をもった大きいシステムの中の小さい部分となる。自己が個体を越えたサイバネティック・ネットワーク上にあるとすれば，匿名性はその部分性のみごとな具体化だ。偉大なパワーとの相補的な関係へと認識論の転換を図ること。アルコール依存者に教義を伝えることが活動の唯一の目的とされる。AAの「12のステップ」の終わりに掲げられた祈り，「神様，私にお与えください。変えられないものを受け入れる落ち着きを，変えられるものを変えていく勇気を，そしてこの二つを見分ける賢さを」。これがアルコール依存者だけに限った祈りだろうか。本書をベイトソンが"Steps"としたのも，この「12のステップ」からだと筆者は想像する。

「形式，実体，差異」（1970）では，生物プラス環境というユニット（単位）に光をあて，精神のありかと生存の意味について，サイバネティクスの認識論から提言している。環境を壊す生物は自分たち自身を滅ぼす。それは生物が環境と共に一つの単位を構成し，両者の柔軟性が生存を確保し進化を推し進めてきたことを示している。生存する主体は，生物＋環境という単位であって，種そのものではない。生物＋環境というシステムは，情報が伝達して出来上がるサイバネティック・システムであるから，個体を経由してメッセージが流れるその回路には，メンタルな性質いわば精神性がそなわっている。このシステム全体が思考する母体であり，生存の単位である。つまり，「生存や進化を遂げる単位」と「精神という単位」とさらに「サイバネティック・システム」という三つの単位は同じである。

コミュニケーションの世界は，物質の世界と異なり，エネルギーよりも情報（差異）がものごとを構成する。出さない申告書（ゼロエネルギー）に税務署は反応するだろうし，殴った相手の反応は，使ったエネルギーからは算出されない。それは差異が生む意味によって形作られるからだ。その差異つまり情報の伝達経路はヒトの体外にも広がっているから，個人の心の動きはより大きい精神（mind）の下位システムである。ヒトがもし自分たちは生物界でもっとも神に近いと考えたなら，ヒトは他の生物や環境から離れた別物で，精神（mind）は自分の個体内に限定され，まわりは無知（mindless）の世界に映る。それは邪悪だったり，取るに足らないものだったり，搾取されることを待つ植物のように映る。そのヒトが高度のテクノロジーを配備したら，この認識論の誤謬から自己破滅のプロセスはいっきに加速されるだろう。ヒトはどのようにしてこの認識論を書きかえていけるか。

ベイトソンの今日における意義とは。個から関係性へと，人間関係の認識論はみごとに書きかえられた。彼が家族療法に与えた影響は計り知れない。その意義は，それまでの認識論の誤りを科学の言語で押さえ，見えにくい「生存」や「自己」のありかを，サイバネティクスを通して同定したことだろう。また，こころ（マインド）を探究する人たちに，その向かうべき方向をはっきり指し示したことも忘れてならない。それらはまさにポストモダンの知の基礎だからである。

（野村直樹）

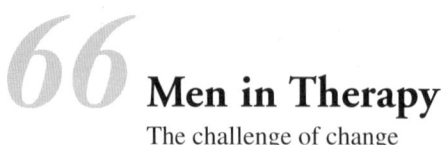

66 Men in Therapy
The challenge of change
男性のセラピー：変化に挑む

編者 Richard L.Meth, Robert S.Pasick
発行 Guilford Press, New York, 1990.

　米国家族療法学会（American Family Therapy Academy）の大会では，1982年以来，毎年，男性治療者が集まり，男性としての体験やセラピーに関して話し合うグループが開催されている。本書はこのグループを最初に企画したリチャード・メスとロバート・パシィックと他4名の家族療法家によって執筆されたものである。本書は2部に分けられ，第1部は米国の男性に関する全般的な背景について書かれており，第1章「『男性性』が育まれていく過程」，第2章「男性と仕事，夫としての男性」，第3章「父親としての男性」，第4章「男性同士の友情」からなっている。第二部は臨床編で，第6章「変化の枠組みを構築する方法」，第7章「男性が自分自身を理解できるよう援助する方法」，第8章「夫婦療法における男性への援助方法」，第9章「男性とセクシュアリティ」，第10章「男性と母親」，第11章「男性と父親」，第12章「家族療法における父親役割の援助」，第13章「セラピーにおける男性同士の友情」によって構成されている。

　筆者らは『男性性』は社会的なコンテキストのもとで構築されたもので，客観的事実の表象ではないことをセラピーの前提としている。すなわち，『男性性』イコール論理的な思考，支配，権力という規定概念は男性の人間性を限定し，男性にストレス，人間関係上（特に女性との関係）のトラブル，そして健康面の障害を来すと捉えている。また，セラピーを受けることは他者に援助を求めたり，自分の弱さや脆さを露にしたり，感情を表現するという点で『女性的』な行為とみなされているため，男性はストレスなどの身体症状を呈したり，あるいは危機的な状況下でないとセラピーを受けることが少ない。

　筆者らによると，社会的に構築された『男性性』のもとで，男性に唯一表現することが許される感情は怒りである。しかし，怒りは攻撃性や暴力を伴いやすく，家族の中で問題となりやすい。また，不安やうつ的な感情の表現の抑制は，依存行動（嗜癖），身体問題，親密性に対する不安，コミュニケーションの問題，夫婦，父子関係などの問題をもたらす。セラピーを受けることが男性にとって困難であることを踏まえた上

で，筆者らは情緒面よりも論理面を強調する面接方法を最初に導入することを勧めている。たとえば，具体的な作業として問題をリストアップしたり，図式化したり，毎回の面接の課題を明確にしたり，宿題を出すことを挙げている。

　セラピーの過程は五つの段階に分けられている。まず，1）クライエントがセラピーを受けるきっかけとなった問題と固定化した『男性性』信念体系を関連づけて考え，そして，2）『男性性』に関する構築をより機能的なものに変えていく。この段階では認知療法的な心理教育のアプローチが導入される。さらに，3）男性が情緒的な側面に目を向けなかったことを問題の一端として認知し，クライエントが情緒面のニーズを理解できるよう促す。そして，これまで『女性』の特性として考えられていた，4）他者との関わり合い（connect）の重要性を理解し，クライエントが周りの人間と満足のいく関わり合いを持てる方法を一緒に考える。仕事一途で家族関係が疎遠になっている男性の場合は，この状況を『バランスのくずれてしまった状態』としてリフレームし，他者と関わることが『バランスを取り戻す』ために有効であることについて話しあう。また，感情表現のレパートリーを広げることも『バランスを取り戻す』ために重要と説明し，普段語られない，あるいは表現されない感情について探っていく。最終段階として含まれているのが，5）男性の他者との関わり合いを妨げるものとして，生まれ育った家族との未解決な関係に目を向け，分化（differentiate）した一人の大人として両親との関係を再構築（reconnect）できるよう図る。これは両親の葛藤に巻きこまれながら育った男性は，自分を守るために対人関係を拒否（disconnect）することを学び，後に結婚すると配偶者との関係に距離をおく傾向があるからである。また，父親が不在だった男性は父親との関係が希薄だったことに対する喪の作業をすることになる。筆者らは生まれ育った家族を客観的に理解することによって，現在の人間関係におけるパターンを把握し，意図的に変えていくことが重要だと論じている。

　本書は家族療法の分野において，男性のセラピーに関して論じられた最初の書である。
　　　　　　　　　　　　　　　　　　　　　　　　　　　　　　　（渋沢田鶴子）

関連文献
1）Bograd, M. (ed.) : Feminist Approaches for Men in Family Therapy. Harrington Park Press, New York, 1991.
2）Napier, G. : Heroism, men and marriage. Journal of Marital and Family Therapy, 17 ; 9-16, 1991.

67 ブライス家の人々
家族療法の記録

- **著者** Augustus Y.Napier, Carl A.Whitaker
- **監訳** 藤縄昭（監修）
- **発行** 1990年　家政教育社
- **原典** The Family Crucible. Harper & Row, New York, 1978.

　カール・A・ウィタカー（1912〜1995）は、"禅の老師"とも称される米国の精神科医で、家族療法の黎明期から実存的アプローチをする大家として知られる。自らを「不条理の治療者」と呼び、知る価値のあるもので教えることのできるものは何もなく、真の情緒的な成長は体験の結果からしか生じないという信念で治療中に感じる心底意味深い体験を重視する「象徴的体験学派」を創始した。

　オーガスタス・ナピア（1938〜）は心理学者で、ウィタカーの下で博士号取得の実習をした後も、共同研究者・治療者として留まり、家族療法のバイブルと言われた本書を執筆した。現在は、アトランタで家族療法の教育訓練機関「ファミリー・ワークショップ」を主宰している。

　原著"The Family Crucible（家族のるつぼ）"は、40年代から続いた共生的結婚から、"me"世代の荒波が押し寄せ、家族が同じ屋根の下で個々別々に暮らす集合体と化していた70年代を背景に、家族療法を単なる事実の羅列ではなく、その臨場感を広く伝える意図で執筆された。ナピアによれば、本書は彼自身の考え方を自分の言葉で著したため、ウィタカーの余人には真似しがたい微妙な技法を正確に描写できなかった点はあるが、基本的な概念はウィタカーの考えによるもので、効果的な提案を含めて密接な協力関係を得て書かれたという。

　本書は全21章から構成される大著であり、邦題通りブライス家の人々（夫妻、15歳の長女、長男、6歳の末娘）の家族療法の初回から終結までの治療の詳細を、専門家として持つべき治療上の心得を随所にはさみながら明らかにした、きわめて教育的な配慮に富む実践記録である。また素人が、家族と個人が成長と自立に向けて旅立つまでの苦闘の物語として読んでもおもしろい。

　本書は、長女の問題行動と母親との対立葛藤を発端として、家族が師弟コンビによる共同治療を受けに来る場面から幕は開かれる。初回から長男は不参加という事態に遭遇して、治療者は家族構造への挑戦を始めなければならない。「家族療法は一旦始

まり出すと，どんどん煮え立ってくるシチューのようなもので，その経過は非常に複雑で治療者は何が表面に浮いてくるのか，どの程度まで煮えているのか予測出来ない」とある通り，場面は自由の獲得を目指す長女の格闘から，妻と原家族との葛藤，長男のウィタカーとの取っ組み合い，夫婦関係のあり方，夫の原家族との直面視へと，テーマと焦点を移行させながら，治療は展開していく。

ここで治療目標は，「家族が和を保ちながらも，個人の独自性を促進すること」であり，本書の治療プロセスでは家族内における怒りの感情表出の重要性と治療者が家族と対峙しつつも共にある姿勢を保つことの必要性が強調されている。

ブライス家に対する治療者の見立ては，夫婦葛藤にともなう長女のスケープゴート，三角関係化であり，同時に夫婦もそれぞれの原家族の人間関係の犠牲者であることが，家族投影過程との関連で明確にされていく。本書では，治療者が家族システムを理解し，治療の見通しを持って対応しても，家族が多少なりとも自分たちの課題に気づき，成長へと歩み出すまでの道程は長く，そこに至る治療プロセスは，並大抵ではないことが克明に説明されている。

治療は家族の来所契機となる不安を，世代間分離や二つの親のサブシステム間の緊張緩和を視野に入れながら，三世代にわたる拡大家族にまで広げることから始まる。特に初期には治療者が支配権を握り，深い配慮と優しさを示しつつ，家族がストレスを公表し，解決に向けて主体性を発揮して奮闘するよう強く迫る。この治療枠組みが定まれば，治療チームは家族にプロセスの主導権を委ねる。それは家族が主体性を持ち，自らが持てる資源を見つけ活用しなければ，治療は成功とは言えないためである。治療者の役割は里親，あるいはフットボールの監督として位置づけられる。

象徴的体験学派の治療は，人生や家族での成長過程と深く関連しており，成長とは所属感と個性化の両者の均衡状態を上手に成就させること，つまり個性化を促進していくのと同様に，より深いレベルでの所属感の獲得に向けての永続的なプロセスとして捉えられる。家族の成長を測る物差しは，かつて耐えられなかった苦痛を超えて，"人生は苦痛だ"という事実が，家族が生きていく上で妨げにならなくなった状態だとされる。本書の家族は，それを如実に示す実例である。

本書が家族療法の理論や技法の枠組みを超え，広く臨床家に愛読されるのは，ウィタカーの人間の再生能力への強い確信と，ナピアの内的体験の率直な披瀝が醸し出す重厚な治療実践書としての価値があるからであり，同時に家族をより全体的な"生"の水準に高めようとする治療観，治療者のあり方に感銘を覚えるためであろう。（園　昌和）

関連文献
2) 鈴木浩二：精神療法の巨匠 "禅の老師" Carl Whitaker（人物紹介）．家族療法研究，5 (1)；58-62, 1988.
1) Whitaker, C.A., Keith, D.V. : Symbolic-experiential family therapy. in A.S.Gurman, D.P.Kniskern (eds.) Handbook of Family Therapy, Brunner/Mazel, New York, 1981.

68 「家族」と治療する
私の家族療法を振り返る

■著者 石川　元
■発行 1990年　未來社

　著者は，神田橋條治に師事し，精神分析療法を学び，その後は描画療法，家族療法を専門とする本邦の第一人者。描画法では雨中人物画，摂食障害の家族療法では家族食卓療法を開発した。家族療法セミナーを開催し，その後は，米国・国立保健研究所に留学し遺伝学的な家族研究を行った。特に家系図学に詳しく，家族という単位における精神世界を志向した。沖縄の伝統的シャーマンであるユタをセミナーに招請するなど，知的好奇心に富んだ著者である。

　本書は彼が米国留学中に出版された。「家が生む病い」としてモダンメディソン誌（朝日新聞社）に連載されたものに手を入れ，2編を加えた著書である。口絵として絵画療法で描かれた描画がカラー印刷で収載されている。

　各章のタイトルは，「家族」を治療する，「家族」と治療する，"魔法の鏡"マジックミラーの効能，「家の恥」が結んだ絆，家系図のなかに見え隠れ，「系図知」となって暗躍，登校拒否の父親像，二人の父を追い出した過呼吸，過呼吸発作の芝居で治す，家族を一単位で診る姿勢，家族の葛藤を喰ったペット，「やせ症」に効いたディナーセッション，太らせようとする"いじめ"，「やせ症」患者が作った芝居の台本，家業との関連を考えることで消えた過食，「家族の絵を描いてごらん」，不潔恐怖の背後に母の存在，夫への強烈な嫉妬妄想，単身赴任で崩れた家族の調和，の19章である。最初の3章は主に解説，その後は，事例と解説が概ね1～2例収載されている。最後の第20章が，私の家族療法を振り返る――あとがきにかえて，であり，ここに本書のタイトルの意味が集約されている。

　家族を診る六つのポイントとして，1）家族は個人の総和以上のものである，2）家族は，個人の行動を統制，または制御するような相互作用のパターンを必ず繰り返している，3）個人の症状は，家族内の中で何らかの役割を果たしている，4）家族の中には被害者も加害者もいない，5）変化に適応する能力があるほど健康な家族と言える，6）過去でも未来でもなく，今ここにある家族の問題を扱う，の6項目をもって，著者は，林立する家族療法各流派の共通項を抽出した。また，個人における家族イメージの治療を行った時代（精神分析療法），家族を家族成員による集団として

扱った時代（家族集団療法），1960年代半ばからは家族を一つの単位とし家族全体のシステムや構造を問題にする時代になった。母親原因説，父親原因説など原因を家族の誰かの問題として局所的，直接的に位置づける時代から全体としての家族を扱うようになってきたと，これまでの家族治療の流れを明示した。

　そのことを証明するように，マジックミラー，家系図，外在化，世代境界とサブシステム，芝居，描画法，症状処方，ペット，ライフサイクルの視座，比喩の力など多くの治療姿勢，治療技法が世界中から集められた叡智として本書には散りばめられている。著者は「新たな家族と出会い，そのつど捻り出した技法も数多くあります」と言い，あたかも技法（解く鍵）は，各事例の中にすでに内在していたかのような言い方をする。解く鍵は家族自らが隠し続けてきたように。そして，家族自らが鍵の存在に気づき，自らの力で鍵を回すための援助の技術や方法を治療者側には求めている。

　「方円の器の従う水のように，その家族次第でいかようにも変わる柔軟性を求めた」治療が家族療法であり，器を揺すり，そのなかの滞りや水の流れを変え，時には器を壊すほどの揺さぶりを掛け，家族の持つ修復力によって再生をはぐくむ姿勢の大切さを著者は語っている。そのためには，「ともすれば『過激』で『無秩序』になりがちな家族療法に暖かい理解」を示す治療チーム管理者（教授），「私に付き合ってくれた同僚と見学生諸君あっての家族療法」という治療者側の，ないしは治療者の器の存在が併せて大切になってくるだろう。

　本書には確かに技法が盛りだくさん与えられ，処方の意味がやさしく紹介されている。映画のように臨場感の波が次々と押し寄せ，読むだけで意を新たにできる。道具立てには事欠かない著者ならではの著書である。こうした事例を通して，模倣から家族療法を志すことも間違ってはいないだろう。著者がもっとも重視したのは，治療者側の基本姿勢，家族療法の柔らかな基本理念である。この揺るぎない関心が「家族」と治療するという意味論にはじまり語用論的へと導くタイトルをもたらしたことを念頭におけば，さらに読者の療法理解は深まるであろう。

　著者の描画に関した文献，家系図に関した文献のうち参考にできる，主なものを関連文献として下に挙げた。興味を持たれた方は一読するとさらに理解を深めることができよう。

（志村実夫）

関連文献
1) 石川元：家族絵画療法：海鳴社，1983. ⇒ 30
2) 石川元：家系図の治療的意義．（日本家族研究・家族療法学会セミナー委員会：代表石川元編）家族療法セミナー1：「家」と家族療法，金剛出版，1987. ⇒ 52

69 分裂病と家族の感情表出

- 著者　Julian Leff, Christine Vaughn
- 訳者　三野善央，牛島定信
- 発行　1991年　金剛出版
- 原典　Expressed Emotion in Families. Guilford Press, New York, 1985.

　著者のレフとボーンは，感情表出（EE）の初期研究を引き継ぎ，その後の発展を推進した中心的人物である。本書は，1980年代半ばまでの彼らのグループの研究成果をまとめたものである。日本語訳には，ロンドン精神医学研究所に留学し，実際に彼らの指導を受けた三野による詳細な解説と展望が付記されている。原著は15章からなるが，日本語訳は11章のみで，12から15章の内容に関しては最後に三野が概説を加えている。

　本書は4部11章からなり，EEの発見と評価方法，EEが精神疾患の再発予測因子となること，家族と患者間の相互反応解明に寄与すること，比較文化的な適応可能性について，実際の研究結果を時間軸にそって紹介している。本邦でも社会精神医学上大きなエッポクとなった名著であり，牛島，三野の訳も秀逸である。以下各部ごとに段落を変えて紹介する。

　1部は，「感情表出の概念とその確立」という標題である。1章ではEE研究の創始者であるブラウンBrown, G.W.が，感情表出概念の発見に関して彼らの研究の歴史を振り返りつつ，帰納と演繹という科学的方法論の根本問題に触れながら概説している。2章ではブラウンとルターRutter, M.が開発したEE評価法であるキャンバーウエル家族面接（CFI）の説明が行われ，その理論根拠が述べられている。3章はEE下位尺度の内容，面接技法，手順などの評価方法が詳細に解説され，評価の実例も挙げられている。4章では高EEと低EE家族の特徴，患者家族関係性の質や相互反応性パターンについての比較検討が行われている。2章と3章は，CFIのマニュアルとしても重要な部分である。

　2部では「家族の感情表出と精神疾患の再発との関連に関する研究」を紹介する。5章は初期の統合失調症研究，すなわち退院した統合失調症患者を追跡し，家族が患者の予後に影響を及ぼすことを明らかにした研究（1962），家族の情緒的側面を測定するために開発された五つのEE尺度をもとに追試を行った研究（1972），が紹介される。6章はうつ病への知見を拡大した研究（1976）が紹介され，さらに長期的な統

合失調症の2年予後との関連についてのデータ（1981）が付記されている。7章では英国での今までの研究を，米国ロサンゼルスで追試した研究（1984）が紹介され，文化的な差異とEEの一般化についての検討が加えられる。8章では，高EEと低EE家族を区別する特徴，たとえば家族が患者の人間関係上のニーズを尊重しているか，病気に対する家族の態度，患者の能力に対する家族の期待度，病気に対する家族の情緒的反応，などが実際の例をもとに描写されている。

　3部には，統合失調症患者の家族への介入研究，がまとめられている。9章では，EEを理論根拠として再発予防を目的に行われたロンドン介入研究が詳細に解説されている。また付録として，現在の心理教育の原形とも言える教育的プログラムの内容も紹介されている。10章は米国のファルーンFalloon, I.R.H.が著しており，彼らが独自に発展させた行動的家族療法，家族システムの効果的な問題解決を強化し家族の健康なコミュニケーションを資源としていく方法が解説され，予後研究の実証的データも示されている。

　4部は，感情表出の文化的側面に関して論じている。11章は，EEの比較文化的側面に関して述べている。異なる診断集団，異なる文化圏で，批判や敵意，感情的巻き込まれの分布に違いがあるか，が検討されている。結果として，EEは非特異的ストレス要因として一般化できること，英国，米国，インドでは批判と巻き込まれに若干の差異が見られること，他の文化圏での検討の必要性が示唆されている。

　「むすび」として彼らは以下の5点を指摘しているが，そのいずれもが現在までの約20年間の研究の進歩を的確に予測している事実は，瞠目に値する。1）EEと統合失調症との関連研究が非西洋文化圏で行われる，2）EEはそううつ病など他の診断集団で適用される，3）EEを指標とした家族介入アプローチが開発される，4）家族相互反応性に関してEE以外の家族評価との関連が研究される，5）生物学的研究と組み合わされていく。最後の指摘に関しては，21世紀においてさらに発展の余地があることは言うまでもない。

（上原　徹）

70 【シリーズ】家族の居心地
　　1　登校拒否と家族療法
　　2　非行と家族療法
　　3　父親と家族療法

著者　団士郎，柴田長生，川崎二三彦，早樫一男，川畑隆
発行　1：1991年／2：1993年／3：1995年　ミネルヴァ書房

　一回り前の未（ひつじ）年にあたる1991年，シリーズ「家族の居心地」の第一弾『登校拒否と家族療法』が，続いて2年ごとに同じメンバーで『非行と家族療法』『父親と家族療法』が出版された。

　あの頃は誰もが，この国の明日だとか，家族のあるべき姿だとか，治療者の専門性だとか，そういったものの存在を疑うことなく，今よりはずっと自信にあふれた仕事をしていたように思う。そして，何かを引き起こす子どもたちも，そのためになんとか都合をつけて相談機関に集まる家族も，一つのケースに喧々囂々の議論をする仲間たちも，みんなエネルギーに満ちていた。あれから10年余り，著者5人のホームグラウンドである児童相談所の名は広く知られるところとなったが，それは児童虐待の激増に伴うものであった。多くの児相職員は虐待対応に疲弊し，不登校や非行問題にじっくり取り組む時間もエネルギーもないという。

　第一弾『登校拒否と家族療法』の冒頭では，提示された症例のジェノグラムから5人がそれぞれの仮説を述べあう。限られた情報しかないからこそ，かえって見えてくるものが浮かび上がり，自由な討論が広がっていく。そして初回面接の後に，この家族に特有のコミュニケーション・パターンや暗黙のルールを全員でていねいに拾い上げ，家族システムを明らかにしていく。読者はそのディスカッションを念頭において，その後の治療経過を読むという運びである。面接の情景が団のマンガによって描かれているせいで臨場感が伴い，ワークショップ気分で引き込まれていく。

　第二弾でとりあげられた非行相談の場合，その多くに監護能力の乏しい家族背景があるため，施設処遇を前提とした一時保護をするか，担当の児童福祉司が家族に代わって子どもとねばり強く付き合うというのが児童相談所の常套手段である。しかしここではそういった伝統的な手法とは違い，家族のバラバラさもシステムの一面として家族療法に導入した6症例が紹介されている。ジョイニング，無理のない範囲での課題提示，平行して行う学校や警察などの関係機関（社会システム）へのケースワーク，

〈一進〉への巧みなフィードバックと〈一退〉への緊急対応。児童相談所でしかできない（児童相談所でもなかなかできない）家族療法が，生き生きと再現されている。
　第三弾は，それまでの2冊が子どもの症状に焦点を当てていたのに対し，父親という機能に焦点を当てている。特定の家族構成員をエンパワーしたり，世代間境界を明確にしたり，伝わりやすいコミュニケーションを促したりと介入方法は似ていても，4年の歳月を経た3冊目では，じっくりつき合い語り合いあう中で，さまざまなリソースがそれなりに機能しだして，落ち着くところに落ち着くという運びが色濃く感じられる。もちろんテーマの違いとか，時代とともに上位システムも変わったことが関係していようが，それ以上に著者たち自身にも変化があったのかもしれないと思ったりする。
　このシリーズの特徴は，児童相談所という場で，5人が勢いと信念と迷いをエネルギッシュにディスカッションする様子が再現されていることと，登場する家族の様子がマンガによってビジュアルに伝わってくることである。そのため，読者は6人目のメンバーとして引きずりこまれ，自分自身の〈変化〉をも実感できるだろう。
　シリーズを通じて5人の主張は明快である。「症状の必然性を枠付けて，システム全体の変化へ働きかけることができたら，症状の解消に至らない時もまた，その始動や治療は意味を持つ。自分たちは，子どもの起こしたトラブルを材料に，家族が大切なテーマに挑戦してもらいたいと思っている」。今回再読してあらためて感じたのは，治療システムの一員として問題にしっかりと直面し，家族に変化への道筋を示すパワーがなければ，家族は動いてもシステムは変わらないということである。こんな時代だからこそ再読する価値のある骨太シリーズだと思う。　　　　　　（岡田隆介）

71 思春期の子どもを持つ家族の家族機能について
家族の健康度の評価の試み

■著者 中田洋二郎，田頭寿子，リンダ・ベル，中村紀子，中村伸一，デイヴィッド・ベル，宗像恒次
■所収 家族療法研究，8 (1)；40-54, 1991.

　私たちが，ある家族が健康である，あるいは，そうでない，と直感的に判断する際に，そこにはどのような家族の側面が重視されているのだろうか。本論文はこの問いに答えるべく，家族メンバーそれぞれに施行した質問紙法，投影法，および，行動観察による家族相互作用場面評価，の諸要因と，評価者が直感的に判断する家族の健康度との関連について検討したものである。

　対象は13～18歳までの子どもを持つ60家族である。メンバーそれぞれには，自記式の質問紙である家族環境尺度，逃避的対処行動尺度，日常苛立事尺度，夫婦関係尺度と，自我発達SCTが施行された。また，これと併せて，①施行された家族環境尺度の項目のうち夫婦の意見が異なったものについて，夫婦ができるだけ同意に近づくよう話し合うよう求められた際の「夫婦相互作用場面」，②同様の課題に全員が取り組むよう求められた際の「家族相互作用場面」，③ポーカーチップ，円形の紐，赤と黒の棒を用いて家族全員の合議のもとにお互いの関係を表現する「ペーパースカルプチャー場面」がVTRで記録され，これに基づき著者の一人であるリンダ・ベルらが考案した行動観察による家族機能の評価法である Global Coding Scheme (GCS) による評価がなされた。そして，この評価法の最後の項目である，「家族の健康度」の評価と，上述のさまざまな尺度やこの項目以外のGCSの項目との関連が検討された。

　この検討から，家族の健康度の評価と関連しているものは，以下のようなものであった。①家族機能尺度において両親および第三子の感情の表出得点，父親および第三子の凝集性得点が高値であること，②逃避的対処行動尺度，日常苛立事尺度，夫婦関係尺度において父親の得点が低値であること，③自我発達SCTにおいて，両親および第三子の自我発達が高いこと，④夫婦相互作用場面，家族相互場面では，メンバーが熱心に，集中して課題に取り組んでいること，また，排除されているものがいないこと，⑤ペーパースカルプチャー場面では，他のメンバーによって出された見解を受け入れることができ，また，考えや感情の表出が明確であること，⑥それぞれの相互

作用場面での家族メンバーの評価では，家族全員の「聞く」態度が高いこと，父親が第一子より力があること，父親の甘えが子どもに比して低いこと。

さて，本研究の意義と今後の展開について，ここでは三つのことを指摘しておきたい。まず，上述の検討結果①によって，家族メンバー各々が行う質問紙による家族評価と，実際に観察された家族相互作用場面との関連を示したことである。家族機能尺度をはじめ家族機能評価の自記式質問紙の多くは海外で開発されたものであり，わが国におけるその妥当性の検討は必ずしも十分になされているものではない。家族評価質問紙と，実際の家族相互作用場面との検討を積み重ねていくことで，家族機能を評価するよりよい質問紙が開発されることが期待される。第二に②，③によって，家族メンバーそれぞれの特性と，家族相互作用場面との関連を示したことである。これをさらに，ダイナミックに展開・検討していくことで，普遍的な，あるいは，その家族特有の，個人－家族両システムの相互作用が明らかにされていくことだろう。最後に，③〜⑥によって，評価者が，「家族の健康度」をどのような側面に重点において考えているかを明らかにする糸口を呈示したことである。

むろん，ここで得られた結果は，あくまでも，この研究グループの評価者たちが，たとえば，メンバーが熱心に集中して課題に取り組んでおり排除されている者がいない際に，また，父親が第一子より力があり父親の甘えが子どもに比して低い際に，健康度が高いと判断することを示したものであり，この結果を一般化することには限界がある。ここでなされた判断は，評価者の依拠する立場，臨床経験，自らの家族に由来する問題，文化的背景等によって，相違が生じるに違いあるまい。しかしながら，今後この相違を検討していくことで，たとえば，家族研究においては，家族評価の世代やジェンダー，あるいは多文化間比較といった研究領域で，また，家族療法の実践においては，家族の見立てを訓練する一方法として，実りの多い発展の可能性が開かれるものと考えられる。

〈横山知行〉

72 物語としての家族

■著者　Michael White, David Epston
■訳者　小森康永
■発行　1992年　金剛出版
■原典　Narrative Means to Therapeutic Ends. W.W.Norton, New York, 1990.

　著者の一人であるマイケル・ホワイトは，日本の家族療法界において特に著名な人物として数えることができるだろう。訳者あとがきにあるように，著者たちは母国オーストラリア，ニュージーランドだけでなく，アメリカ家族療法界においても「構成主義療法」として高く評価され，「ナラティヴ・セラピー」の中心人物と目されている。日本においては，「ナラティヴ・セラピー」の先駆者として，中でも「問題の外在化技法」の開発実践者として広く認識されていると思われる。「マイケル・ホワイト」と言えば「ずるがしこいプー」を想起する読者も多いのではないだろうか？
　本書第2章「問題の外在化」の中には，かの「ずるがしこいプー」の症例が収められている。それは「影響相対化質問法」の一例として，すなわち問題とされたことがらが当事者たちにいかなる影響を与えているのか，また当事者たちが問題の継続に対していかなる影響を与えているのかを，当事者たち自身が具体的に描写することを援助するための一つの例として提示されている。そして，本症例では問題の「担い手」として「プー」と名づけられた架空の存在を想定し，問題を「プーの仕業」として再定義することを通じて，当事者たちが「プーに対抗する」というこれまでにないストーリーを描き出していく様子が記述されている。本章では他にも，問題に対する特殊な定義から一般的な定義へ，専門家の定義から普通の人の定義へ，などの変更を促進することを通じて，当事者たちがこれまでにないストーリーを描き始める様子が記述されている。これらを注意深く読み進めれば，著者らの言う「問題の外在化」とは，単に「問題の担い手にニックネームをつける」ことでは，決してないことが理解されるだろう。ニックネーム云々は一つの手段であり，むしろ問題の定義を変更することによって必然的に生じる，これまで想起しえなかった結末や，そこに至るプロセス（これらを著者らは「ユニークな結果」と称している）が，当事者たちにとって新たなストーリーを描き出す動機となり，手がかりとなることにこそ重点がおかれているのである。
　さらに，著者らが「問題の再定義」自体を重視しているのではないことに，再度注

意する必要がある。彼らの最大の関心事は，「人生とはストーリーであり，人々の間でつくられ続けるストーリーを上演し続けることが，『ひと』として生きることに他ならない」といった，社会構成主義に基づく世界観からの臨床実践であることを，忘れてはならない。そして，この世界観が，従来の心理臨床が依拠してきた世界観とはまったく異なるものであることには，十分な注意を払うべきだろう。著者らが依拠する認識論については，第1章「ストーリー，知，そして力」において詳細に記述されている。そこでは，いわゆる「認識論」をさらに下支えする「メタ認識論」ともいうべきアナロジーからして，社会構成主義が従来の認識論とはいかに異なるものであるかが述べられており，その違いが「問題」や「ものごとの意味」や「人間関係」や「人生」や「治療」などについて，従来とはいかに異なる見解を生じ得るものであるかが述べられている。いわゆる認識論的な記述に不慣れな読者にとっては，第1章は相当難解と感じられるかもしれない。著者ら自ら，第2章以降から読んでもらってもかまわない，と述べているくらいであるが，それでもやはり，順番はともあれ，必ず第1章は熟読すべきである。さもなければ読者なりの無自覚な認識論を不用意に当てはめて著者らの方法論や事例を読み解いた結果，無用な誤解を生じるというリスクを負うことになるかもしれない。

　第3章では，毎回の面接後に来談者宛に書かれた，治療者からの手紙の数々が紹介されている。手紙というものは，その都度自らの経験を「ストーリー立てる」行為そのものであり，面接後においてさえも（あるいはだからこそ），来談者たちの，そして治療者との間での，新たなストーリーを生じるための有効なツールとして，著者らは積極的に活用してきた。第4章では，「問題」に対して当事者たちがもはや影響されないことを宣言する「対抗文書」の数々が提示され，付録として，面接終結時に来談者に対して発行される「新たなストーリーの保証書」の数々が提示されている。これだけを読んでも，大変魅力的な文書の数々ではあるが，やはり第1章を踏まえてこそ，その真価が了解できるものであろう。なお，本書の読み方として，まずはカール・トムTomm, K.による「はしがき」，そして「訳者あとがき」から一読されることをお勧めしたい。これらは，社会構成主義の考え方に初めて触れる読者にとっても，大変優秀なガイド役となるだろう。

(高橋規子)

関連文献
1) 小森康永：ナラティヴ・セラピーを読む．ヘルスワーク協会，1999.
2) White, M. : Re-Authoring Lives : Interviews & essays. Dulwich Centre Publications, Adelaide, South Australia, 1995（小森康永，土岐篤史訳：人生の再著述：マイケル，ナラティヴ・セラピーを語る．ヘルスワーク協会，2000）

73 Connectedness versus Separateness
Applicability of family therapy to Japanese families
関連性と分離性：家族療法を日本人家族に応用する際の比較文化的考察

著者 Takeshi Tamura, Annie Lau
所収 Family Process, 31 (4) ; 319-340, 1992.

　精神療法の多くは西洋で生まれて日本に輸入された。個人に焦点を合わせる医学モデルや精神分析モデルとは異なり，人間関係のパターンに注目するシステム論に基づく家族療法は，特に文化的規範から受ける影響が大きい。この論文は1980年代に導入された家族療法の理論と技法が，日本人の価値観と家族のコンテクストに合うものとして，日本に根づいて発展していく使命を担っていた1990年代初めに，比較文化的な視点から書かれた。
　精神科医であり，現在東京学芸大学の助教授である田村毅が，英国人3人の治療者とチームを組んで，英国人と日本人家族を面談した3年間の体験の中で見出した日本と英国の家族および治療者の文化的差異の比較をもとに，レッドブリッジ児童家族コンサルテーション・センターのスーパーバイザー，アニー・ラウと共に著した。日本の文化から抜け出して，治療システムの文化的枠組みを客観的に比較することによって，国民性や文化を配慮した研究となっている。
　比較文化的アプローチには，普遍論（universalist position）と相対論（relativist position）があるが，著者はまず差異を十分認識する相対論の立場をとっている。差異を十分認識した上で初めて真の普遍性が明らかになるという。まず日本と英国の文化的枠組みの基底に流れる人間関係の価値観の違いを，「関連性」と「分離性」の概念を用いて説明する。英国の家族は「分離性 separateness」を指向し，家族が個別性をもって自立することが正常な過程と規定する。一方日本の家族関係のパターンは，お互いに相手に対して受け身な姿を期待する「関連性 connectedness」であり，「甘え」が見え隠れする家族システムの中で，全体としてバランスがとれていることが正常な過程と規定する。これらの概念が，家族の価値観，家族構造，家族ライフサイクル，コミュニケーション，変化の方向，セラピストの役割，サイコセラピーの形態にどのように影響しているかを具体的に論じている。
　たとえば膠着した家族関係に悩む親子に面談した事例において，世代間境界を強調し，核家族が拡大家族から分化し，夫婦関係を重んじる英国人の視点をとると，日本

英国と日本の家族の比較

	英　　国	日　　本
価値システム	分離性	関連性
世界観	二元論	全体論
家族の構造	平等，核家族	階層的，拡大家族
強調される関係	夫婦	母子
家族ライフサイクル	個別性のプロセス 親元を離れる	統合のプロセス 見合い結婚，高齢の親との再結合
コミュニケーション	言語的，明白に語る	非言語的，言わず語らず
変化の方向（解決）	分化，個人，自律性	統合，サポート・ネットワーク，感受性
治療者の役割	第三者，「中立」	親近感，指導的，権威的
サイコセラピーの形態	言語的 十分に話す 治療的ディベート 外面化 無意識→意識	非言語的 瞑想 沈黙 内向化 意識→無意識

人家族には受け入れられにくい。しかし日本人家族が関連性を志向している点を重んじ，世代間の関係と夫婦関係を同等に重要と扱うことにより，核家族を拡大家族から切り離すような介入をせずに，その境界を明確にしていくことを促すような援助が事例に示されている。

　このように差異を十分認識する必要性は，面談している家族と同じ日本の文化的背景にいる治療者であっても同様にある。理論的志向を前面に出して，どのような機能的な家族に変化するのが望ましいかと図るのではなく，分離性と関連性のスペクトラム上，その家族にとって無理なく動ける範囲で機能的な関係づくりをさぐるのを援助する時，普遍論にたどり着く。治療者が差異に対する感性をもって進めていく時，文化的差異をより高次レベルで統合する日本の文化的文脈に適合した家族療法へと発展する可能性を示唆している。

　この比較文化的考え方は，ポストモダンの時代を支える，社会構成主義に立った感性を養う意味でも治療者にとって役立つものであると考える。なぜなら，面接者としての判断は絶対的な真理ではなく，ある立場からの見方であること，それは面接者自身の個人的背景，社会的文脈，理論的志向から派生するもの（チキン Cecchin, G.）だとするナラティブ・セラピーに相通じるのではないだろうか。なお，この論文は"Family Process"誌に載った日本人による初めてのものである。　　　　　（**石井千賀子**）

関連文献
1）田村毅：日本と西洋の家族の比較文化的考察（第1報）：関連性と分離性．家族療法研究, 9 (2) ; 31-41, 1992.
2）田村毅：日本と西洋の家族の比較文化的考察（第2報）：統合と文化．東京学芸大学紀要，第1部門教育科学第46集, 1995.

74 非行少年への対応と援助
非行臨床実践ガイド

著者 生島浩
発行 1993年　金剛出版

　本書は著者が法務省の保護観察官であった当時執筆されたものである。保護観察官の仕事は一般にはあまり知られていないが，責任は重くしかも激務である。非行や犯罪を犯した少年や成人の再犯予防のため，日夜心血を注いでいると言っても過言ではない。担当している少年や成人が殺人などの重大事件でも犯せば，社会的非難を浴び，そのショックから立ち直るのは容易ではないことは想像に難くないからである。しかも，保護観察官一人が担当するケースは多く，報告書作成のために相当な時間を割かなければならない。

　このような激務に就きながら著者は，家族療法を鈴木浩二の元で学び，さらに精神分析的精神療法と家族援助について下坂幸三に学んだ。本書はこのような研鑽と地味な臨床活動に裏打ちされた非行臨床の実践の本である。

　本書は八つの章から構成されている。第1章「非行少年処遇の流れ」は，少年非行の定義から始まって非行少年の処遇システムについて分かりやすく説明がなされている。著者は章の最後の部分で「非行少年処遇全体の問題として，何よりも強調したいことは，《処遇の質の向上》である」（28頁）と声を高める。著者，弱冠37歳の時である。この基調はその後の章に具体的な方法として展開されていく。第2章「非行臨床の課題」では，「非行臨床研究」の必要性が説かれる。そして「今後は，精神医学におけるDSMの流布から，非行研究においても類型論や診断論が盛んになる可能性はあるが，必ずしも処遇研究に寄与するものではないだろう」（31頁）といった予言は的中したと言ってよさそうである。昨今，非行の一部はDSMによって行為障害と診断されることが増えてきたが，処遇論に立ち入ったきめ細かい「非行臨床研究」への発展とはなっていないからである。

　第3章「非行少年に対する面接〈作法〉」は，後進の保護観察官を意識して書かれたものであろうが，まさに身につけるべき作法が順序よく簡潔に述べられている。第4章「協働治療論」においては，保護観察官と保護司とのチームアプローチが具体的に論じられている。今なら治療論というより，非行臨床における協働援助論とすべきところであろうか。

第5章「非行臨床における家族援助の意義と方法」では，父親を処遇場面に参加させるための〈花道つくり〉の工夫が印象的である。暴走族の事例における著者の次の介入は，技の冴えを感じるところであり紹介したい。「処遇者は，父親の専門である経営学とからめながら，《集団を管理することの苦労》を十分に語らせたうえで，《ワルをまとめあげるのは，管理能力のある証拠》《やはり，父親の血ですね》と本人を持ち上げ，父子間の距離を縮める介入を行なった」(118頁) くだりである。
　著者は秩序の混乱した家族に対し，子どもの社会化のために父親の権威を回復させることの意義を強調する。その結果，時には「親子が取っ組み合いの喧嘩」という対決を経て家族に新たな秩序が形成されることを事例を通して提示している。このように家族内に劇的な変化がもたらされるのも，非行臨床の特徴の一つである。第7章「処遇困難な事例への対応」は，今日的なテーマでもある「性的児童虐待」と「精神障害を持つ非行少年」の対応と援助について，事例を挙げながらきめ細かく論じられている。著者は結論として，「常に精神医療と非行臨床機関との相互補完的な連携を心掛けなくてはいけない」と述べる。
　第8章「年少少年への対応」では，非行臨床に携わる者たちが一番手こずらされる年少少年（14歳，15歳）への対応が論じられ，著者は年少少年への処遇のヒントについて簡潔に述べている。「年少少年の臨床は何か，と問われれば，誤解を受けるかもしれないが〈時間稼ぎ〉と答えるのがもっとも要領を得ていると思う。本人も，友人たちも加齢に伴う成長，いわゆる〈最近落ちついてきたね〉という状態に持ち込むこと，それがすべてである」(200頁)。わが国は確かに少年による犯罪が多いのであるが，多くの少年たちは18歳になる頃には，いわゆる「足を洗う」，逸脱行動に見切りをつけそれなりの適応行動をとる者が多いのも事実である。著者は再犯をさせずに何とか中学卒業まで，あわよくば，高校卒業までと「あの手・この手」の介入をはかる。本書によってわれわれは，非行臨床の世界を一望できるのである。(**村 松　　励**)

75 家族療法の基礎

■著者　Philip Barker
■監訳　中村伸一，信国恵子
■発行　金剛出版　1993年
■原典　Basic Family Therapy (2nd Ed.). Blackwell Scientific Publications, Oxford, London, 1986.

　本書は原典第2版の全訳であり，家族療法の基本原理を概説し，総合的で折衷的な方法を提示しようとしている。概念から臨床の実際にわたる基本的なテーマについて，論者たちの主張を一つの学派に偏ることなく簡潔で明確に紹介しながら通覧し，かつ，一貫して臨床的な観点からそれらを吟味して著者自身の見解を呈示している。

　著者は，もともと英国で教鞭をとった後，カナダで精神科・小児科の教授を務め，小児病院に在籍，別に"Basic Child Psychiatry"（山中康裕，倉光修監訳：児童精神医学の基礎．日本文化科学社，1984）の著者である（監訳者の一人中村の後書きによる）。

　第1章「家族療法の歴史」：家族療法は統合失調症の家族への関心から始まって，カリスマ的指導者たちが米国のかしこで独自の学派を展開したと，早期からの歴史を先駆者ごとに紹介し，現在（1980年代）ではそれらが同化し共通の体系が形成され，さらに各国や他領域にも広がっていると展望する。

　第2章「健康な家族とその発達」：正常な家族の定義が困難な理由を述べ，人としての要求が満たされているか否かという点から「最適に機能する家族」の概念が臨床的に有用だと示唆する。家族の発達を考慮することの重要性も強調する。

　第3章「理論上の基本概念」：それ自体一つの実体として機能する家族を治療するには，個人療法と異なる体系が必要とされたと，サイバネティックス，システム論，制御理論等々の概念が採用されどう援用されてきたかを解き明かし，しかし，どれも十分ではなかったとして，「一貫性」の概念の有効性を示唆する。

　第4章「家族療法の諸学派」：個人に関係付けたモデルから家族療法独自のモデルへと発展したと展望し，各学派を紹介し，学派間の相互補足が進展していると述べる。

　第5章「家族のアセスメント」：利用できるモデルを紹介した後，はじめての接触，目標の話し合い等々の項目で臨床的な要点を述べ，得られた情報は，家族ユニットとしての評価，発達段階と生態学的コンテクストの中に統合させねばならないと説く。

　第6章「目標の設定」：練られた目標の治療的重要性と具体的留意点を説いている。

第7章「家族療法の適用と禁忌」：家族療法は，家族システムの機能に問題がある時に利用すべきで，ただし，個人の問題の多くがそうだとしつつ，しかし，万能薬とも最後の手段ともみなすべきでないと述べて，適用と禁忌を具体的に検討している。

第8章「家族治療の実際的留意点」：家族の誰かが参加したがらない時，子どもを参加させる，転移の問題，契約などのテーマによって，具体的な方法を検討している。

第9章「家族の一般的な問題とその治療」：役割の問題，サブシステム間の境界の問題等々のテーマで，よく起きる問題を吟味し，これ以下3章で技法を取り扱う。9章では直接的指示による方法を検討し，第10章「戦略的療法およびシステミックな療法」で，家族の本質的変化は直接的指示だけではおきがたい場合が多いことを示して戦略的・システミックな方法を吟味し，第11章で造形法などその他の技法を吟味する。

第12章「治療の一モデル」：治療者は，その家族の治療的要請に応えられるように，さまざまな学派の理論と技法を組織化する方法を持たねばならないと，ここでは著者自身の一つのモデルを提示している。

第13章「夫婦療法とセックス・セラピー」：夫婦の問題が個人療法で不首尾になりやすい理由を考察した後，夫婦療法の方法，離婚の援助，セックス・セラピーに触れる。

第14章「終結と中断の取り扱い」：治療の開始ほどには言及する著者が少ないと著者自身述べる終結と中断について，方法や留意点を検討している。

第15章「家族療法の教育と学習」：他領域習得後に家族療法を学ぶ者が多いがそれ専一に学ぶ者もいるといった学習者の状況を吟味し，家族療法習得の方法，スーパービジョンとコンサルテーションの違いと両者の重要性など，吟味している。

第16章「家族療法の研究」：システムズアプローチへの信頼に頼りすぎた一時期があったと振り返り，科学的研究の重要性と主要な3研究領域について述べる。

本書は家族療法の基本的で重要なテーマを，概念から臨床の実際にわたって，分かりやすく解説し，さらに著者自身の経験と洞察を踏まえて深く臨床的な観点から吟味が加えられている。著者は，家族療法家というものは，さまざまな学派や方法を，その家族の実際に即して治療に取り入れ組織化する自分自身の方法を持たねばならないと説くが，その臨床的な視点が本書を貫いている。これから家族療法を学ぼうとする者が地道に学ぶ上でよい指針になることはもちろん，すでに実践を積んでいる者にとっても，臨床の折々に参照して，治療を反省したり考えを展開する上で啓発されたりするはずである。1980年以降の新しい発展については別書を参照されねばならないが，臨床の基本的な教科書としての価値は何ら損なわれないであろう。

(信国恵子)

76 家族療法
システムズアプローチの〈ものの見方〉

著者 吉川悟
発行 1993年　ミネルヴァ書房

　著者の吉川は，日本のシステムズアプローチ，システム論的家族療法の第一人者である。本書は，その第一人者による，システム論の解説とその治療実践の記録である。読者は本書を読むことで，システムズアプローチという「ものの見方」の原理原則をていねいに理解し，かつ，その「見方」による治療が，どのようなやりとりによって成り立つのかを体験することができる。すなわち，本書はきわめて実践的な内容を持つ本である。

　第1章「システムズアプローチの概略」では，家族療法の歴史や，システムズアプローチのものの見方が解説される。さまざまな相互のやりとりがなされる複数の人々の会話は，どのように構成され，どのように意味づけられうるのか。家族を一つの「システム」と考え，システムの変化の可能性を作りあげていく，システム論的家族療法の，その背景にある「ものの見方」がいくつかの切り口から解説される。著者は図を多く活用して解説しているが，円環的な見方，複眼視的な見方に慣れるために，これらの図が大変有効である。システムとしてものを見るとどのように見えてくるのか，コミュニケーションをシステム論で考えた場合に，どのような観点がポイントであるのか，図と著者の明快な語りで，これら家族療法で必要な要点が手際よくまとめられている。特に，「治療としてのシステムズアプローチの概略」という小節は，クライエントと出会ってから終結するまでの心理療法の一連のプロセスを「治療の場というシステム」における変化として記述し，そこにおける治療者の役割を明らかにして，大変興味深い内容になっている。

　第2章「システムズアプローチの実際」，第3章「治療者の呟きと共に」，第5章「仮面舞踏会」はそれぞれ，ある治療場面の逐語録とそれに対する著者のコメントから構成されている。いずれも，あたかもマジックミラーの裏側から一緒に治療を眺めているかのように，治療室での，（本書を書いた当時の）著者のものの見方・振舞い方を知ることができる。

　各々の逐語録は，再三読み直す価値がある。というのも，システムズアプローチに慣れていない読者は，著者のセッション中の言葉に，いささか戸惑いを覚えるだろう

からである。ここで，著者が注目しているのは，言葉の内容ではなく，治療場面に現れる家族間のやりとりのパターン，治療者と家族の間に作り上げられるやりとりのパターンである。それこそが，システムズアプローチによるものの見方であるのだが，日頃から親しんでいないと，逐語録を読んでいてもその把握に混乱するかもしれない。その時に役に立つのが，随所に記されている著者のコメントである。会話のやりとりのうちに生じる，システムズアプローチによる仮説の形成，それに基づく治療者のアクション，さらに引き起こされるコミュニケーションの観察といった一連のプロセスが，コメントを読むうちに納得することができ，理論と実践のつながりを知ることができる。特に第3章では，実際の言葉のやり取りと，著者が会話をしながら考えていたであろう呟きが，並行して記述されている。これを読むと，やりとりの中で見えてきた一つのパターンに，こちらがいかに合わせ，相手の物差しを使って考えつついかに変化を引き起こせそうな振舞いをするかといった，相手の言葉から次のこちらの言葉を紡ぎ出す時の読み・勘・工夫をこの呟きから垣間みることができる。トレーニングを積んだ者が，とっさの時にどんな風に頭を働かせるのか，そういうなかなか活字にはならないことを描くことに，これらの章は成功している。

　第4章「治療システムとものの見方」は，このような逐語録にはさまれた章であるが，治療というシステムの中でもっとも大切で，かつもっとも練習がいることについて述べてある。それはつまり，自分を含めたシステムの見方，自分自身を道具として使うための工夫である。システムズアプローチの要は，治療者が治療の場でいかに自分を相手に合わせつつ，変化のための工夫をし続けていけるかであろう。それは「己を知る」ということにもつながる営為でもある。ジョイニング，多重なコミュニケーションの中での現実構築，治療者がいることによって変化する文脈への気づき，仮説自体が治療の中で変化することなどにふれながら，著者はこの困難な作業遂行の要点を述べ，かつそこに潜む倫理的な問題にも言及している。著者の治療者としての厳しさにも触れることができる箇所である。

（伊藤順一郎）

77 セラピスト入門
システムズアプローチへの招待

■著者■ 東豊
■発行■ 1993年　日本評論社

　東豊は，臨床心理士で，わが国におけるシステムズアプローチの極めて初期からの実践者である。氏は，関西学院大学で学習理論を学び，その後，高石クリニック，淀屋橋心理療法センター，自己開業をはさんで，小郡まきはら病院，九州大学医学部心療内科，鳥取大学医学部精神神経科，神戸松蔭女子学院大学と臨床の場を転々としている。このように違った立場を数多く経験していると同時に，数え切れないほど多症例の治療を行っている。また，各地で講演・研修活動を行い，システムズアプローチの普及に大きく貢献している。氏が考案した介入技法「虫退治」は有名であるが，それは氏が生み出した介入技法のほんの一例に過ぎない。氏は，こうした卓越した介入技法に代表される類まれなる介入方法を次々と実践している稀代の天才セラピストであり，本書はまさに天才セラピストの書である。

　本書は，システムズアプローチの入門，解説，実践書である。説明にはすべて症例が用いてあり，症例の豊富さ，多彩さに驚かされる。本書は，大きく理論編と実践編の二つに分かれている。第1章では，システムズアプローチの定義を述べ，システムズアプローチの理論的な部分となる「システム」，そして「円環的思考」について，実際に経験した症例を元に作られた家族の創作ドラマを用いてわかりやすく説明している。次に治療場面での具体的な家族の会話を逐語で載せ，システムを見るトレーニングという形式を用い，前述した「円環的思考」を治療場面で用いた場合の観察の仕方について説明している。その上で，考慮すべきシステムの範囲が二通りあることを述べ，「母親がカウンセラーに，父親が担任に相談し，それぞれが別の方針に確信を抱く」という例を示し，専門家さえ巻き込まれていくことの危険性を警鐘しつつ，実際の治療に際しては，「システムを細かく見ること」「システムを大雑把につかむこと」の二刀流で挑むことが必要であることを示している。最後に，システムズアプローチのめざすものについて，床屋の例を用い，「どんな流派でどんなハサミを使っているかではなく，結局のところ髪の毛を切っているのだという事実に着目することだ」と述べている。

　第2章はシステムズアプローチの治療の進め方について，その治療過程を，システ

ムへの合流，分析，変える，の三つの過程に分け，30例の症例を用いて具体的に説明している。「システムへの合流」では，1）相手のムードや雰囲気に合わせる，2）相手の動きに合わせる，3）相手の話の内容に合わせる，4）相手のルールに合わせる，の四つに分けて説明し，相手に巻き込まれない，思い込みを持たない，ことを特に注意している。「システムの分析」では，まず，治療上考慮すべきシステムの範囲を押さえつつ，そのシステムの構造を大雑把に把握すること，そして，分析のための具体的な方法として，エナクトメント（enactment）と円環的質問について説明している。「システムを変える」では，症状をめぐるシステムが変化を起こしうる可能性を持つものであるならば，変化の技法は何でもよいと述べ，第1章の家族の例を用いて，実際にいろいろな切り口から介入できることを示している。そして，介入例として18例の症例をコンパクトにまとめて掲載し，最後にこの三つの過程は本来一体となったものであり，実際の治療はもっと即興性に富んだものであると述べている。

　実践編では，「供養の酒」「石まわし」など18例の症例が書かれ，どれも他では見られない卓越した介入が用いられている。後半は「セラピスト失格」と題して，セラピストが陥る可能性のある注意すべきことを症例で示している。実践編の症例は，いずれも目からウロコがぽろぽろ落ちる。百聞は一見に如かずで，ご一読をお勧めする。

　本書の続編として『セラピストの技法』がある。理論編では，枠組みというキーワードを用いて，あらゆる治療において共通して言えると考えられる，原則的なものの見方について述べている。治療というものをここまでシンプルに描けるかと感嘆する。実践編では，有名な「虫退治」を含み，「お猿の子から人の子へ」など4症例が本書より詳しく書かれている。

　最後に，本書はシステムズアプローチについて書かれてはいるが，氏は，『セラピスト入門』というタイトルをつけている。そこに氏の意図が表れていると思う。恐らく氏は，有効な治療を行うためには，システムズアプローチのみならず，〜法，〜法といった一つの方法に捉われない，柔軟なものの見方をとること，それこそが何より大切なことだと伝えたかったのだと思う。本書は，素人からベテランに至るまでそれぞれのレベルにおいて充分に楽しめる本のようだ。それが本書の不思議なところであり，魅力でもあるのかもしれない。

（村上雅彦）

関連文献
1）東豊：セラピストの技法．日本評論社，1997．
2）吉川悟＋東豊：システムズアプローチによる家族療法のすすめ方．ミネルヴァ書房，2001．

78 精神医療における家族療法

- **著者** Maurizio Andolfi
- **訳者** 石川元
- **発行** 1994年　星和書店
- **原典** Family Therapy : An interactional approach. Plenum, New York, 1979.

　現在でもイタリアで版を重ね読まれているという本書の英語の原題は，"Family Therapy : An interactional approach"である．邦訳で『精神医療における家族療法』と改題したのは，家族療法は統合失調症などよりはもっと軽い病理を扱うものという風潮に対して，アンドルフィーは「統合失調症の家族療法」を終焉させていない，これこそわが国の精神医療に求められているものという訳者の思いを込めてのことという．

　さて，まえがきでウィタカーWhitaker, C.A.はこの本を「ツワーリング，ラペリアル，ファーバーの教えをブレンドし，さらにホーナイの精神分析を加え，ミニューチンの説をたっぷり，ヘイリーの説を隠し味にしている」という主旨の紹介をしている．これはアンドルフィーが単なる理論家ではなく，折衷主義者で，それ故に徹底した臨床家であることの証明である．一流派や一学説にこだわっていたのでは，長期の困難な闘病を余儀なくされている患者や家族の要請に応えきれるものではない．

　本書は，「序章：相互作用システムとしての家族」「第1章：治療システムの形成」「第2章：家族療法における再定義」「第3章：家族療法における空間とアクション」「第4章：課題」「第5章：構造的家族療法の実例」からなるが，著者が徹底した臨床家であることは，この構成にも表れている．最初に彼の理論的見地を簡潔にして明快に示し，ついで初回セッションの持ち方，治療契約の仕方，家族療法の実際を解説をつけた症例を通して提示している．分かりやすい説明で，何回か読めば自分でもアンドルフィー流の家族療法ができるような気にさせられる．アンドルフィーは直線的因果律を排し，システム論に基づく円環的因果律の立場をとる．彼の相互作用を利用した家族療法では，メンバー間の主要な葛藤を明らかにし，特定のスケープゴートを作り出す必要がなくなるようにすることが眼目になる．治療者は家族システムに入り込み（彼は治療者と家族の出会いと言う），家族と共に「治療システム」を作り出し，システムの持つ必要な潜在能力を活性化させる．どの家族も潜在能力，復元力を持っているという彼の深い信頼感が背景にある．治療の目標は，個人レベルでの人物およ

びその機能と，システムレベルでの人物およびその機能との間の新たな平衡状態に到達することであり，治療者は最初は家族問題のコンサルタント，後には家族を頑張らせるスーパーバイザー役を演じるという。そして，「解釈やコメントはすべからず」とか「忠告を与えるべからず」と忍耐していたかと思うと，権威的に指示したり，変幻自在な対応をする。彼にとっては，治療とは「病める」個人に焦点を絞った介入ではなく，歴史を持った一つの集団に参加して成長してもらう行為である。そして，三世代の家族の歴史の中で，しかも拡大家族，さらには社会とのシステムの中で問題を捉える広がりを見せる。具体的な治療場面では，家族の問題を肯定的に評価することを重視する。家族が病気による被害者であるとの主張にも反対するが，家族が加害者であるとの主張にも反対する。その上で，彼はセッションの中で課題を出す。この課題には，家族の習慣的交流パターンを修正する「再構成の課題」「逆説的課題」「メタファーによる課題」を用いる。この課題の提示が，彼自身が述べているように彼の家族療法の中核的部分である。

　システム論者なら当り前であろうが，アンドルフィーにとっては，診断は「個人の属性」として問題にならない。と言うより，問題にすることに反対である。「症状を個人の精神障害のサインだと見れば，患者の内面に障害の原因を追求しようということになる。障害は分類される。分類されることで障害は確定的なものになり，ついには，取り消し変更ができなくなる」という立場をとる。「機能不全に陥った家族関係を維持するために自立・分化への要求が犠牲になったことのシグナルが，行動の障害として表れる」と考える。さらに「症状行動は，葛藤状況をめぐって形成されてきた平衡を温存する」のである。したがって，症状行動を問題にするのではなく，家族の機能不全に焦点を当てる。彼の論述は，システム論者として確信に満ち，首尾一貫しており説得力がある。

　さらに感銘を受けたのは，アメリカの家族療法を教条的にイタリアに適用しようとしなかったことである。「この20年間アメリカで発達してきた，場を利用した理論と治療経験をイタリア調に『翻訳』し応用しよう」としたことである。

　いずれにしても，アンドルフィーは多様な手段を駆使できる卓越した家族療法家である。そして，強靱な精神力も持ち合わせているようだ。何しろ，混沌とした家族とシステムを共にし，冷静に分析し縦横無尽の対応をし，しかもそれを通して家族を成長させるのである。これには統合失調症の弟を抱え「長くて苦しい体験」をくぐり抜けたことが背景にあるのだろう。じっくり読むと迫力のある書である。しかし，感銘を受けるあまり，アンドルフィーの家族療法を教条的に適用しようとすると効果は半減してしまうのではなかろうか。「アンドルフィー主義」の真髄を学ぶとすれば，われわれは彼の理論と治療経験を日本調に翻訳し応用しなければならない。

（伊勢田　堯）

79 学校現場におけるシステムズ・コンサルテーションの可能性
滋賀県での「さざなみ教育相談」の経験から

■著者■ 楢林理一郎，三輪健一，上ノ山一寛，吉川悟，湯沢茂子
■所収■ 家族療法研究，11 (2)；99-107, 1994.

　著者らは，わが国でのシステムズ・アプローチをもっとも早い時期から実践してきた精神科医・臨床心理士のグループであり，執筆者である楢林理一郎は現家族療法学会会長である。著者らは1984年から行政機関のプロジェクト・チームとして学校現場におけるコンサルテーション活動に携わってきた。本論はその9年間にわたる経験をもとに，システムズ・コンサルテーションの有効性をまとめた論文である。

　1984年に滋賀県教育委員会は学校教育課の中にプロジェクトチームとして「生徒指導班」を設け，心因性の問題を持つ児童・生徒の調査研究および教育相談活動を開始した。著者らは県の委嘱を受け，この計画の企画段階から参画し，プロジェクトの方針を現場の教師を対象としたコンサルテーション活動と定めた。大津市内での週1回の教育相談から始まり事業は徐々に拡大していき，1987年からは「さざなみ教育相談」と名づけられ，全県下を6ブロックに分け相談体制の充実が図られていった。9年間の相談のべ件数は2,120件，学校訪問はのべ286校にのぼった。拠点校における教育相談活動は年間12回，1回に5ケース，1ケース30分程かけて行なわれた。また，希望する学校からの訪問依頼を受けて（年間54回を3人で担当），全教師参加のもと事例検討会を行う形式がとられた。

　著者らは，少数の精神科医が全体のケースに対応することは不可能であることから，伝統的な精神科治療モデルを応用することはできないと考え，予防精神医学におけるメンタルヘルス・コンサルテーションをモデルとし，システムズ・アプローチのものの見かたや技法を適用していった。それにより，現場での（教師自身の）問題解決能力を高めることを意図したのである。

　著者らの「さざなみ教育相談」活動において，重点がおかれていた点は以下の4点にまとめられている。1)「円環的認識と肯定的評価」およびそれを可能にするコンサルテーション・システムについて，2) コンサルタントの責任と学校による方針の決定，3)「問題解決システムの組織化」についての助言，4)「教師のチーム化」についてである。

これらの実践は「自由度の回復」という言葉でその特徴を言い表すことができる。そこに，子どもを援助したいという学校や教師の善意の力への信頼が前提とされるシステムズ・コンサルテーションの特徴があると言えるだろう。学校現場における「問題」は，原因探索的な行動パターンにより問題が膠着し，悪循環に陥っているために構成されていることが多い。著者らは膠着，悪循環とは「問題に対する意味づけの多様な可能性を失い，解決にむけた行動選択の自由度の低下したシステムの状態を指している」と考える。したがって「問題をめぐる子どもや親，教師の行動を肯定的に評価し直すことにかなりの力を割いて」その上で「問題の意味づけの再構成（リフレーム）」を行うことで，自由度が回復するのである。その際，「問題」は教師が「問題として定義したこと」を指しており，患者に相当する人間や家族，病気それ自体という実体を指してはいない，ということが重要である。つまり，膠着状態にある問題に対する「ものの見かた」の自由度が回復することを通して，解決の可能性が広がることをめざすということができるだろう。

　さらに著者らは，そのような変化が，そこに同席している他の教師とのディスカッションを通して行われることを重視し，コンサルタントーコンサルティという役割関係（上下関係）すら相対的なものとなるようなコンサルテーション・システムを構成している。このコンサルテーションを行う文脈（コンテクスト）それ自体が，「自由度の回復」をめざすというコンサルテーションの内容（コンテント）と一致する形式をとる，すなわちメタローグの形式を持つということが，システムズ・コンサルテーションの本質であることを示していると言えるだろう。

　本論は，現在の文部科学省によるスクールカウンセラー制度がはじまる前に，先駆的・画期的な学校支援の実践の形を提示したものとして重要な論文である。残念なことに，時代の流れの中で「さざなみ教育相談」事業は2000年度をもって終了したとのことである。今日ではスクールカウンセラーが全中学校に配置される時代になった。週に数日という限られた勤務の中で効果的な役割を果たして行く上で，教師へのコンサルテーションは重要な職務である。著者らのシステムズ・コンサルテーションモデルは，スクールカウンセリングの基本として位置付けられるべきものであろう。

（大河原美以）

関連文献
1）吉川悟編：システム論からみた学校臨床．金剛出版，1999. ⇒ *93*

80 Speech After Long Silence
The uses of narrative therapy in a preventive intervention for children of parents with affective disorder

長い沈黙の後の会話：感情障害の親を持つ子どもに対する予防的介入におけるナラティヴ・セラピーの利用

著者 Lynn Focht, William R.Beardslee
所収 Family Process, 35 (4) ; 407-422, 1996.

著者は，リン・フォクトという家族療法家とウィリアム・ビアズリーというハーバード大学医学部精神科教授。二人とも，ボストンのジャッジ・ベイカー・チルドレン・センターに所属し，本研究はNIMHからのグラントを得て行われている。

本論は，感情障害で苦しむ人々の話はなぜ語られずじまいなのかを説明し，著者らの予防的介入計画（Preventive Intervention Project：PIP）がどのように家族の中のナラティヴ・プロセスを入念に作り上げるのに役立つか描写することを目的にしている。

PIPとは，短期心理教育的介入で，感情障害についての家族の理解を促進し，子もたちのリジリアンス（発達精神病理学で洗練された「雨降って地固まる」とでも言えそうな，個人の回復力を記述する概念）を確立することに焦点があてられている。彼らが問題にしているのは，感情障害についての規準（「カノン」と呼ばれている）がいかに人々がその病気について話すことを阻止するかということである。つまり，EEを下げることが治療目的なのではなく，「臭い物に蓋をしろ」式に処理されていた感情障害についての話を解禁し，家族がそれに対して新しい意味づけをしていけるよう援助することが治療とされるわけである。PIPは1987年に始まった。この予防的介入は，6回から8回の面接で構成されるが，まずは，少なくとも2回の両親との面接が行われる。両親の現病歴やどのように彼らが病気を理解しているかが明らかにされる（病いの語り）。その次は，子どもたちとの面接。そして，家族面接のための計画会議。家族面接，そして最後に，両親との最終面接となる。

ケースは2例掲載されているので，そのうちの1例を紹介しておこう。

トムとアンは40代前半の夫婦。13歳の長男ピーター，11歳の次男マット，そして9歳の長女ソフィーの5人家族である。アンは，入院歴はないものの，思春期から気分変調症で何度か大うつ病エピソードを繰り返していた。彼女はずっと自殺を考えていたが，トムがようやくそれに気づいたのは，この介入の1年前に起きた大うつ病エピソードの時であった。これまで子どもたちの養育に支障を来すようなことはなかったが，この時だけは別だったので，

両親はアンのうつ病が子どもたちに悪影響を及ぼすのではないかと悩んでいた。

病いの語り：アンのうつ病に関連する事柄として二つのテーマが語られた。一つはうつ病の原因としてのアンの母親である。アンの母親はチャーミングだけれどもきわめて気むずかしくナルシスティックであり，葛藤であるとかネガティヴな意味づけを厳しく制限する人であったから，それが，アンの「真実の自己」を隠す姿勢を育てたのだと考えられていた。一方アンは，今回のエピソードの直前に，自分が10歳の時，叔父から性的虐待を受けたことを思い出していた。虐待されていることを気づかないふりをしてやりすごすという娘時代のアンの対処法は，アンの母親の姿勢と矛盾しないものであった。アンは，このことを自分の子どもたちに語ろうとしたが，うまく切り出せず，ただ娘には「子どもの頃何かがあったのよ」と言い，息子たちには「辱めをうけたのだ」と語った。アンは，何かを語らねばならないと感じる一方，それで自分が再びコントロールを失うのではないかと恐れてもいる点で，きわめてアンビバレントであった。

子どもたちの視点：彼らは，家族の「プライベートな」事柄について他人と話をすることにものすごくガードが固かった。1年前の大うつ病エピソードは否認されていた。

カノン：アンは，「完璧な」家族というパブリック・イメージを壊したくなかったので，性的屈辱については語れず，その一方で，自らの不幸と犠牲者になったことは自分に「責任」があるのだと考えざるを得なかった。トムも，病気は自分たちの過失だと考えていたので，病いについては隠し通すべきだと考えていた。つまり，二人とも，子どもたちに母親の病気について何らかの説明をする義務があると感じてはいたものの，何を語るべきかについては悩み続けるという葛藤を抱えていたのである。

家族面接：両親の要望により，面接は，生物学的理解を強調したうつ病の徴候や症状についての説明から始められた。次に，どのように母親が病気を家族に隠すようになったか，そして，そのパターンをいかに母親が変えたがっているかということに議論が向かった。1年前のエピソードについても細部が語られ，子どもたちは記憶を取り戻していく。アンとトムは，もしも子どもたちがアンの性的虐待について尋ねてきたなら話すつもりでいた。そして，今回，アンはそれについて，その影響はなんとかうまく乗り切れそうだし，子どもたちの助けはなくてもやっていけそうなことなのだと保証するような形で，子どもたちに語ることができた。その他にも，子どもたちにとって「安全な」文脈を作ることができたのだという。

本論が選択された理由は，ナラティヴ・セラピーと心理教育の統合を目指している点，感情障害という精神病圏を対象にして，家族援助を試みている点，また患者の子どもたちの発病予防という日本ではまだ手付かずの仕事であることなどであろう。

〈小森康永〉

関連文献

1) Wolin, S.J., Wolin, S.: The Resilient Self: How survivors of troubled families rise above adversity. Villard Books, New York, 1994.（奥野光，小森康永訳：サバイバーと心の回復力．金剛出版，2002）⇒ ***103***

81 老人と家族のカウンセリング
応用老年学のための実践技術

- **著者** John J.Herr, John H.Weakland
- **訳者** 小森康永,佐々木俊也,岩田秀樹,市橋香代
- **発行** 1996年　金剛出版
- **原典** Counseling Elders and Their Families : Practical techniques for applied gerontology. Springer Publishing, New York, 1979.

著者のヘルは,カリフォルニア州パロ・アルトの退役軍人病院で臨床心理を学び,MRI(Mental Research Institute)のファミリー・インターアクション・センターで高齢のメンバーを持つ家族のためのカウンセリング法を開発した。共著者のウィークランドはMRIブリーフ・セラピーの創始者として家族療法界で広く知られた人物である。

本書は全体では430頁を越える大著だが,カウンセリングの際の一般的配慮(第1部:1～3章),家族の問題解決の過程(第2部:4～12章)の後に150頁を越えるケース提示とその対応(13章～20章)があり,3部で構成されている。

第1部:高齢者にかかわるさまざまな職種の支援者(老年応用学者と表現される)がカウンセリングを行う際の責任と制約が第1章で語られる。ここで本書が特定の職種のみならず,高齢者と家族にかかわる多職種の支援者を対象として書かれたものであることがわかる。次にカウンセリングを学ぶ際にもっとも難しいこと,すなわちカウンセラー自身が自らを律するために避けるべきことが第2章で述べられている。クライアントをあげつらうことなく,相手に巻き込まれずに対応するための方法などについて語られた後,第3章では誠実さや無条件の肯定的関心を伝えることなど,「何をつきつめるべきか」についての解説が展開されている。

第2部:第4章からは老化に関連して起きる問題に,家族システム論からアプローチする方法が語られる。高齢者では,急速な身体的変化や社会経済的観点から家族の力が再配分されるため問題が生じやすいことも含め,家族システムの把握がことさら重要である。第5章では著者らのカウンセリングスタイルが完成するまでの過程が書かれており,従来の精神力動的治療とは異なった家族療法的アプローチとして発展したこと,MRIのブリーフ・セラピー・センターにおいて治療の焦点を「今ある主要な問題」に絞りこむこと,問題の変化のためならすべての手段を最大限に利用することが条件にされたことなど,実践的な技法が発展した様子が伝わってくる。第6章で

は，実際に家族システムにアプローチしたにもかかわらず，十分役に立てない時にどうするのか，支援者に起こりがちな楽観主義的な発言をどのように自制するか等々の具体的な対応が書かれている。家族が解決しようとしている問題が何なのかを定義し，問題に焦点を合わせることの重要性は第7章で，解決努力の特定については第8章でそれぞれ語られる。老人と家族のカウンセリングにおいて出会う問題の大半は，不適切な解決策によって作り出されているという。その整理のために解決につながらない解決策を一掃することや，高齢者をとりまく拡大家族ネットワークを視野に入れたアプローチが必要となる。第9章では，カウンセリングの際の現実的な目標設定によって，高望みすることなく，具体的で小さな目標を設定することの大切さが語られている。第10章は家族システムを把握するために必要ないくつかのポイントについて，家族のルールは何か，患者とされている人（IP）はいるのかなど，支援の際のポイントが記される。第11章では家族のシステムを実際に動かす際に，家族言語（家族の世界の見方）を理解することの大切さについて，言いかえれば家族の問題をリフレイミングする前に，家族が持つ「もとのフレイム」について理解することの重要性が記されている。第2部をしめくくるのは12章であり，家族の問題が解決に向かった際に，どのようにカウンセラーが身を引くかについてまとめられている。

　第3部：第13章のケース検討への序文の後，第14章から19章までは，高齢者に見られやすいさまざまなケースの事例があげられている。錯乱した高齢者と家族をとりまく状況でどのようなカウンセリングが可能なのか，世代間葛藤によって表面化する問題をどのように扱うのか，心気症の高齢者をどのように支援するのか，生活の再設計を考える際の支援や孤独に悩まされる高齢者への支援について，死や重大な障害など人生の困難さに直面した高齢者へのアプローチなどである。

　本書は，家族療法界では数少ない高齢者と家族を対象とした書籍であることに加えて，カウンセリングの達人を目指す特別な人へのものでなく，さまざまな支援者にとって大きな力となる点が選出された理由である。「老人と家族のカウンセリング」と銘打ってはいるが，一般的な家族支援の実践書として活用できる。高齢者の問題として提示されている六つをはじめ，「たとえばあなたが〜だったとしよう」と読者をそれぞれの支援者の立場に置いて書き始められる多くの事例が提示されており，目の前でカウンセリングが行われているかのような臨場感があるのも魅力である。

（松　本　一　生）

82 変化への戦略
暴力から愛へ

- **著者** Cloé Madanes
- **監訳** 斎藤学
- **発行** 1996年　誠信書房
- **原典** Sex, Love, and Violence : Strategies for transformation. W.W.Norton, New York, 1990.

　クロエ・マダネスはアルゼンチン生まれの家族療法家である。マダネスはMRI (Mental Research Institute：コミュニケーション派と言われる家族療法発祥の機関の一つ。ベイトソンBateson, G., ジャクソンJackson, D.D.など）でエリクソンErickson, M.H.の影響を受け、その後ミニューチンMinuchin, S.が所長であったフィラデルフィアのChild Guidance Clinicのスタッフとなり、そこで戦略的短期療法の担い手であったヘイリーHaley, J.と出会い、現在はヘイリーとワシントンDCのFamily Therapy Institute of Washingtonで後継者の育成にあたっている。家族療法の初期の多くのカリスマ的セラピスト亡き後、現在も現役で活躍している女性セラピストである。

　本書の骨子は、戦略について理論的に説明する第1部の「変化のモデル」と、その戦略を事例を通して逐語録も交え、より実践的に詳述する第2部の「治療の実際」と第3部「特殊な治療」からなる。第3部はおまけのようでもあるが、彼女自身の見解を述べてユニークなところである。9章「特殊な環境下にある性の治療」で著者は、コミュニケーションでもあり、愛にも暴力にもなりうるセックスを、人々が自在に扱えるようになるセラピーの重要性を説く。「エロスと暴力」というテーマの講演依頼が契機で本書は書かれたとのことで、原題通り本書においてセックスは重要なキーワードの一つである。また10章「娯楽としての家族療法の訓練」では、近年のスーパービジョンやワークショップは、研修生を惹き付けるためにも、昼メロや家族コメディのような過程が必要な娯楽の世界に入りつつある（確かに！　私たちはワークショップや学会を単に消費してはいないだろうか？）と述べている。

　全編を通して強調されているのは、家族の愛である。同時に、家族にとって愛と力の葛藤を巡って問題が生じるがゆえに、セラピストが倫理的に道徳性を持ち込む必要性を説く。彼女は家族相互作用の四つの相、すなわち権力闘争、愛されたい欲求、愛したい、保護したい願望、後悔と赦しに注目する。セラピストはそれらのどの相がも

っとも葛藤状況を引き起こしているかを見極めて戦略を立てる。時に愛し，保護したい願望が侵入，所有，支配，暴力を生み出し，それらは愛という美名の下に正当化される。愛と暴力のジレンマを愛のメタファーに変化させるために，マダネスは家族の相や，それぞれの問題行動の暗喩を理解し，読み取って適切な戦略を立て，セラピーでの会話をきめ細やかに特定の目標に向けていく有り様を事例を通して詳述する。家族階層を整理し，愛情を再配分し，愛や保護が適切に機能し，後悔と赦しを通して肯定的な枠組みの中で統一感がもたらされることが必要であり，この具体的方法として，近親姦と性的虐待に対する16のステップからなるセラピーの基準的方法が紹介されている。家族の中に秘密を作らず，加害者や他の家族員は被害者に膝まずいて後悔の念を表わし，被害者同様，加害者も家族員も精神的に傷ついていることを分かち合うなどからなり，それらを通して愛情を復活させる。4章の事例で，妹に性的虐待をした兄が妹に謝罪するに至るまで家族と16のステップを実践する過程の紹介は圧巻である。

監訳者の斎藤学は，日本において児童虐待防止に少なからぬ影響を及ぼしてきた精神科医であるが，後書きで翻訳の契機は本書における児童への性的虐待の事例への関心からだと述べている。児童虐待のみを扱ったものではないとは言え，児童虐待の事例に多くが割かれている本書だが，それぞれの章の初出は1984年から1989年にかけてである。児童虐待に対しての米国での時代背景は，1970年代から顕現化し始めた児童虐待に対応する制度・施策は1980年代に整備され始めたが，子どもが原家族で暮らせるような方向性も試されてきている。つまり制度・施策の運営上，強制的に子どもと親を別居させたり，子どもや家族，加害者のセラピーが行われ，子どもの利益のために本末転倒の介入となって問題が生じ，行政的措置への困惑や矛盾も露呈するなど，新たな問題が生じてきた。マダネスは，セラピーがクライエントを保護するためにも，社会福祉機関，裁判所などの関係する組織全部と密接な協力体制をとりうるように働きかける過程となる場合もあることを特筆している。

ベイトソンBateson, G.やエリクソンの言葉を引用しつつ，マダネスは家族の愛を信じ，倫理的であることの重要性を説く。それらはいささか牧歌的に聞こえたり，また斎藤は精神医学への無理解な面もあるとコメントしている。しかしながら，家族の愛のメタファーがまっとうに機能することが暴力を防ぐという彼女の信念は，今日の日本において火急の解決を迫られている児童虐待の事例においても説得力を感じさせ，またセラピストの仕事はクライエントが自分の人生の著作権を持っている感じにさせることであるとの言及は，極めて今日的である。セラピストにとって重要なのは，時代の潮流やペット理論に乗じるのではなく，それらを使いつつ，一貫してクライエントの立場にあり続ける強い気持ちをもってセラピーを続けることだという思いにさせられ，「娯楽的側面」も考慮しつつスーパーバイザーとして常に現役にあることは説得力を持って著者の強みとして迫ってくる。

（得津慎子）

83 家族支援ハンドブック
ソリューション・フォーカスト・アプローチ

■著者■ Insoo Kim Berg
■監訳■ 磯貝希久子
■発行■ 1997年　金剛出版
■原典■ Family Based Services : A solution-focused approach. W.W.Norton, New York, 1994.

　著者のインスー・キム・バーグは，スティーブ・ディ・シェイザー de Shazer, S. と共に1978年にBFTC（ブリーフ・ファミリー・セラピー・センター）を設立し，1982年にソリューション・フォーカスト・セラピー（SFT）を創り出した創始者である。
　本書は，"ファミリー・ベースド・サービス（FBS）"にSFTを効果的に適用する方法を記述した，家族支援に携わる専門家のための実践的入門書である。そして本書に豊富に挿入されている事例はすべて，インスー自身がスーパーバイズしたり，直接治療したケースであり，それらにより具体的にセラピストがどのように対話を進めればよいのか，どんな質問をするのかということが分かりやすく紹介されている。
　FBSとは，「家族を強化しエンパワーすることが，子どもたちを保護するためにもっとも効果的な方法である」という考えに基づき，家族そのものに焦点をあてて治療する児童福祉の専門的プログラムである。当然，それは家族療法の影響を強く受けている。「治療の焦点を個人ではなく家族の相互作用パターンに置く」「リップル効果」といったシステミックな見方のいくつかはSFTの前提にも含まれているが，「哲学的基盤はかなり離れている」。もっとも重要な差異は，「家族単位は恒常性のバランスを維持しようとする圧力によってその境界を維持している」という家族療法の見解と異なり，SFTでは「変化の過程は必然的で絶え間なく起こっている」と考えることである。またこの第1章では，『面接前の変化』『例外』『三つのルール』（中心哲学）といったSFTの基本概念が紹介されている。
　第2章以降では，情報の扱い方，そして初回面接から終結に至るまでの過程で，SFTの有益な質問法をどのように用い，またそれに続く質問をどう展開していくか，面接中のさまざまな状況においてセラピストが何をすべきかといったことが，事例や逐語の抜粋を適宜折り込みながら詳細に述べられている。その中のいくつかを以下に紹介する。SFTは，「問題にではなく解決に焦点をあてる」アプローチであるが，「解決構築に集中することは，問題解決のための働きかけとははっきり異なる」。したが

って第3章の「問題の定義」も，カスタマーは誰か，クライエントは何のためになら協同するのかを知るためになされる。それは，解決のために「クライエントが専門家となって」治療過程に関わることを重んじているからである。ジェノグラムを含む評価段階の情報収集も「家族の資源を探し出すという目的に添っていること」が強調されている。また『クライエント・セラピスト関係の三つのタイプ（ビジター，コンプレイナント，カスタマー）』を査定することで，クライエントの後ろに寄り添うことがやりやすくなる。目標を初回から終結まで見定め続けること，『ウェルフォームド・ゴール』と呼ばれる七つのポイントを対話の間中織り込むことが必要である。SFTの『有益な質問法』は，『例外を見つける質問』『ミラクル・クエスチョン』『スケーリング・クエスチョン』『コーピング・クエスチョン』他であるが，ただそれらの質問をするだけで終わるのではなく，その後に続く質問も重要である。「どうやってやったんですか？」という問いは，コンプリメントにもなる。また『関係性の質問』を継続質問に含むことで，来談しているのが個人であっても，そこにいない家族や重要な人物を面接に取り込み，システミックな見方を導入することが可能になる。さらにこの質問は，クライエントが自分との距離を取り，客観的に自分自身を観察できるようにする。家族やカップル面接においては特に，セラピストは中立的立場で家族メンバーそれぞれの面目を保つことが重要である。2回目以降から最終面接までは，シンプルにEARS（引き出し，拡大し，強化し，始めに戻る）の繰り返しだが，それがもしうまくいかない時にはどうしたらよいかの対処法や，ぶり返し（再発）についての話し合いについても述べられている。また，「外在化」「リフレーミング」といったその他の家族療法の技法も紹介されている。最終章では，さまざまな難しい問題を抱えた家族との面接の仕方と，どんなケースであっても，「治療は状況にフィットするように個別化して行われるべきである」ことが述べられている。

　本書はインスーの唯一の単著であり，それだけにもっとも彼女の治療哲学が表れている一冊と言えよう。それは，あとがきにも如実に記されており，近年では「信じていれば見えてくる」という言葉で語られている。SFTは質問法にばかり注目されがちだが，本書を熟読されれば，質問はすべてクライエントの解決（目標）や，彼らの自己評価や能力を高める直接的／間接的コンプリメントにつながるものでなければならないということ，そしてセラピストがそれを手助けするために何を尋ね／尋ねないか，「どの質問を，いつ，どのように，誰にするか」を選択するには，多くの鍛錬とクライエントに対するゆるぎない信頼が必要なことがお分かりになるだろう。

（磯貝希久子）

関連文献

1) DeJong, P., Berg, I.K. : Interviewing for Solutions. Brooks/Cole, Pacific Grove, CA, 1998.（玉眞慎子，住谷祐子監訳：解決のための面接技法：ソリューション・フォーカスト・アプローチの手引き．金剛出版，1998）

84 ナラティヴ・セラピー
社会構成主義の実践

編者 Sheila McNamee, Kenneth J.Gergen
訳者 野口裕二，野村直樹
発行 1997年　金剛出版
原典 Therapy as Social Construction. Sage Publications, London, 1992.

"ものごと（現実）を客観的な方法で観察を行うこと，普遍的な観点で理解すること，それに，それらを通してものごとをすべて制御することが可能"だと考えるのは，"近代主義的な"ものの見方，考え方とされている。だが，1960～70年代以降，文芸批評，科学哲学，生物学，心理学などの分野で，そうした近代主義的な考え方に対するさまざまな批判や反論が起こってくる。それらは構成主義（もしくは，構築主義）と呼ばれることになったのだが，簡単に言うと，"われわれが現実と呼ぶものは必ずしも現実そのものではなく，われわれが言葉を通して作り上げた（構成した）ものにすぎない"といった共通な認識を持つ。このような視点の背景には，ポスト・モダニズムと呼ばれる一連の考え方がある。

従来，家族療法の領域においては，一般システム理論や構造主義やサイバネティクスといった"近代主義的な"考え方に基づいた，"システム論的な"理論や実践が主流であった。だが，1980年代から次第に，そうしたポスト・モダンな考え方は家族療法の理論や実践に影響を及ぼし始め，やがて家族療法界の中で大きな潮流となっていく。そうしたポスト・モダンな考えに基づく家族療法は，システム論的な家族療法（一次家族療法）と対比させる形で，二次家族療法（second-order family therapy）とも呼ばれている。

この本の編者の一人である社会心理学者のガーゲンは，社会構成主義の視点を心理学領域に積極的に採り入れ，社会構成主義的な観点に立脚した心理学の確立を試みた人物である。この書（原著）は彼とマクナミーが編者となり，同じく社会構成主義的な視点に立った家族療法の治療実践を行っている，著名な臨床家たちの論文を集めて出来上がったものである。本の原題は"社会的な構成物としての治療"というものであるが，その意味するところは，"治療"といった社会的な作業（活動）は，"専門家"である治療者の"客観的な"観察を通し，前もって確立されている理論をもとに行われるようなものではなく，あくまで，"治療者と来談者双方の言語的な交流を通して

社会的に作り出されていったもの（意味，解釈，理解，物語）"といったところなのであろうか。

　その訳本である『ナラティヴ・セラピー』は，その原著の中で，とりわけ，ポスト・モダニズムの視点に立った，主に家族療法界を代表するような著名な臨床家や理論家によって書かれた六つの論文を選び，訳出して出版されたものである。ホフマンHoffman, L.は，「家族療法家のための再帰的視点」といった題で，ポストモダンな観点からみた治療臨床のあり方についての概説を行い，その観点を象徴的に表わすものとして"再帰的"といった用語を提唱している。アンダーソンAnderson, H.とグーリシャンGoolishian, H.の論文は「クライエントこそ専門家である」といった題であるが，二人は，"意味"や"会話"を重視する治療の観点とか，"専門家"といった立場を否定する治療家のあり方など，解釈学，言語学，社会構成主義などに基づき彼らが考案した"協働的─言語システムズ・アプローチ"と呼ばれる治療概念（原理）を紹介している。アンデルセンAndersen, T.は「リフレクティング手法を振り返って」といった題で，自らの臨床の変遷を振り返ってみるとともに，リフレクティング・チームの実際の方法や，"リフレクティング・プロセス"と彼が呼ぶ治療理念について言及している。チキンCecchin, G.は「治療を拡げる新しい可能性」といった題で，自らのシステミックな家族療法についての考え方の歴史的な変遷について述べるとともに，治療者自体も"社会的に構成されるもの"といった観点から，治療の中で異なる役割を演じることのできる治療者のあり方を"どっちつかずirreverence"と呼び，その治療的な可能性について述べている。エプストンEpston, D.やホワイトWhite, M.の「書きかえ療法」の章で彼らは，人が自らの人生にさまざまな意味を与え，その意味の集まりは"物語"と隠喩できるが，悩みを生み続けた物語を持つ来談者がその物語を書き換え，書き換えた物語を実際に演じることを治療者が援助することで，その苦悩からの解放を手助けすることができると，事例をまじえ述べている。ガーゲンとケイKaye, J.の「ナラティヴ・モデルを超えて」の章で，彼らは，まず，モダンな観点を持つ治療とポストモダンな観点を持つ治療の比較検討を行い，次に，治療とは，単に一つの物語を別の物語に置き換えることではなく，むしろ，会話を通して多様な意味を作り出すことであるといった，グーリシャンらの主張を支持する論を展開している。

　最後に，この書は必ずしも初心者のためにやさしく書かれたようなものではないが，社会構成主義的（ポストモダン）な観点を備えた家族療法（治療）とはどういったものなのかを一覧できる，非常にコンパクトな書物であり，ポストモダンな治療を学ぶための"入口"としての役割を果たすことのできる一冊であると思う。

（志村宗生）

85 バタードウーマン
虐待される妻たち

■著者 Lenore Walker
■監訳 斎藤学
■発行 1997年　金剛出版
■原典 The Battered Woman. Haper & Row, New York, 1979.

　本書は，著者ウォーカーが1975年「女性に対する配偶者からの暴力」をテーマに研究してきたものをまとめたものである。当事者120人の話に基づいて，秘密保持に配慮し，内容については許す限り詳細に記載している。さらに，当事者300人からの断片的な話，バタードウーマンの保護に関係している人たちからの話，1976年イギリスのバタードウーマンの避難所を訪れた時聞いた話も，この研究に包含されている。本研究の事例は，全員自分からボランティアになってくれた人たちの話によっている。

　「バタードウーマン」とは，男性によって，男性の要求に強制的に従うように，当人の人権を考慮することなく，繰り返し，肉体的・精神的な力を行使された女性をさす。この著書はフェミニストの見地から書かれたたもので，片方からだけの見方であると断っている。

　本書は3部構成からなっている。第1部では「いくつかの例を紹介し説明し，われわれがバタードウーマンを犠牲者だと理解することを邪魔している典型的な神話に対して反論する。そして学習した無力感という心理学理論をバタードウーマンにあてはめながら詳細に検討し，著者が面接から推論した理論構成概念を述べる」。第2部では「女性から報告された種々の威圧方法を定義」している。第3部はバタードウーマンを犠牲者のままにしておく法機関，医療機関，心理学機関，その他の支援保護機関の検討がなされている。

　第1章では，バタードウーマンを取り巻く神話を21挙げて論じている。神話1「バタードウーマン・シンドロームは少数の人にしか影響をあたえていない」。しかし1976年ブルックリン地区の離婚申請500人中57.4％が夫による身体暴力を挙げている。神話2「中流階級の女性の虐待は貧困層の女性と比較して，虐待の程度も頻度も低い」。しかし，バタードウーマンは医師，弁護士，会社役員，看護婦，秘書，専業主婦などを含んでいる。年齢，人種，宗教，教育程度に関係なく，職についている女性が多い。共通する性格は「自己評価が低い」「虐待関係の神話を信じている」「伝統

的家庭主義者，家族の絆を重要視し，女性の性的役割について固定観念を持つ」「社会に対して受身的」などである。バタラーについても，年齢層，人種，宗教，教育程度，文化的背景，経済力などで非常に幅広い結果が出ている。共通の性質は「自己評価が低い」「虐待関係についての神話を信じている」「男性至上主義，家庭における男性の性的役割を信じている」などである。

第2章では，バタードウーマンがどうして犠牲者になるかを説明している。犠牲化の過程が続いて，心理的麻痺状態になり，「学習性無力感」「自発的コントロールの喪失」に陥る。彼女らは状況が絶望的だと本当に信じた時には諦めてしまう。この重要な概念は，バタードウーマンが虐待関係にとどまり，逃げない理由を説明してくれている。第3章は，暴力のサイクル理論で，女性たちが一定の虐待サイクルを経験し，また，どのように彼女たちが犠牲になるのか，どのようにして学習性無力感に陥るのか，どうして逃げないのかを説明している。第一相（緊張の高まり），第二相（激しい虐待），第三相（優しさと悔恨，そして愛情）の繰り返しである。

第4章から第8章では，男性が虐待関係で使った代表的な威圧方法（身体的虐待，性的虐待，経済的虐待，家庭の不和，社会的虐待）を述べ，ここで虐待に使われる威圧的方法を明らかにしている。著者は虐待関係にある者に，虐待者とバタードウーマン関係を認識することの重要性を述べている。また，彼女たちの虐待歴は酷似し，その内容にも言及している。虐待の過程で彼女たちは心理的麻痺状態に陥り，子どもへの夫の性的虐待に対して何も手出しができず，専業主婦の法的立場は今でも問題があり，経済的に威圧されている。

第9章では，1971年イングランドで最初のセーフハウス（避難所）が設立され，1978年までにイギリス諸島内に150カ所ができ，その後ヨーロッパ諸国，アメリカ合衆国に同様な施設ができたこと，さらにいくつかの特徴的な避難所や女性たちのシェルターでの生活を紹介している。第10章では，バタードウーマンへの法機関，医療機関等による対処の必要性を述べている。最優先は虐待を停止させること，24時間の救助体制，警察の適切な保護を上げている。第11章では，今までの心理療法家たちは，バタードウーマンへの救助の適切さを欠いてきたことを述べ，援助の難しさについて虐待者とバタードウーマンは共存的関係にあり，相手無しにはやっていけないことなどを挙げている。個人心理療法だけでなく，グループ療法等を活用すること，彼女たちへの心理療法で，治療者としての不可欠な態度や価値観が述べられている。

第12章では，「家族の本質についての研究」「フェミニスト的見方の普及」，警察，YWCA，宗教グループ，病院の救急科，地域機関などの援助の必要性を述べている。

おわりに，監訳者である斎藤から，支援された日本のバタードウーマン（『魂の家族を求めて』に掲載）の生の声や，援助，日本におけるシェルターの現状が紹介されている。本書は虐待について多くのことを示唆している。この本を読んで，筆者もあらためて虐待の問題について多くのことを学ぶ機会になった。

(金田迪代)

86 境界例の家族療法において言語的介入の果たす意義

■著者　黒田章史
■所収　家族療法研究，14 (3)；204-212, 1997.

　いわゆる境界例に対する心理療法については，これまで，学派を問わず多くの臨床家がその困難さを指摘してきている。そして，それを逆に証明するかのように個人の内界とその家族関係における"深い病理"論が構築されてきた。そうした中にあって，本論文が提示した境界例治療の実際は，1）境界例患者に固有の自他の未分化な面を，特にその言語"使用"形式の特徴から解き明かし，2）それらを家族内対人関係の相互作用の文脈に位置づけ，3）個人面接と合わせて積極的に家族同席面接を導入する中で，4）患者・家族にとって抵抗感の少ないごく"常識的な"言葉を丁寧に繰り返し用いながら進められている。これらの方法は，境界例の"深い病理"をある意味で"不問に付す"ものとも言えるが[1]，それだけにかえって境界例治療に新たな可能性を見出した点で大いに評価できる。

　では，著者のこうした境界例治療の背景にあるものは何であろうか。それは他でもない，本邦において独自の「常識的家族療法」の世界を切り開いた下坂幸三[2]のもとでの研鑽によるところが大きい。下坂は，特に摂食障害の治療において，何よりも患者とその家族に"常識的な"生活感覚を持ってもらうことを眼目に置いた言語的介入の手法を示している。そのためには，まず精神療法家が"常識的な"治療言語を，しかもそのきわめて特異的な存在様式を示す摂食障害，さらにそのもっとも近縁にある境界例に対してこそ持ち続けることの大切さを説いている。したがって，家族療法もまたごく"常識的に"行われることになる。もちろん，その実際は必ずしも容易ではないが，ともかく，このような下坂の家族療法をもっとも忠実に受け継ぎつつ，さらに独自の言語的介入を洗練させたのが本論文である。

　さて，まずは本論文の症例についてであるが，境界性人格障害および神経性無食欲症と診断されたこの女性例の症例記述の内容は，数十年にわたる，とりわけ家族内でのまさに"深い病理"に満ちたあらゆる"重症"エピソードのオンパレードと言っても過言ではない。そして，著者の前に現れたこの患者はすでに39歳となっている……。にもかかわらず，著者が主治医として関わって約2年半後には，患者および家族関係の状態はどの面においても大きな改善を示している。そこで，そのような治療効

果を高めたと考えられる著者の言語的介入について，特に二つの点を挙げることにする。

1）境界例患者は，それがごく些細なことであっても，他者からの否定的なメッセージに対しては，そのまま反応してしまったり，また，その意図を執拗に探る傾向がみられる。それに対して，〈○○するな〉よりも〈××してください〉という言葉に変換して，本人の側で言葉の意味について想像し，判断する必要性を軽減するような話し方，また，本人の発言に対して，すぐに意味を了解することは慎み，〈わからない〉という言葉の多用が効果的であることが指摘されている。

2）境界例患者は，肯定否定に関わらず，他者（特に家族メンバー）を断定的に見る傾向がきわめて高く，家族メンバーもまた同様である。その際，治療者は〈貴女には誰々が○○のように見えるのですね〉という形式の文へと変換して確認（反問）していく作業が推奨されている。これは，「自他の心的状態が，文脈との相関により通常の場合どのように変化するかに関する基本的な概念（心の動き方〈文法〉ともいうべきもの）を把握する」という当たり前の対人関係のありようを学習してもらうことを目的としたものであるが，そのためには，それらが**患者の目に見えるような形**での治療構造，すなわち家族療法の面接スタイルが自ずと有効になることが示されている。

著者は考察の最後で「これらの治療的介入において確認（反問）される心的状態は，**表層的な**，誰にでも常識的に理解できる心の動きであることが望ましい」と述べている（太字は筆者による）。この"表層的な"という点にこそ，まさに家族療法の伝統の中で培われてきた"もう一つの"治療言語の発想が生きているのではないかと思われる。すなわち，言葉が心を形づくるのである[2]。

（児島 達美）

関連文献

1）石川元：家族療法では過去を「不問に付す」か？：下坂幸三氏とのジョイント・スーパービジョンの経験から．家族療法研究，6 (1) ; 54-74, 1989.
2）児島達美：心理療法における"もう一つの"治療言語の出現．ブリーフサイコセラピー研究，11 ; 20-26, 2002.
3）下坂幸三：心理療法の常識．金剛出版，1998.

87 家族療法の視点

■著者■ 中村伸一
■発行■ 1997年　金剛出版

　中村伸一は精神分析・力動精神医学の基礎と臨床を学び，その後，家族療法の臨床的有用性に注目して実践・探求を積み重ねてこられた家族療法の第一人者であり，着実かつ柔軟な臨床家として，また優れた研究者，指導者として高く評価されている。

　本書は，中村がこれまで執筆した諸論文に解題を加え，3部から構成されている。概論にあたる第1部「家族療法の第一歩」では，家族療法における治療的枠組みやアセスメントの実際が解説されている。第1章「家族療法の考え方」では，家族を臨床的に理解するために有用なガイドラインとして，動態モデル，構造モデル，そして相互投影モデルが紹介されている。システミックな認識論から精神分析的観点までが，症例を提示しながら丁寧に解説されており，初学者にとっても理解しやすい。さまざまな立場の臨床家，特に個人精神療法を志向する臨床家が抵抗なく家族療法に触れることができる最良の「第一歩」となっている。

　第2章「初回面接」では，電話での予約から初回面接の終了まで，家族療法の導入過程に不可欠な基本姿勢と観察のポイントが丁寧に語られている。医療，保健，福祉，教育など，あらゆる領域の臨床家・援助者が身につけておきたい内容であると同時に，わが国の臨床・援助実践に家族療法を定着させるために不可欠な，常識的で実践的なテキストとなっている。第3章「ジェノグラム」と第5章「家族のライフサイクル」では，家制度に代表されるような，わが国に特異性の高い"家族の歴史"を理解する手がかりが懇切に説明されている。

　第2部は実践編・各論に相当し，統合失調症，うつ病，境界例，不登校，摂食障害，非行，家庭内暴力を対象とした家族療法の実際が豊富な症例に沿って提示される。第2部全体を通して印象的なのは，症例の理解にあたって，精神疾患についての生物学的視点や個人の内界に焦点を当てた力動的視点などがバランスよく取り入れられていること，用いられる治療・支援技法が対象と経過に応じて柔軟かつ的確に選択されていることである。また，劇的な治療的変化やその直接の契機となった介入技法を強調してレポートするタイプの臨床家とは対照的に，一つの症例をやり通そうとする時に避けては通れないプロセスと"踏ん張りどころ"を，リアルに，そして誠実に伝えてくれる。

こうした安定感とともに，筆者の持つオリジナリティも存分に発揮されている。特に境界例については，これまで個人精神療法のみが重視されてきた歴史的背景を批判的に展望し，内的対象としての親表象だけでなく，実際の家族関係が本人の状態像と密接に関連していること，それだけに青年期境界例の治療には個人精神療法と家族療法との統合的な視点が有用であることが強調されている。また，章立てこそされていないものの，近年，家族療法の対象として注目されている"ひきこもりケース"についても，本書ではすでに"青年が家から出られない家族"という観点から考察されている。

　第3部「家族療法の視点」では，セクシュアリティ，アイデンティティ，自立といった，あらゆる精神・心理療法に共通する基本的課題が，やはりわが国の家族臨床に即して論じられている。海外の先行研究を活用しつつも，わが国に特有の家族文化が軽視できないことをここでも教えられるが，著者の本意は日本の特異性を論じることよりも，"目の前にいるケースをよく診ることに尽きる"ということであろうと思う。第4章では，著者自身の失敗例が，家族の着席行動や家族ルールについての観察の失敗，そして治療者自身の持つ家族体験の投影といった観点から考察されており，ここでも著者の臨床に精神分析的個人精神療法の経験が活かされていることが理解できる。

　本書を通読すると，中村が家族療法の学派や技法ばかりでなく，時には家族療法という枠組みにさえ囚われることなく，一貫して臨床的有用性を優先する臨床家であることがわかってくる。ケースのマネジメントにあたっては，システム論的アプローチ，構造論的アプローチ，心理教育的アプローチ，そして個人精神療法や薬物療法までが，ケースの特性と治療経過に応じて過不足なく導入される。したがって，家族療法の入門書であると同時に，良質な治療・援助のあり方，そしてその実践に不可欠な家族療法の役割と実際について学べる書であると紹介してもよいと思う。家族療法が信頼できる治療・援助手法であり，日々の臨床において"本当に使える"ことを実感できる書としてお勧めしたいと思う。

（近藤直司）

88 SSTと心理教育

■著者■ 鈴木丈，伊藤順一郎
■発行■ 1997年　中央法規出版

　「精神分裂病」という病名が「統合失調症」に変わったことで，目に見える大きな変化があっただろうか。その病いの治癒率が画期的に上昇するとか，再発率が低下するということが起こっているだろうか。むしろ，精神医学的には名称などより生物学的な脳研究の進展や遺伝情報の研究に期待が寄せられていると言ってもいいだろう。しかしながら，その診断を下される当事者本人や家族にとっては，その病いを受け入れ正しく理解することの第一歩にもなる病名は重要である。その病名が本人や家族の意向に配慮して変更されたことは「精神分裂病」という病名とともに負わされてきた偏見やスティグマの歴史を思うと意義深いことだと私は感じている。そして病名の変更だけでなく，精神保健福祉のあらゆる分野において正しい知識や情報を伝え，当事者の自己決定を支える新しい取り組みの必要性を痛感している。SST（ソーシャルスキルトレーニング）と心理教育は，この新しい取り組みに不可欠の技法であると言っても過言ではないだろう。

　本書は，この「SSTと心理教育」の実際を手順を追って分かりやすく教えてくれる親切なテキストブックであると言える。ここで紹介されているSSTと心理教育は，編著者である鈴木，伊藤両氏がそれぞれ勤務する二つの精神病院において，入院直後の統合失調症患者・家族への危機介入プログラムとして開発され，実践されたものである。全体を通して心理教育のプログラム進行さながらに，多彩な図版や図画が使われ，段階を追った解説が豊富な事例とともに，3部9章81項目にわかりやすく施された構成となっている。

　第1部は「SSTと心理教育について」と題されて，第1章「SST（生活技能訓練）とは」，第2章「SSTの訓練技術」，第3章「心理教育とは」，第4章「心理教育の構造」，第5章「教育セッションで伝える内容について」，第6章「グループセッションのノウハウについて」が記されている。たとえば第1章の中の「問題解決と体験学習のプロセス」の項目では，自分に何が起きているかを知って（心理教育），どうすればいいか考えて（問題解決技能訓練），効果的に実行できる（実技リハーサル）ようになるためのプロセスが具体的な事例とともにまとめられている。

　第2部は「対処に介入するためのグループの技術」と題されて，第7章「対処への

介入技術——問題を扱いやすくするための相互作用」の章では，フィードバック，リフレーミング，いろいろなモデリングやコーピング・クエスチョンといった多くの介入技法が，実際のグループ場面とともにわかりやすく紹介されている。第8章「グループの相互作用を構造化する技術」では，グループを始める前の準備から，ウォーミング・アップ，介入，クロージングまでのプロセスが解説されている。

第3部は「グループの進め方」ということで，問題解決技能訓練を応用した複合家族グループの進め方と統合失調症の患者さんに対する実技リハーサルの実施方法が，リーダーの位置や板書の使い方に至るまで懇切丁寧な解説つきのシナリオで紹介されている。

本書は日本の精神医療における実践の成果であり，欧米の実践技法から学ぶ機会の多い日本の臨床家にとってありがたい手引書でもある。鈴木は心理職として，伊藤は精神科医として，それぞれの立場から，臨床の創意工夫やアイデアが本書の至る所に惜し気もなく示されている。SSTも心理教育もマニュアル片手に誰にでも取り組める簡便な技法と思われがちであり，広く普及することを意図してそれが強調されてきた面もある。それだけに日本の現状にあった良質な手引書は貴重である。どんな領域の臨床にも言えることだと思うが，実践のプロセスというのは，オーダーメイドの上等のスーツを作るように顧客の要望に添いながら心をこめた仮縫いを何度も繰り返して，ぴったりフィットするものを仕上げてゆくようなものではないだろうか。SSTと心理教育も然りである。「訓練」や「教育」という文言に抵抗を感じる臨床家にこそ取り組んで欲しい技法である。本書は，そのまま使えるマニュアルとしてというより，読者自身の臨床の創意工夫への励ましとして，また独自のプログラムを作るための一つのお手本として受け取られることを，両達人も望んでおられるのではないだろうか。そういった意味では，本書は統合失調症だけでなく，多くの慢性疾患や末期がん，HIV等の患者・家族グループ，PTSDやLD，ADHDの「SSTと心理教育」実践へ応用することもできるだろう。

（上ノ山真佐子）

関連文献
1）特集「家族心理教育の現在」．家族療法研究，19；(2), 2002.

89 人間コミュニケーションの語用論
相互作用パターン，病理とパラドックスの研究

- 著者　Paul Watzlawick, Janet B.Bavelas, Don D.Jackson
- 監訳　山本和郎
- 発行　1998年　二瓶社
- 原典　Pragmatics of Human Communication : A study of interactional patterns, pathologies, and paradoxes. W.W.Norton, New York, 1967.

1.「語用論」とは？

　本書でいう「語用論」とは，「ことば」に代表される「情報」が行動にどう影響を与えるかという，情報と人間の行動との関係を対象とする分野のことだとして読み進めばよい。言語学でいう語用論とは「言外の意味論」とでもいうべきあくまで認知的な面に留まろうとするが，本書はその点ではいわゆる「言語学」を超えてしまう。言語学が対象とする「言語」のその内部で閉じないからである。「行動」に飛び出してしまう。つまり本書のタイトルになっている"語用論"とは，言語学上での厳密な意味での使い方ではない。

　そこで本書の邦訳題である『人間コミュニケーションの語用論』とは，つまり言語，情報を交換しあう複数の人間の間でどんな行動上の相互影響，作用があるかを一般的なかたちで説こうとしたものと理解できる。またそれは，家族内のコミュニケーションが統合失調症という行動上の特殊なパターンを生み出すという，二重拘束理論以来の発想をさらに一般化しようとしたものであることも理解できると思う。本書は二重拘束理論の提案をリードしたグレゴリー・ベイトソン Bateson, G., その人に献げられている。ベイトソンはパロアルト・グループを率い，統合失調症を，二重拘束という状況に対して患者のとり得る，破瓜型をはじめ三つの反応パターンとしての古典的な分類を説明しようとしたのである。

　「プラグマティックスをどう訳しましょう」と訳者の一人に相談され，新しい知の領域を最初に紹介する幸運に巡りあった者として興奮して話しあったのは15年近くも前になろうか。当時，この訳語としては言語学分野でも複数あった。「実用論」という訳語もあり，内容は「実用論」の方がわかりやすいかとも思ったものである。平成14年の夏に本書の主筆，ワツラウィック博士の80歳の誕生祝いを兼ねた国際会議があり，筆者も各国に一人いる海外代表としてシンポジストになった。そこでも本書の歴史的な価値が評価された。筆者はワツラウィック博士から依頼を受け，博士が自

分の代表作と断言された『変化の原理』を紹介したが，内容は，この「語用論」と大いに重なり，臨床家には，より容易に理解できる面がある。そこで当時，理論社会学や経済学といった他分野の研究者から，本書の内容についてもよく質問を受けた。つまり本書は，家族の心理的援助といった領域を超えた情報と人間行動の一般論として，分野を超えて注目されていたのである。

2．コミュニケーションしないでいることの不可能性

われわれは他人の前，複数の人の間にいる限り，コミュニケーションしないでいることはできない！　コミュニケーションを絶ち黙りこんでいるとしても，他者には，たとえば「一人になりたいのだ」としてある種の行動をとらせてしまう，つまり反応を「拘束」する。たとえば「自分も避ける」「そっとしておく」という行動を導くことになる。まったく影響を与えない，無色透明でいることはできないのである。そこでは「すべての行動がメッセージになってしまう」と言える。その意味でコミュニケーションしないでいることは不可能なのである。著者は言う――活動することも活動しないことも，言葉も静寂も，すべてがメッセージとしての価値を持つ。すべてが他に影響を与え，影響を与えられた側はそのメッセージに反応しないでいることはできない――

3．本書の影響：情報と人間行動の一般理論

本書の主張から，種々の心理的問題もまた複数の成員間の行動，つまりそのメッセージ価による，避けられない「相互拘束」のたまものということになる。すると，反対にその拘束のあり方を変えれば解決への道が拓けるということになる。変え方は種々ありえる。パラドックスなどの文字通りのMRIアプローチの他に，解決志向の話題に変える，「問題」を外在化させての話し合いにする，あるいは来談者に語り続けさせて常同のコミュニケーション型を自発的に解消させる等々。この考えは心理療法の各派を超えて，コミュニケーションという地平での統一的な理解を許す。それがそもそも二重拘束理論の目的でもあったと，ジョン・ウィークランドWeakland, J.は来日した記念講演で強調した。本書の直接的な影響下にある関連の文献を以下に三つ紹介する。

（長谷川啓三）

関連文献

1) Bavelas, J.B.（構成主義短期療法チーム訳）：「コミュニケーションの語用論」の実験心理学的研究に向けて．家族心理学年報第12巻，pp.93-116, 金子書房, 1994.
2) 長谷川啓三：コミュニケーションのマネージメント側面について．家族療法研究, 15 (3)；175-179, 1998.
3) Weakland, J.（佐藤悦子，他訳）：二重拘束理論の意義と展開．家族心理学研究, 7 (1)；1-14, 1993.

90 家族教室のすすめ方
心理教育的アプローチによる家族援助の実際

編者 後藤雅博
発行 1998年　金剛出版

　編者の後藤雅博は，1977年千葉大学を卒業後，同和会千葉病院に勤務し，その後新潟の犀潟病院，新潟県精神保健福祉センターを経て，現在は新潟大学に赴任している。後藤が大学を卒業する頃，日本では統合失調症の個人精神療法的接近の試みがまさに百花繚乱を呈していた。60年代の，統合失調症を外来で診るということが夢のような時代から，70年代に至ってそのことが夢ではない現実として開花した時代でもあった。

　80年を前後して日本に遅ればせながら登場したのは，レフ Leff, J.らの統合失調症家族のEE研究であった。このEE研究は家族の感情表出を測定するために，あたかも家族が加害者でもあるかのように受け取られた時期もあったが，その後80年代半ばに，リバーマン Liberman, R.P.を中心に考案されたSSTが日本に導入されるに至り，日の目を見るようになって来た。とりわけハガティ Hogarty, G.E.らによる発展的な研究は，統合失調症のリハビリテーションに関心を持つ家族療法家たちに受け容れられた。従来の力動的な家族療法から解放され，後藤は，当時マクファーレン McFarlane, W.を採用し，犀潟病院での家族教室の実践を家族療法学会で熱く語ってくれた。後藤が犀潟を去り，新潟の精神保健福祉センターに赴任してからは，統合失調症の家族教室のみならず，うつ病や摂食障害の家族教室にまで実践の可能性を展開していった。当時インフォームド・コンセントの意義が語られるようになり，家族を治療の対象とするのではなく，家族を支援者として見つめなおすという風潮も追い風となった。このような経過を振り返れば，後藤を中心とした心理教育・家族教室ネットワーク会議が発会したこともうなずけることである。本書が産声を上げたのも当然の帰結と言えるであろう。

　本書は，副題「心理教育的アプローチによる家族援助の実際」が示す通り，ある程度の臨床経験があればすぐにでも役立つ実践の書である。本書は，4部構成で編纂されており，第1部は編者による総論となっている。本書を理解するためには，まずこの総論を読まずに先に進むことはできないであろう。冒頭，双生児・多胎児を持つ親の会が引き合いに出されているが，これを読んだだけでも家族教室に求められている

のは，統合失調症を抱えた人々と暮らす家族のための教室にとどまらないことが示唆されている。さらに編者は，災害援助に当たる人々のストレス・マネージメントにまで話を広げ，家族教室とストレス・マネージメントの連続性を示し，効果的な家族教室を運営するためのコツを仔細に渡って説明している。第2部は，精神科領域が扱う統合失調症，うつ病，摂食障害，てんかん，アルコール依存症，ひきこもり，老人性痴呆といった，対象を限局化した家族教室の運営を，それぞれの専門家が報告している。読者は，第1章から読む必要はなく，それぞれの求めに応じて読み進むことができる。そしてゆとりがあれば，他の家族教室の章を読み解けば，さらに異なる視点が得られるように配置されている。第3部は，2部構成になっており，前半は精神科領域の実践のために家族教室の中にSSTを取り込むことの意義が語られ，さらには家族集団に参加できない家族へのアプローチとして個別家族支援，また精神科病院で行う家族教室などの実際が語られる。しかし，精神科病院にさえ足を運ぶことができなかったり，病院という枠を超えなければ運営できない場合は，保健所などの地域支援システムを利用した新たな家族教室の場面を設けなければならない。そのような主催者の場による応用編もここでは語られている。一方，欧米では，子どもを癌で亡くした家族やターミナルケアに直面する家族，犯罪者として保護された人々の家族への家族教室も脚光を浴びているが，日本でもこのような方面で尽力されている方たちが，それぞれの実践をここで報告している。第4部と付録には，先述した家族教室の評価方法などが記載されている。読者諸氏が，何がしかの実践を踏まえた後に読むことを筆者はお勧めする。

　編者と共に同世代を生きる筆者にとって，編者の実践と報告が蓄積され，次第に巨大になっていくことにいつも驚かされている。巨大化という表現よりは，さまざまな疾病や障害に取り組む仲間をリンクし，多様な家族教室のあり方を統合し，援助者の孤立化を防ごうとする姿勢と言えるであろう。本書は，編者と志を共にする人々の知恵の集積である。その知恵と優しさに触れるために，毎年開催されるネットワーク会議に参加されることもまたお勧めしたいと思う。　　　　　　　　　（五十嵐善雄）

91 喪失と家族のきずな

■編者■ 日本家族研究・家族療法学会　阪神・淡路大震災支援委員会
■発行■ 1998年　金剛出版

　本書の必要性は次の2点にある。一つは，地震・火山などの予知研究の進歩で数年から数十年内に日本国内に数カ所の大地震・噴火による大災害が発生すると，警告がでている。しかも，東京・東海のメガロポリス，関西・四国と大人口の地域である。その際に人命，ライフラインや建物の破滅，火災など計り知れない損失がある。メンタルな障害，心の危機などへの要請は極めて高い。全体的な施策には触れないが，阪神・淡路大震災で経験したように救援活動すべき防災関係者も被災者となる。支援活動をする私が被災者となっていることを前提に，平時より対策の準備をしておくことが重要である。

　本書の内容紹介は後述するが，本書が震災関連の論文や出版書の中で類をみない存在感を示すのは，執筆者が多職種多分野協働の中で論じられた活動報告である。それぞれの執筆者の震災体験，調査，研究を文章にしていること。そして，執筆者のほとんどが同一時刻に震災の恐怖を体験し，被災地に住む被災者であること。それぞれ，専門分野での知識と技法を持っている。大震災については，ほとんどがゼロから情報を集め，研修しつつ活動を行っている。ライフラインが壊れ，家屋も倒壊した中で町内会での診療，あるいは救援活動や生活を支える活動に堪えた人も多い。自分が被害者になってはじめて気づくこと，学べることなどを記録した報告書である。ライブ中継のような追体験も感動できる。当時を振り返ってみて，本書のような実務書的な側面のある本を読んでいれば，どれだけ初期活動から今起こっていることを見通しをもって理解し，対応策を持てたのではと思う。先述のように今後，メガロポリスでの大災害は地域・機能・防災救助者も被災者になる深刻さがある。平素から行政と民間の専門家の諸団体とのネットワークを作り，シュミレーションのもとに訓練が必要である。もう一度震災があれば（あっては大変だが）もっときちんとできるであろうと同委員会で語り合ったこともある。多くの方々が，各地区・部門で本書を保存し，また読むべき本としてあげておきたい。

　もう一つの特色は，震災援助活動の記録・調査研究の記録であるが，題名として"喪失と家族のきずな"としてまとめてある。再読してみると，平時の日常臨床活動にも大変に役立ち刺戟的ですらある。喪失は精神医学（医学全般含め）・心理学・社

会学にとって，裏の主役である。人間の歴史は破壊，喪失，再生の記録でもある。来所するクライアント・患者の80〜90％が，辿っていくと喪失や悲哀の苦悩を抱えているか，潜在している。ここで，その人と会うのが仕事とも言える。

本書では災害時での喪失をめぐる特徴，状況による違い，家族・地域との絡みと種々の現れ方を理論と実例で述べてあるが，喪失の悲しみ辛さ，その深さを，自分と異なる職種のアプローチの仕方と捉え方の差として読み込むと，より一層喪失への理解が得られる。

ほんの10年あまり前までは，精神科医も心理学者なども一人で患者・クライアントと会っていた。しかし，僧侶など聖職者ではない。たとえば，今までは私どものクリニックでさえも医師・看護師・臨床心理士・ソーシャルワーカー・受付事務職員とチームメンバー全員で受け入れ，会い，対処していくことが，喪失のテーマを抱えている患者に有用であることを経験している。さらに，患者の家族とも話し合い，グループとしてチームメンバーとして，同じ水平にあって一緒にしていく。その味わいを覚えたのである。もう，診察室の中で一対一で対応するのみの治療へは戻れない。遅かれ早かれ臨床はこれが主流となる。このチーム治療，総合的なアプローチとスキルを高めていくのには，多職種の実態を知る必要がある。本書には種々の立場の報告，解説が具体的であるだけに分かりやすい。平時の臨床と共通するところが多い。

本書は3部構成で，第1部は「災害と家族」への視点として，家族を理解する基本的な視点で災害における家族の行動など7項目にわたり，内外の論文紹介を含め，基礎的な要点を説いている。「震災後の取り組み：こころのケアの行方」の章は，災害と喪失を学術的によく理解した災害後メンタルヘルスケアの実践活動の報告である。第2部は3年後の現状から相談窓口からの報告。兵庫県立女性センターの活動と相談事例をもとに，実務的にも参考になる報告で，震災直後から13カ月で12,383件の膨大な相談を受けている。児童相談所での子どもたちと，親たちの震災直後から3年間の継続調査を含め実態と分析のレポート，病院相談室からの老人と震災での諸報告。同じく，家庭裁判所調査室からの家族の紛争と震災などがある。第3部は，ケア，グループ，癒し，援助，立ち直りの諸テーマで，7人の奥行きのある論文である。システム論的家族療法家のその立場でできたこと，できなかったことなど多彩な論文は，感動的な震災体験，その体験調査などが学術的なレベルでまとめられている。第4部は多世代伝達と震災の視点で，ある精神科診療所での活動報告である。スターリン大粛清とその子孫の研究の紹介などを含め，長期的な調査の必要性を述べている。また，米国の著名なメニンガー財団の援助活動としてジョーンズ Jones, S.A.の『災害と喪失』，その愁訴と理解と援助の講演内容が記事として掲載されているが，具体的かつ平易で実践的である。マニュアルとして今後活用できる内容である。　　（**松田孝治**）

92 精神分裂病者と辿る世界
個人療法，家族研究，家族療法を通して

■著者■ 牧原　浩
■発行■ 1998年　金剛出版

　著者は，井村恒郎，小川信男両氏に師事し，個人精神療法，家族研究，家族療法へと関心を広げ，日本家族研究・家族療法学会の前身である精神療法と家族療法に関する研究会に参画した。市原鶴岡病院時代は，ミラノ派家族療法を追試し，その後，山口県で思春期・青年期精神医療を担う精神科病院を開設した。

　本書はこれまでの主要な論文に2論文を追加収載し4部構成としている。

　第1部「精神分裂病の精神療法」では，16歳の少女との約10年にわたる個人精神療法過程を記述し，家庭の日常生活に入り込み「私もまた家族の一員のようにならなければ，家族の実相は何もわからぬ」という考えの起点となった事例体験を「分裂病の治療過程と家族的背景」として掲載した。「分裂病における治療関係の推移と治療者のありかた」は，治療の中での未分化な融合は治療過程の始まりであり，治療者の万能感と幻滅（惨めさ）すらも治療過程においては必要だという論考である。「出会いと自立」では，精神科医が患者と向きあう一個の人格になる必要性を語った。ブーバー Buber, M.の「仮象」「われと汝の出会い」を鍵に事例を考察し，セラピーを受けた側に起こった好ましい変化として，1）経験に対して開かれていること，2）自己の有機体への信頼，3）評価の源泉が自分自身にあること，4）プロセスであることに対する満足（以上，ロジャース Rogers, C.R.），5）枠にはまらず，他にあくことなき関心と興味を示し，いつも新鮮な出会いに向かって開かれている子どもらしさ（シンガー Singer, M.T.）を挙げた。

　第2部「精神分裂病の家族研究」では，「一分裂病の家族の生態」と題し，著者が訪問し，家族ともどもに経験し観察した家族成員の行動を描いた論文を提示した。家族行動，コミュニケーション（ノン・コミュニケーション：没交渉，無視，黙殺，破壊的コミュニケーション，表裏のある様式：冷やかし，口先だけ，口実，回避），合一化する様式に注目した。また音調テスト，ICL（Interpersonal Check List, Leary）変法結果から，分散と合一化の様態にある家族を描出した。「分裂病の家族の父―母―患者の相互関係」では，父母二人，父―母―患者三人という組み合わせで，1）表情，身振り，2）非言語的手段を含めた言語（メタコミュニケーション）について調査し，対話形式の整わぬ未分化様式と，みせかけの様式とが矛盾しつつ積み重なっ

た状態で，いわば砂上の楼閣という感が強いことを示した。「精神分裂病の家族におけるコミュニケーション」ではベイトソンBateson, G.の貢献を「コンテクストの重視」とし，みかけの相互性とは，母親の一方的なコミュニケーションであり，ベイトソンの枠内に包含されるものだとした。前文脈化期，偽りの文脈化期，真に文脈化された時期を家族のコミュニケーション経過と治療目標として考察した。

第3部「精神分裂病の家族療法」では，「分裂病の家族へのアプローチ：家族療法への序奏」として，統合失調症の家族に生起する接近と回避を巡る，ある種の不可解な事象の基底にある家族生活の深層に横たわる地殻を明らかにする試みを詳細に論じた。「家族療法への招待（1）（2）」では，プレセッション，セッション，インターセッション，インターベンションにおいて治療チームのやりとり，面接でのやりとりを，イタリア・ミラノ派を参考にした実際的な方法に沿って記述し，詳細な事例治療経過を「一分裂病者に対する家族療法の試み：二，三の介入に関する考察」として収載した。「すりかえ：インターアクションの視点から」では，言葉や概念，関係性に関する事柄，深い人間関係の定義のすりかえが統合失調症の家族には頻繁に見られ，人間関係を定義させない方法として使用されていると考察した。すりかえには三つのステップがあり，ある言葉をまず受け取り，取り入れ（receiving），他の成員が繰り返し，次に他の成員が取り入れた言葉をぼかして使い（repeating），家族の誰かがぼかされた言葉の意味を置き換える（replacing）の段階だとした。「ミラノ派について」では，hypothesizing, circularity, neutralityの意義を示した。著者らの追試後，家族療法を打ち切るや否や，再入院が続出したことを振り返り，メタポジションという治療者の位置，また逆説的介入への疑義から発し，サールズSearles, H.F.を引用し，中立性には，患者に近づいたり遠のいたりする治療者の自由性，時に患者と共にいながら相手の存在にまったく無関心であり得るような中立性が重要であることを強調した。

第4部「サイコセラピィ論考」「変化の現象論」は，サイコセラピーで生じる変化を，サリバンSullivan, H.S.の「関与しながらの観察」を通して把握する試みである。科学的技術を重視した井村恒郎の「温情」，首尾一貫した技術を駆使していた小川信男の「サイコセラピィは技術ではなく治療者の人格が一義的である」という指摘から，事例体験を通して，普遍的な逆説的存在としての統合失調症者との人間的な営みを媒介としてパラダイムが新しく生じていく現象を論述した。

本書は，個人精神療法を追求し，最早期より家族研究・家族療法を本邦で先進的に実践してきた精神療法家の著書である。介入技術の修練のみならず，間主観的な経験，療法的態度の重要性を，臨床経験をもとに論述した貴重な著作集である。　　**（志村実夫）**

関連文献

1) 山中康裕，山田宗良編／加藤清，神田橋條治，牧原浩鼎談：分裂病者と生きる．金剛出版，1993.

93 システム論からみた学校臨床

編者 吉川悟
発行 1999年　金剛出版

　編者は，システムズアプローチ研究所とコミュニケーション・ケアセンター所長を兼任する，システムズアプローチの理論家であり実践家である。編者は本邦の家族療法やシステムズアプローチの分野で常に先駆的な役割を果たし，ナラティヴ・セラピーにも造詣が深い。

　本書は，初版は1999年に発刊されている。理論的にはシステム論を，技法論的には解決指向アプローチやシステムズ・コンサルテーションを「学校臨床」に導入した実践的で有用な著作である。スクールカウンセラーが導入され，解決志向アプローチが本邦に定着した1990年代末に刊行されたことは，本邦の家族療法の歴史においては記念碑的な著作と言える。理論や技法論的な視点からすれば，本書は1980年代には本邦では刊行されえなかったと思われるからである。

　さて，学校は原因と結果を「直線的因果律」で捉える代表的な組織である。その学校に原因と結果の「円環的因果律」を持ち込み，過去を問わずにひたすら未来へ向けて解決を指向するという臨床的姿勢において，本書は教師や保護者にも受け入れられやすいアプローチを提起している。これまでの個人心理学ではなくシステムズアプローチが，本邦の「学校臨床」を大きく変貌させつつある証左でもある。

　本書は「学校臨床」を志す者にとってはこのような実践の仕方があるのかを教えてくれるし，「学校批判」を行う保護者や「保護者批判」をする教師など，今までの類書では扱えなかったタブーな学校神話のアプローチまで論じており，刺激的で実践的である。さらに，不登校や非行にとどまらず，ADHDやアスペルガー症候群などの発達障害の事例も提示されており，「学校臨床」の射程を広げている。

　第1部「学校へのジョイニング」，第2部「症例編：年齢別にみた方法論と学校臨床の留意点」，第3部「システムズアプローチを利用した効果的なコンサルテーション」の3部構成となっており読みやすい。共著者には，高橋規子，金丸慣美，坂本真佐哉，吉川理恵子，阪幸江，大河原美以，和田憲明，村上雅彦，黒沢幸子，森俊夫，加来洋一，高橋哲，衣斐哲臣らの，本邦で最前線の実践家や研究者たちをそろえており，読み終えた後に十分な充実感が味わえる。

　第1部では，システム論の概略，学校システムとの良好な関係の作り方，教職員と

のおつきあいの仕方，学校システム内の対立防止，集団の問題の捉え方を5章に分けて述べ，学校へのジョイニングの仕方についてわかりやすく示している。

第2部では，年齢別にみた幼稚園，小学校低学年，小学校高学年，中学校，高校の5症例を提示しながら，治療モデルではなくコンサルテーションモデルの有用性を示している。さらに，「学校臨床」で重要な「外部関係機関との連携」「学校臨床の禁忌」「学校批判の因子」の三つを指摘している。「外部関係機関との連携」ではヤクザもリソースとしておりユニークな視点を提供している。「学校臨床の禁忌」では，解決指向にならないような原因さがしのような診断名をつけたり，関係機関へ紹介することなどの禁忌をあげている。「学校批判の因子」では，保護者と教職員の相互の底流にある感情的な「恨み」という用語を有効に用いる方法まで示してくれる。

第3部「システムズアプローチを利用した効果的なコンサルテーション」では，第1章「システムズ・コンサルテーション概論」，第2章「システムズ・コンサルテーションの学校臨床での利用」，第3章「学校批判を繰り返す事例」，第4章「積極的でも変化のない事例」，第5章「無気力な事例」，第6章「学級崩壊へのシステムズ・コンサルテーション」から成り立っている。いずれもが「学校臨床」にすぐにでも役立つ理論と技法が盛り込まれている。

学校は国々によってシステムが異なる。むやみに「横」を「縦」にするような英語圏内の技法を輸入することは百害あって一利なしである。その意味では本書は，日本の教育現場にうまくジョイニングし，「学校臨床」の現場で役立つ技法を伝授してくれる格好の一冊である。

(緒方　明)

関連文献
1) 楢林理一郎，三輪健一，上ノ山一寛，吉川悟，湯沢茂子：学校現場におけるシステムズ・コンサルテーションの可能性：滋賀県での「さざなみ教育相談」の経験から．家族療法研究，11 (2)；99-107, 1994. ⇒ 79

94 ナラティヴ・セラピーの世界

■編著■ 小森康永，野口裕二，野村直樹
■発行■ 1999年　日本評論社

　本書は，日本人の手によって初めて書かれた「ナラティヴ・セラピー」の解説書である。1997年に，マクナミー McNamee, S.とガーゲン Gergen, K.J.編の "Therapy as Social Construction"(1992) が『ナラティヴ・セラピー：社会構成主義の実践』⇒ *84* という邦題で出版されてから，日本におけるナラティヴ・セラピーは本格的な導入の時期を迎えたと言えるが，その思想的背景や理論的特徴については不明な点が多かった。そうした点を補うべく企画されたのが本書である。

　そうした企画の意図は本書の構成にあらわれている。第1部「背景」，第2部「隣接」，第3部「姿勢」，第4部「実践」という4部構成で，それぞれ3章ずつからなる。臨床家としては何よりも「実践」に関心が向くかもしれないが，本書ではむしろ，思想的背景と理論的特徴，そして，そこから導かれる臨床的姿勢に多くの頁がさかれている。それは，この新しいアプローチがその思想的理解なしには意味をなさないこと，具体的な「技法」ではなく「姿勢」にこそ最大の特徴があると言えるからである。

　第1部「背景」では，社会学，人類学，社会心理学における社会構成主義とナラティヴ研究の展開について解説している。第1章「社会構成主義という視点」（野口裕二）では，社会構成主義の源流であるバーガー Berger, P.とルックマン Luckmann, T.の「現実の社会的構成論」とナラティヴ・セラピーの理論が比較検討される。第2章「病いの経験を聴く」（江口重幸）では，クラインマン Kleinman, A.を中心とする「病いの語り」に関する医療人類学，臨床民族誌，物語論の成果が紹介され，「語り―聴き取る」ことの意味と倫理が論じられる。第3章「実証から実践へ」（杉万俊夫，深尾誠）では，ガーゲンによる社会心理学の社会構成主義的転回の持つ意義が紹介される。これらは，現代思想の言語論的転回，解釈的転回，物語的転回といった動きとも深く関係しており，ナラティヴ・セラピーが人文社会科学を貫く大規模なパラダイム変動の一部であることが示される。

　第2部「隣接」では，精神分析，フェミニスト・セラピー，そして，政治学（権力論）という隣接領域の視点からナラティヴの概念が検討される。第4章「精神分析と物語」（森岡正芳）では，ブロイヤー Breuer, J.の「お話療法」に始まり，スペンス Spence, D.P.の「構成的聴取法」に至るまで，精神分析が一貫して「物語」を主要な

キーワードにしてきたことが示される。第5章「フェミニスト・セラピー」（平川和子）では，フェミニスト・セラピーもまた，CRグループ以来，「話し合うこと」と「物語ること」を実践の中心に据えてきたことが示される。そして，第6章「セラピーの政治学」はマイケル・ホワイト White, M.のインタビューの翻訳であり，フーコー Foucault, M.の権力論との関係，ドミナント・カルチャーの持つ権力性など，セラピーの持つ政治性をめぐって議論が展開される。

　第3部「姿勢」では，リストーリング，アカウンタビリティ，無知という三つのキーワードをとりあげて，ナラティヴ・セラピー特有の姿勢が検討される。第7章「リストーリングとリフレーミング」（小森康永）では三つの実践報告を題材にこの両者の違いが検討され，リストーリングという概念の多様性が示される。第8章「セラピーにおけるアカウンタビリティ」（山田富秋）では，エスノメソドロジーの視点からアカウンタビリティという概念の持つ意義が検討され，日常世界の自明性が持つ権力作用を相対化する実践としてナラティヴ・セラピーを位置付け直す。第9章「無知のアプローチとは何か」（野村直樹）では，グーリシャン Goolishian, H.A.とアンダーソン Anderson, H.の臨床を特徴づける「無知の姿勢」，そして，「対話」「物語的アイデンティティ」などのキーワードが詳しく検討される。

　第4部「実践」は三つの実践報告からなる。第10章「老人は痴呆のふりをしているのか」（小森康永），第11章「うつの母親と二人の娘」（土岐篤史），第12章「行動化を繰り返した青年と家族の物語」（楢林理一郎）である。ナラティヴ・セラピーの実践報告をいわゆる従来型の症例報告の形式で記述することには矛盾がともなう。なぜなら，それは，セラピストとクライエントの関係を，観察者と被観察者という関係としてとらえることによって成り立つ形式だからである。そうではない関係をどのように記述することができるのか，それ自体，ナラティヴ・セラピーに課せられた困難かつ魅力的な課題である。三つの報告はそれぞれ独自の工夫をこらしながらこの課題に挑戦している。

　なお，本書の刊行から4年を経て，本書の続編『セラピストの物語／物語のセラピスト』が刊行された。事例報告の新しい形式と文体を創造する試みであり，あわせて読まれることをお薦めしたい。

（野口裕二）

関連文献

1) 小森康永，野口裕二，野村直樹編著：セラピストの物語／物語のセラピスト．日本評論社，2003．

95 講座社会学2　家族

■編者　目黒依子，渡辺秀樹
■発行　1999年　東京大学出版会

　本書は，わが国の代表的な家族社会学者9人により編纂された，家族社会学の代表的な教科書である．編集者の一人である目黒依子（上智大学）は本学会第5回大会の大会シンポジスト，第20回大会の特別講演者でもあり，本学会と近い位置にいる．
　本書の中心テーマは戦後の日本社会における家族の変化の諸相である．第1章「総論：日本の家族の『近代性』：変化の収斂と多様化」（目黒依子）では，ジェンダーという鍵概念を用い，近代家族の成り立ちを概説している．戦後，個人の尊厳と男女の平等という理念のもとに登場した日本の近代家族は，夫の職場と妻の家庭という分離が明確だったために，欧米のような夫婦間の性愛的な伴侶性（companionship）が機軸とはならず，代わりに家庭に囲い込まれた母子関係が家族の中心的な関係性となった．近代家族の前提にある集団性，両親性（ジェンダー性），永続性が，1970年代以降崩れていく様相を，7つの項目から説明している．すなわち，1）既婚女性の就業（主に出産・子育てを妨げないパートタイム就業），2）未婚率の上昇と結婚の必然性から選択性への変化，3）少子化にともなう家族システムの回避，4）介護・同居など老親との関係の変化，5）離婚・再婚の自由化，6）家庭内の性役割分業に関する意識の変化，および7）女性のライフコースの多様化である．近代家族の崩壊後の家族の特徴として，集団性から個人化した家族，特にジェンダーの自由化による自由な関係性の選択を指摘している．
　第2章「結婚と出生の社会人口学」（廣嶋清志）では，コホート（世代）出生率の詳細な分析から，少子化が，単に子どもを産むタイミングが遅れた（晩婚化，晩産化）効果だけでなく，コホートの生涯出生率（一生に産む子どもの数）の低下による効果であることを実証している．
　第3章「企業主義と家族」（目黒依子，柴田弘捷）では，高度経済成長期における男性の企業中心主義が，それ以前からあった夫婦間のジェンダー構造を継続しただけであり，それが専業主婦，もしくはパートタイム主婦としての女性のライフスタイルを規定する様相，さらには，その規範が崩れ，夫婦パターンが多様化する兆しについて述べている．
　第4章「戦後日本の親子関係：養育期の親子関係」（渡辺秀樹）では，母子関係の

変遷を高度成長期前・中・後の三期に分け，働く母親から，家事をする母親（＝便利な母親），そして育児＝教育をする母親への変化を説明している．また，この議論の中に父親が一貫して登場しないことも確認している．

第5章「愛情装置としての家族：家族だから愛情が湧くのか，愛情が湧くから家族なのか」（山田昌弘）では，家族の愛情に関する意識の変遷に注目した．近代家族に見られた集団としての家族愛，つまり「家族だから愛情が湧く」という，動機づけとしての家族愛から，個人化した関係としての家族愛，つまり「愛情が湧くから家族である」という，目的としての家族愛に変化したことを説明している．

第6章「現代家族の変動過程と家族ライフスタイルの変化：任意性家族の生成に向かって」（野々山久也）では，明治以降の初期産業化の段階における直系制家族から，後期産業化の段階における夫婦家族制を経て，既婚女性の就労化，平均寿命の伸長，集団拘束的な規範の衰退に伴い，家族の形態・構造が家族メンバーによって任意に選択される「任意制家族」が生成されるプロセスを述べている．

第7章「戦後日本におけるライフコースの持続と変化」（正岡寛司，藤見純子，嶋崎尚子）は，五つの出生コホートを対象に収集されたイベントヒストリー・データ（結婚，血縁，同別居，職業）をもとにした実証的なライフコース研究である．

本書は105冊の選定の最終検討段階で「家族社会学の文献を1冊は入れよう」ということで決まった．家族社会学と家族心理学は，背中合わせの領域であるにも関わらず，家族療法家は，目の前に居る家族システムのみに注目し，家族メンバー相互の関係性という心理学的側面からアプローチしがちである．個別の家族を成り立たせているラージャー・システム（時代・文化的背景）の重要性は理解していても，それを体系的に学ぶ機会は少ない．

本書はジェンダーというキーワードを軸に，戦後日本の家族を二期ないしは三期に分け，その成り立ちを，社会学的なデータからひも解いている．本書の内容は，章により多少のばらつきが見られるが，すべて，家族療法家の眼前にいる家族を俯瞰的に理解する際に必要な前提情報である． **（田村　毅）**

関連文献
1）目黒依子：個人化する家族．勁草書房，1987．

96 家族看護学
理論と実践（第2版）

■著者■ 鈴木和子，渡辺裕子
■発行■ 1999年　日本看護協会出版会

　著者の鈴木和子，渡辺裕子は，千葉大学看護学部にわが国初の家族看護学講座が設置された時に着任した家族看護の第一人者である。その実践・教育・研究活動の成果をまとめたものが1995年に出版された本書の第1版である。第1版は家族看護のテキストとして草分け的な存在であり，家族看護の先駆者や実践家の経験の知をまとめたものであった。その後，家族看護はさまざまな領域で看護実践および看護研究へのニーズが高まり，改訂版である本書が生まれた。

　諸外国の先進的家族看護を紹介しながらも，日本の保健医療システムに基づいた家族看護に焦点がおかれている点が本書の特徴と言える。いわゆる家族療法的介入とは異なり，日常の看護活動の中で実践可能な家族援助を紹介することに焦点がおかれている。

　本書は理論編と実践編に大きく分かれている。理論編の第1章「家族看護とは何か」では，わが国の家族看護学の発展過程と家族看護学への今日的ニーズ，そして家族看護の定義，目的，評価，焦点について示している。第2章「看護学における家族の理解」では，看護学における家族の概念，家族の健康概念，家族の形態と機能について，そしてわが国における家族のありようとその変化について述べ，家族を理解するための諸理論を紹介し，家族看護研究の実施にあたっての具体的方法と課題について示している。第3章「家族看護のめざすもの」では，家族の主体性と潜在能力を引き出すこと，健康問題への対応能力を高めることについて述べられている。第4章「家族看護過程」では，家族看護アセスメント，家族看護診断，家族看護計画，家族看護方法，家族看護評価といったいわゆる看護過程の展開について詳しく述べている。第5章「家族看護における看護職の役割と援助姿勢」では，実践においても重要な家族にとっての看護職の役割と求められる姿勢と認識の持ち方について述べている。以上が理論編である。

　実践編では五つの領域における家族看護の実際について詳述している。第6章「乳児をもつ家族への援助」では，子どもの誕生がもたらす家族への影響，これらの家族への援助方法と援助の実際について示している。第7章「救急・集中治療の場におけ

る家族看護」では，危機状況にある家族の実態と課題，看護者自身のストレスと負担感，看護の実際について示している。第8章「精神疾患（精神分裂病）患者をもつ家族への援助」では，精神疾患患者を抱える家族の生活への影響と家族の対処，精神科領域における心理教育などの家族援助プログラムの内容と，家族看護との関連性，精神疾患患者を抱える家族の基本的姿勢と援助の実際について，発症から入院治療が始まり，退院するまでの段階を追い述べている。また慢性の長期入院患者を抱えた家族への支援についても述べている。第9章「高齢者介護に関する家族援助」では，介護を行なっている家族の実態と家族のアセスメントについて述べ，家族援助の方法と社会資源の活用の実際について示している。第10章「終末期患者の家族援助」では，家族成員が終末期を迎えることがもたらす家族への精神的，身体的，生活上の影響を述べ，これらの家族を援助する目標と援助の実際について述べている。具体的には，二次的ストレスを予防する援助，看取りに関する意志決定を促す援助，死別に対する情緒的・認知的援助，家族内相互作用の強化を促す援助，ソーシャルサポートを活用する援助について述べている。以上の実践編については，どこから読み始めてもその章ごとに完結した内容になっている。

　本書は具体例や場面の描写も多く，各領域における家族看護の実践家にも十分活用できる充実した内容になっている。たとえば，筆者がかかわっている精神看護領域である第8章については，最近の家族支援の流れや，病院の中で看護職が実際によく出会う問題が詳しく述べられており，非常に理解しやすい。恐らく各々の領域の専門家が読んでも十分読み応えのある内容になっているのではないかと思う。これは，著者らが臨床において家族看護の実践および研究を重ね，問題の本質とすぐれた看護実践内容を整理してきたことによる。また，家族看護過程の展開は本書独自のものであり，日本における現在の家族看護実践の到達点を示している。

　一方で，本書が家族看護学を発展させていく使命を果たす役割を担っているため仕方のないことかもしれないが，家族看護の独自性を強調する記述にやや違和感を感じる点があった。また，チーム医療が進む中で他職種とともに看護職が家族支援にあたる時の問題や課題についても，物足りなさが残った。しかし，これらは本書の家族看護学における貢献を損なうものではない。今後，社会経済的側面から家族看護が認められるためにも，本書は重要な役割を果たすものと言える。　　　　（鈴木啓子）

関連文献
1）鈴木和子，渡辺裕子：事例に学ぶ家族看護学：家族看護過程の展開．廣川書店，1999.

97 家族のストレス・マネージメント
行動療法的家族療法の実際

- **著者** Ian R.H.Falloon, Marc Laporta, Gráinne Fadden, Victor Graham-Hole
- **監訳** 白石弘巳，関口隆一
- **発行** 2000年　金剛出版
- **原典** Managing Stress in Families : Cognitive and behavioural strategies for enhancing coping skills. Routledge, London, 1993.

　著者の中心的な存在であるイアン・ファルーンは，斬新な発想と行動力に富む精神科医である。彼は1980年代にロサンゼルスで統合失調症の家族への感情表出研究や介入研究を手がけ，英国ではバッキンガムプロジェクトと呼ばれる統合型地域精神保健サービスのシステム作りに参画し，さらに彼が提唱した統合失調症に対するOptimal Treatment Project（OTP）は，イタリアや日本などにおいて実践に移されている。

　本書は，ファルーンらが1970年代から発展させてきた，統合失調症のみならずさまざまな精神保健上の問題に対して，家族が問題解決を図る時に用いるべき実用的な方法を訓練する具体的方法についての書である。その基本的考え方は，家族の病理ではなく家族の力を信じ，必要に応じて家族に情報を伝え，対処技能を習得させることにより，家族自身の手で問題解決を図る支援をしようというものである。生じてくるさまざまな問題に対して，家族が全員参加して構造化された家族ミーティングを開き，治療者の存在なしに協力的な雰囲気の中で問題解決を図る力をつけることが目指される。

　本書は9章からなる本文と付録からなる。

　第1章では，行動療法的家族療法により，精神医学的問題（統合失調症やうつ病など）や心理社会的問題（夫婦の葛藤など）に関連して家族内で高まるさまざまなストレスの悪影響を減じることができるようになることが説かれている。

　第2章では，行動療法的家族療法への導入に際して，家族に行う説明について述べられている。目的は家族成員それぞれの個人的な目標の達成にあること，そのために家族全員が出席すべきこと，治療者はコーチの役割をとるので家族は技能を日常的に実践することなどが説かれる。

　第3章では，単位としての家族の評価について書かれている。開始時においては，問題となる病気，家族の受け止め方，家族の強み，それぞれの目標とそこに至る課題などについて明らかにすることが述べられ，開始後は問題解決に向けた変化を記録する生活チャートなどの方法，達成度を定期的に振り返る方法などが具体的に述べられる。

第4章は，家族への疾病教育ないし情報提供の意義や方法に当てられている。教育はその後の介入が成果を挙げるための必要不可欠の前提であるとされる。情報提供は相互作用的な過程であり，治療者は最新の情報をもとに家族の質問に答え，理解を確認しつつ先に進むべきことが説かれる。さらに情報提供を行うべき時期，その際の具体的な方法が言及されている。

　第5章では，問題解決や課題達成の基本であるコミュニケーション技能の訓練方法について詳述される。傾聴訓練に加え，うれしい気持ち，建設的な依頼，不快な気持ちなどが表現できるようになるために必要な，リハーサル，フィードバック，コーチ，モデリングなどの訓練方法が，具体的な事例提示とともに説かれている。

　第6章では，ストレス対処の鍵となる問題解決法について説明されている。この方法は，1）問題の設定，2）ブレインストーミング，3）出た意見の逐次検討，4）"最善"の方法の選定，5）実施の手順の決定，6）振り返り，の6ステップから成り立つ。家族が主体的に家族ミーティングを開き，セッションの宿題を実践するなどして，治療者なしに問題解決を図る力を高めることが目標とされる。

　第7章では，家庭内暴力，情緒的虐待，自殺のおそれなどに対して治療者が行う危機介入の方法に当てられている。危機介入の際は，治療者がミーティングの司会者となり，家族に伝えようとしている問題解決法と同じ方法を用いて行う。緊急入院などに頼らず，必要なら専門チームの援助を得て，連日ミーティングを行うなどの方法をとる。

　第8章では，必要に応じて用いるべき方法として，医学的治療法，リラクゼーション，生活技能訓練，オペラント条件付け法などが説かれている。

　最終の第9章では，行動療法的家族療法を行う際に生じる家族の非協力などに対して，治療者自身が問題解決法を用いて構造的に解決を図ることなどが述べられている。

　付録には，この療法を実施する上で必要となる評価書式一式が添付されている。

　この方法の効果については，ファルーンらによる統合失調症とその家族についての研究などがある。それによると，行動療法的家族療法では幻聴などの精神病症状の再発率が有意に低く，家族との交流や生活上の役割などについても有意な改善が示された。この方法とまったく同じ方法を日本で行うことができるための諸条件はいまだ十分に整っているとは言えないが，本書から得られる技法や訓練法，何より治療者は家族自身が問題解決を行う力をつけるためのコーチであるという基本的考え方から多くの示唆を得ることができる。

（白石弘巳）

関連文献

1) Falloon, I.R.H. : Behavioral family therapy for schizophrenica : Clinical, social, family, and economic benefits. in M.J.Goldstein et al. (eds.) Treatment of Schizophrenia, pp.171-184, Springer-Verlag, New York, 1986.

2) Falloon, I.R.H., Fadden G.(水野雅文,丸山晋,村上正明,野中猛監訳)：インテグレイテッド・メンタルヘルスケア：病院と地域の統合を目指して.中央法規出版, 1997)

98 家族臨床心理学
子どもの問題を家族で解決する

著者 亀口憲治
発行 2000年　東京大学出版会

　著者は，1980年代初期に家族療法の訓練をニューヨーク州立大学とアッカーマン家族療法研究所で受け，本邦における家族療法の黎明期に帰国してその研究を続け，「家族への臨床的接近」という論文で博士号を取得した，日本における家族療法の第二世代に属する中堅の家族研究・家族療法家である。

　本書は，約50年に及ぶ家族療法・家族心理学の世界における実績と，著者の約20年にわたる家族心理学研究と家族療法実践を集大成したものと考えることができ，著者自身，本書をその融合としての「家族臨床心理学」の体系的紹介と位置づけている。

　本書は，6章で成り立っており，序章「家族臨床心理学への招待」において，近代合理主義に立脚した社会における家族を，現代という時代と社会システムの中で円環的認識論によって捉え，支援していくことの必要性を述べて，続く各章でその視点と主張を一貫して裏づけ，論じていく試みを行っている。

　第1章の「家族の現状と家族臨床」では，家族の臨床的問題が生涯発達，精神保健，看護・介護，司法・矯正，産業・労働，コミュニティ，ジェンダー論といった各関連領域でどのように捉えられてきたかを概観し，家族臨床心理学が学際的視野を持っていること，家族の変容をそれらの領域の問題との関連で理解することの必要性を説く。

　第2章では，「家族臨床心理学の理論」として，まず，家族臨床心理学の位置づけを臨床心理学，心理療法，カウンセリングにおける進化の歴史の中で確認した後，家族療法誕生の必然性と必要性を論じ，家族システム論の誕生とそのパラダイムの進化を概説する。続いて，家族療法の開拓者各派の理論と中心概念を，ボーエン Bowen, M.，コミュニケーション学派，戦略学派，構造学派，行動学派，社会的ネットワーク学派の順で簡単に紹介し，著者の理論的・実践的枠組みの背景でもあるミラノ派についてかなり詳しく解説している。最後に，著者の家族臨床心理学の理論モデルについて，著者らが開発し，臨床研究に応用している家族システム図その他の概念と作成方法，研究への適応法を活用し，また，複雑系としての家族システムを「カオス理論」における概念を援用して捉え，家族療法家の家族療法における体験過程の図像化を試みている。この部分は，著者独自の臨床実践体験から編み出された理論的概念化の試

みであり，概念の定義を含めて本書を読み，家族臨床体験を積みながら理解していく必要のある部分であろう。

　第3章「家族臨床的援助の方法」では，家族臨床における諸技法が，「苦悩する家族との協働作業の結果生み出された各学派の『臨床の知』の結晶」としてまとめられ，紹介されている。紹介は，各学派ではなく臨床活動の目標・必要性の観点から，コミュニケーション改善のための技法，家族関係の構造的理解を促す技法，家族の問題解決能力を高める技法，家族の認知構造に働きかける技法，家族の心を癒す技法，夫婦療法の技法としてまとめられている。

　第4章は，「家族臨床心理学の臨床事例」を紹介した章である。不登校の家族，家庭内暴力の家族，低身長児の家族，摂食障害の家族，無気力青年の家族，三世代同居家族の不登校，再婚家庭の非行の7事例がとりあげられ，家族療法の実践のプロセスが考察されている。

　終章「これからの家族臨床心理学」は，家族臨床心理学の今後を展望するもので，これまでに展開してきた家族臨床の他の領域との膨大で複雑な関連性と守備範囲を用語に惑わされず複雑系の心理臨床として馴染んでいき，家族メンバーや家族システムの理解には視点の転換を自由にするよう勧めている。また，家族研究と家族療法の連携によって形成される家族臨床心理学が予防科学・予防研究の一翼を担い，「予防臨床」の領域に位置づけられる可能性への期待が述べられている。

　本書のサブ・タイトルは「子どもの問題を家族で解決する」であるが，第4章の事例を除いて，特に子どもの問題が扱われているというよりは，現代家族の問題への家族療法的接近の処方箋と，家族臨床の考え方が総合的にまとめられたテキストといった意味合いが強い著書ということができるであろう。

（平木典子）

99 リフレクティング・プロセス
会話における会話と会話

- **著者** Tom Andersen
- **監訳** 鈴木浩二
- **発行** 2001年　金剛出版
- **原典** The Reflecting Team : Dialogues and dialogues about the dialogues. W.W.Norton, New York, 1991.

　ノルウェーのトム・アンデルセンを中心としたリフレクティング・チームと呼ばれる治療的アプローチの理論とその実際は，1987年"Family Process"(Vol.26, pp.415-428)にも紹介され，臨床家の関心を引いていた。国際心理教育研究所長鈴木浩二は，アンデルセンが共同研究者の論文を加え1991年に出版した"The Reflecting Team : Dialogues and dialogues about the dialogues"の翻訳を企画したが，著者は，その後の経験から原著に新たな技法の発展を含め1994年に出版した"Reflecting Processes : Conversations and conversations about the conversations"なる本の翻訳と出版を勧めた。本書は前述の"The Reflecting Team"の中の共同研究者の論文を割愛し，アンデルセン自身が新たに三つの論文をエピローグとして挿入し編集し直したものである。

　著者はリフレクティング・チームの歴史と背景を語った後，その基本的概念と実践の構造を述べる。特に，鏡の後ろにいるリフレクティング・チームメンバーが面接の途中，それぞれ熟考した面接場面に対する考えを，面接者と家族のいる所で披露し，面接者と家族の思考の転換を促し，新たな物語を構成し自らの解決方法を共働して編み出すところにその特徴があると語る。物事をそれ自体として見ず，人が見ているものよりも見るべきものの方が常に多いと認識し，変化を引き起こすよう「いつもと異なるものを探求する質問」に焦点を当てる重要性を述べる。社会構成主義の立場を取る著者は，「現実」は知覚する人の「現実」として存在し，他よりよいと言える「現実」はなく，それらはすべて等しく「実在するもの」であると捉える。その「現実」は進行する「内的」過程であると同時に他者との関わりの内に派生する「外的」過程とも結びつく。治療者とクライアントは「談話治療」の間中会話をしているが，同時にそこには二つの「内的」対話と一つの「外的」対話が進行しているのだと語る。問題は苦悩によって生み出された意味システムであり，治療の単位をその意味システムに寄与しているすべての人とし，共通の関心事に関する認識をもった少なくとも二人

以上の人からなる集団であると捉える。この人々による多角的理解は，一つの同じ現象や問題などが幾通りにも記述され，理解されることを意味すると考える。治療者は会話の中で話し掛けている相手が自分自身に新しい問いかけを始める可能性をどうしたら創り出せるかと，会話の進行中にも自問自答しつつ，「談話治療」に参加するのである。

　第3章で著者は，彼ら研究グループの長期にわたって蓄積された経験から，リフレクティング・チームの理論を，治療者が複数の場合，単数の場合にどう実践するかを語る。成功した体験例のみならず失敗例もあげて，実に誠実，丁寧な発表と考察であり，貴重な一章である。第4章と5章で著者が関わったケースをあげ，単独でのリフレクティングの模様，複数によるリフレクティングの実際を記述し，リフレクションを行う姿勢や構成方法のいくつかを語る。

　「本書の終わりは新たなる始まり」と書き始められるエピローグ＃1，それに続く＃2．＃3こそアンデルセンの絶え間ない研究姿勢を物語るものであろう。「リフレクティング・チームの創造が従来の治療と異なる点は，すべてを"オープンに"することで，交わされる言語に著しい影響を与え，より適切な記述や説明の展開に寄与し，同時にその言語を受け入れる人物全体に影響を与えることである」と述べる。経験を重ねるうちに著者は「リフレクティング・チーム」という語の代わりに「リフレクティング・ポジション」という用語を好んで使い，「通常の」治療の場でのチームの必要性に疑問を抱くようになる。この彼の思考のプロセスが綴られる物語は，著者が常にリフレクトしながら研究を続ける姿勢を，読者にオープンに見せてくれる場面でもある。さらに「2年後のリフレクション」と題するエピローグ＃2では，著者は自分が対人関係で感じた違和感に疑問を持ち，追求した過程を記述している。＃3では「モノローグ」に含まれる「内的語らい」と「外的語らい」という新しい実践を紹介し，次いで，治療者が治療にどの程度寄与しているかを，敏感に感じ取れる能力を高める方法を研究した過程を語る。最後に「治療者の中立性という幻想」と題して病理学の言語のような「欠陥言語」の重みについての考察を述べる。

　本書の題名『リフレクティング・プロセス』が物語るように，著者の"reflection"はまだまだ継続中との感のある本書の終結である。日本語で出版された本書は，ノルウェー化された英語と北欧社会主義国の独特の文化背景を荷う原著が，著者の考えに忠実であり，しかも日本の読者に理解されやすく翻訳されている。自分の心理臨床理論と実践を広げ，より効果的治療としたいと願う方々に是非とも一読を勧めたい。

（青木義子）

100 会話・言語・そして可能性
コラボレイティヴとは？　セラピーとは？

著者 Harlene Anderson
監訳 野村直樹，青木義子，吉川悟
発行 2001年　金剛出版
原典 Conversation, Language, and Possibilities : A postmodern approach to therapy. Basic Books, New York, 1997.

　無知の姿勢（not-knowing）は，ハーレーン・アンダーソンと彼女の師ハリー・グーリシャンGoolishian, H.がたどり着いたポストモダン・セラピーの到達点である。1980年代後半，二人はそれまで主流だったシステミック，サイバネティックな理論に限界を感じ，ポストモダン哲学と社会構成主義へとその立場を移した。そこではクライエントが自身の人生について知る専門家であり，セラピストはそれについて学ぶ。お互いが協力して新しい物語の創造をめざす会話のパートナーとなり，それをコラボレイティヴ・アプローチと呼んだ。著者のいるHouston-Galveston Instituteは，グーリシャンが著者らと共に設立したものだが，1991年彼は惜しくも世を去った。弟子の手によるこの本は，師との共著になるはずだった。

　ポストモダン哲学／社会構成主義を特徴づけるのは，客観的真実あるいは科学の知に対する懐疑，そして会話や言語の持つ創造的，生成的機能への注目にある。それを日常に置きかえるなら，家族は客観的実体ではなくその構成員が作る言語的実体であり，人が関わるシステムつまり社会は，すべて参与者が制作する言語的（ここでいう言語は広く非言語も含むコミュニケーション的）システムとして捉えることができる。「問題」とは他者の声を通して作成された言語的リアリティであり，誰かの記述，説明である。それは固定した真実ではなく，一つの言い直しにすぎず，その人の物語と言える。セラピストの専門性は，したがって病理や治療法の知識から，クライエントの語りを促進しその内的対話の領域を広げるアーティスト，という専門性へと移る。そしてセラピーを構成するものは，手品のような質問でもなく，計算され尽くした介入でもない。それは，会話として成立すること，そして対話の中で「問題」が解消へと向かうのを丁寧に見とどけることにある。

　哲学的スタンスとは，会話において自分をどう位置するかという姿勢のことだ。これは「いわゆる理論ではない。臨床家は往々にして，臨床用と私生活用との二つの理論を使い分けるが，私は両者の間に区分けはなく一体のものと考える。哲学的スタン

スとは，姿勢のことであり，他者にたいするポジションのとり方であり，技術やテクニックを使うことを意味しない」(p.253)。自身の個性とポストモダンの価値観との交差点が，セラピストにとっての哲学的スタンスとなる。著者の場合は自分を，クライエントのもとを短期間訪れ，彼らの人生の一部に参加し，会話に出たり入ったりと動ける，いっときの客とみなす。セラピストは客で，クライエントが主人。その家に住んでいるのはあくまで彼らである。

「対話の精神がそこなわれるのは，対話という一組の舞を一人の理屈で踊ったときだ」(p.136)。「対話としてのセラピー」は，相手に対してではなく，相手と共に話す重要性を説く。会話は一つの人格を持っているかのようで，それ自体が変化を促す性質を備えている。会話は異なる文脈の中に人生の出来事を位置付け，ストーリーは語りなおしていくことで少しずつ書きかえられる。そこでなにより人がそのストーリーとの関係で変化する。新しい意味を一緒に探すのであって，一つの視点――外から持ち込んだ理論も含め――が優先して話の領域を制限しない。会話の内側から発する質問によって，語られていないこと，語られるはずだったこと，これから語られるべきこと等，未開拓の部分に分け入る。この空白にこそ，対話の状況でしか出現しない意味の可能性が秘められている。

無知の姿勢とは，言いたいことを言わないとか，知らない振りをすることではない。これまでの経験と知識をベースにして，理解や解釈を作り上げないという専門性である。長い間伝染病の「妄想」にとりつかれたラースは，彼の病気が他人にもうつり相手は死んでしまうと信じていたが，グーリシャンは彼に「この病気に**かかって**どのくらいですか」と尋ねた。訊かれたラースは驚いた表情を見せたが次第にリラックスし，自分のストーリーを生き生きと語りだした。これを機にラースは治っていった。もし「この病気に**かかったと思って**どのくらいですか」と訊かれたら，今までのセラピストが信じてくれなかったように，彼はストーリーとともにまたもそこに置去りにされたことだろう。無知の姿勢とは，知らなくてもよいという自由である (p.64)。相手の現実感覚に挑戦するとか，その話は妄想だという見方からの解放である。グーリシャンがしたことは，新たな意味が出現できるようそれまでのストーリーを語りなおす自由，つまり余地を提供したことにある。セラピストの仕事は，そんな質問を探していくことにある。

本書は，ナラティヴに力点をおくセラピーの中でも先駆的であり，著者の地道な研究成果に支えられている。クライエントたちに何がセラピーで一番助けになったかと訊くと，それはセラピストが出した質問だったという答えが返ってきたという。この本は豊富な事例とともに，広く人間理解の有効な方法論としていくつかの貴重な示唆と可能性を提供する。

(野村直樹)

101 家族評価
ボーエンによる家族探求の旅

- **著者** Michael E.Kerr, Murray Bowen
- **監訳** 藤縄昭，福山和女
- **発行** 2001年　金剛出版
- **原典** Family Evaluation : An approach based on Bowen theory. W.W. Norton, New York, London, 1988.

　マレー・ボーエンは米国の精神科医で，1950年代以降の家族療法界における代表的な創始者の一人である。統合失調症の家族研究から発展した「家族システムズ論」は「ボーエン理論」とも呼ばれ，その独創的な理論は家族療法に大きな影響を与えた。

　本書は，愛弟子のカー博士によるボーエン理論の集大成とも言える標記原著の全訳で，同理論の全体像について邦語で読むことのできる現時点で唯一の著作である。

　本書は，ボーエンの家族システムズ論の基本概念（自己分化，三角形，核家族の情動過程，家族投影過程，複世代伝承過程，同胞順位，情動遮断，社会の情動過程）のうち最後を除く七つの概念を中心に解説されている。

　第1章「自然システムに向けて」では，家族を「情動システム」として概念化することで，家族システムが系統発生的に古い基盤を持つ生命の共通現象である自然システムに他ならないことが示される。

　第2章「情動システム」では，人間の行動が系統発生的に古い情動システムの秩序に規制されていることが強調される。家族は「情動の場」でもあり，人はその関係性の過程の中で「慢性症状」を形成しうることが示される。

　第3章「個体性と一体性」では，ボーエン理論の重要な基本概念の一つである「分化」の概念が説明される。分化レベルの低い人ほど情動システムの関係性に拘束され，巻き込まれており，分化レベルの高い人ほど個体としての自律度が高い。

　第4章「自己分化」では，「分化尺度」の概念（0から100で表され，人類の中央値は40という）のもとに「分化」についてさらに詳細に論じられる。また，分化の基本レベルは，主に原家族で獲得した情動分離の度合いで決定される。

　第5章「慢性不安」では，現実の出来事への反応からくる急性不安と異なり，慢性不安は関係システムの均衡の乱れに対する人々の反応から生まれる。分化レベルの低いシステムでは，その均衡回復のためにシステム内の構成員に慢性症状が起きることが説明される。また，「人は家族からの情動分離度の等しい配偶者と結婚する」という

第6章「三角形」では，二者システムに不安が生じた時，第三者を巻き込み三角形を形成することで，情動システムとして安定しようとする過程が説明される。家族や集団の過程はそのような不安拘束の過程としての三角形の連鎖として理解されることになる。さらに，三角形化された第三者には症状形成をもたらし，それは同時に，「脱三角形化」が家族療法の重要な鍵となっていることが示される。

　第7章「核家族の情動システム」では，核家族成員間で生みだされる症状形成の三つの形態，すなわち，1）配偶者の病気，2）夫婦葛藤，3）子どもの障害が詳細に説明される。ボーエン自身は統合失調症の症状形成を念頭に置いていたが，本章では情動上の問題から身体的機能障害まで幅広く含まれる。さらに，もう一つの重要な概念である両親の未分化を子どもに伝達する「家族投影過程」が説明される。

　第8章の「複世代の情動過程」もボーエン理論独特の概念である。すなわち，ある家族成員の機能レベルの低下は通常数世代かけた情動過程の結果とされ，未解決な母子共生を統合失調症の基層とみるボーエン理論にとって，そのような未分化な親子関係が形成されるには，通常3〜10世代の過程を経るという。さらに身体的，情動的な病気はともに「家族成員の情動機能に関わる過程の症状」とみなされ，「すべての『疾病』は単一疾患という基本過程に根ざす」とする基礎的な考え方も提示される。

　第9章「症状形成」では，情動システムの変化から症状が形成されることがシステムズ・モデルを用いて説明される。特に，世代間に介在する未分化への対処の方法としての「情動上の遮断」が重要な概念となる。たとえば，親と同じ問題をはらむ人生は歩むまいと原家族との交流を遮断し，理想の（？）核家族を創りあげようと努力し，結果的には原家族と同じ問題を繰り返してしまう場合などが一例になろう。

　第10章では，以上を踏まえた具体的な「家族評価」の方法が詳しく解説される。「分化の基本レベルを高める上で最も生産的なアプローチは，原家族からの情動遮断に橋を架けようとする動機づけを持つ人との家族心理療法」と述べられ，治療者がシステム論的な考え方を持つことの有用を述べる。

　エピローグ「科学への探究の旅」のみがボーエン自身による執筆である。彼の家族探求の旅が時代的な背景の中で回想され，彼の理論が形成されてきた歴史が辿られる。人間行動を科学に発展させる探求者としてのボーエンの姿に感動を覚える一章である。

　本書は家族療法領域における重厚な“正統派”の臨床理論の書である。もちろんボーエン理論に対し，たとえば「分化」の概念が価値判定的ではないかなどの批判的な議論もなかったわけではない。しかし，ボーエンが述べようとしたのは生命のシステムとしての家族であり，その批判を超える内容を持つものと言えよう。（楢林理一郎）

関連文献
1) Bowen, M. : Family Therapy in Clinical Practice. Jason Aronson, New York, 1978. ⇒ *19*
2) 鈴木浩二：分裂病の家族研究・家族療法の先駆者 Murray Bowen（人物紹介）．家族法研究，5 (2)；83-87, 1988.

102 ひきこもりケースの家族援助
相談・治療・予防

■編著■ 近藤直司
■発行■ 2001年　金剛出版

　本書は近年話題となっている「ひきこもり」ケースについての対応をめぐる書である。

　著者である近藤は山梨県立精神保健福祉センター所長であり，かつ力動学的精神医学の訓練を受けてきた精神科医である。精神分析学的な個人の心的世界（個人システム）の理解と，地域精神保健福祉の業務によって培われた，個人をとりまく家族（家族システム）への理解，そして，家族を取り巻く地域（地域システム）への理解がバランスよく配合され，ドグマにおちいることなく，目の前にいるクライエントや家族の現実に合わせて，彼らの役に立つ関わりができる，きわめて実践的な臨床家でもある。

　このような近藤が纏め上げた本書は，ひきこもりケースに取り組もうとする読者にとって，大変ありがたい書である。なぜなら，さまざまな状況でひきこもらざるをえず，またそこからの回復に苦労している人々やその家族に対する現実的で役に立つさまざまな援助方法が，近藤の豊かなネットワークによって結ばれた著者たちによって，多彩に提示されているからである。

　さて，本書は大きく5部から構成されている。

　第1部「ひきこもりケースの理解と家族援助」は，ひきこもりケースに関わる際の基本とも言うべき情報の提示である。第1章では，ひきこもりケースが決して一様の状態を示すものではなく，医学的診断のレベルで，広汎性発達障害／統合失調症・気分障害／神経症圏・パーソナリティ障害圏の三つの括りができることが提示される。「実際のケースは，それらを区別することなく相談に訪れるので，……『ひきこもり』をきたしているケース全体について理解を深め，その治療・援助について検討するという実践的な姿勢が求められる」というコメントは，実践家にとって重要なスタンスであろう。第2章は，システム論的家族療法の立場から，ひきこもりケースで家族支援がいかに必要かが整理されている。家族が支援の対象であるというコメントがあるが，これは本書を流れる主旋律のように繰り返される主張である。第3章では三者関係をめぐって，システム論的家族療法と精神分析との異同が論じられている。精神分

析が個人システムを観察の領域にして内的な家族を扱い，家族療法は家族システムを観察の領域にして実際に起きる相互関係を扱うわけで，それぞれの領域で生じた変化は他の領域の変化も相互に引き起こすことを了解していれば，技法の統合がありうることが提案されている。第2部以降，家族やコミュニティといった集団を扱う際に，われわれは多面的なものの見方が必要であり，その時のスタンスの一つを提示していると言えよう。

　第2部・第3部は，ひきこもりケースの家族援助の実際が語られる。第2部は単家族の援助，第3部はグループを用いた家族援助の方法が提示されている。多様なアプローチの紹介であり，単家族への援助については，家族の呈する三つの「悪循環」モデル，システムズアプローチの要点，「スキゾイド病理」の理解，ロールシャッハテストでハイ・ラムダを呈した「ひきこもり」青年の臨床報告が載っている。家族グループは，大きく括れば心理教育的アプローチであろうが，発達的視点，エンパワメント・モデル，行動療法的視点をそれぞれ心理教育の中で活用している3論文が載っている。これだけ多様なアプローチがあるということは，ひきこもりケース自体に多様性があるということでもあろうし，いまだ，ひきこもりケースへの標準的な関与法が模索中だということでもあろう。また，親の会の活動も紹介されているが，これはプログラム化された心理教育のフォローアップグループとのことである。息のながい関わりの重要性の指摘は的確である。

　第4部「ひきこもりケースへの予防的早期介入」は本著のハイライトである。ここには主として二つの事柄が述べられている。一つは，ひきこもりを呈しやすい個々の精神疾患等の一次予防をいかに行えるかという視点である。セルフエスティームを育み改善するプログラムや，母親のメンタルヘルスへ注目しての事業はこの視点からうなずけるものがある。さらに一つはひきこもりの長期化の予防という視点であるが，これについては親ガイダンスという方法が示されている。すでに行われている予防的関与については，児童精神科・児童福祉・学校精神保健の各領域の実践が提示されている。

　最後の第5部は，さまざまな問題行動が生じ緊急時対応が必要なった場合の対応についてまとめられたものである。事例に即した記述となっているが，さまざまな人々がかかわる危機的状況こそが，ひきこもりケースの「再社会化」の契機になるという指摘をし，「要はその状態をどう次の展開のために生かすか」が危機介入の基本であるという，希望のもてる言葉で締めくくられている。

（伊藤順一郎）

103 サバイバーと心の回復力
逆境を乗り越えるための七つのリジリアンス

- **著者** Steven J. Wolin, Sybil Wolin
- **訳者** 奥野光, 小森康永
- **発行** 2002年　金剛出版
- **原典** The Resilient Self : How survivors of troubled families rise above adversity. Mahon Patusky Rothblatt & Fisher, Washington DC, 1993.

　スティーヴン・J・ウォーリンは精神科医，そしてシビル・ウォーリンは発達心理学者としてそれぞれの立場から「リジリアンス（心の回復力）」という臨床概念を熱心に研究してきた集大成が本書であろう。夫のウォーリンは開業医であり同時にジョージ・ワシントン大学医学部の臨床担当教授である。また，本書の随所で見られる研究は同大学の家族研究所での臨床経験が基となっている。妻ウォーリンは開業心理臨床家として1980年より，何らかの理由で学校を中退したか，または行けなくなってしまった子どもとその家族の面接に携わっている。

　本書は，クライアント向けの単なるセルフヘルプ本でもなければ自己啓発本でもない。セラピストにとっても臨床家にとっても実用的な著書であり，是非手元に置きたい一冊である。虐待の心理臨床に取り組む基本姿勢を解かりやすく解説しており，学術的資源も充実している。また，本書は丁寧な説明と解釈といった点では，あまりブリーフ・セラピーを熟知していない筆者にとっても非常に読みやすい著書であった。初心者にとっては基本的知識の確認にもなり，上級者にとっては技術のさらなる向上に役立つ著書なのではないか。特に，クライアントが語るストーリーに慎重に耳を傾け，頃合いを見計らってリフレイミングするという方法を巧みに操りながらクライアント自身にリジリアンスを気づかせていくナラティヴ・セラピー的技法を工夫して活用している点などは新鮮である。

　さて，著者らは本書を通して，従来のダメージ・モデルから，「リジリアンス」の臨床概念に基づいたチャレンジ・モデルへの変換の必要性を訴えているようである。なぜだろうか？　虐待を受けさまざまな心的外傷を負ったクライアントが来談する時，治療者は虐待によって受けたダメージそのものに焦点を当てやすい。どれほど深く心的外傷を負ったのかが重要であるかのように。しかし，このように当然のこととしてセラピーの中で行われる従来のやり方を，著者らはダメージ・モデルと呼ぶのである。このモデルでは，治療であるはずのセラピーがクライアントにさらなるダメー

ジを与え，虐待によって受けた恨み辛みが一層増すばかりで，癒され回復することからは程遠くなる恐れが多分にある。そこで著者らは虐待によって受けたダメージと成育史の中で培われた弱さよりも，逆境の中でも生き抜いた強さや立ち直る能力（リジリアンス）を強化していく方が本当に必要とされているセラピーなのではなかろうかと考えた。これが，リジリアンスを軸としたチャレンジ・モデルである。従来のダメージ・モデルでは，この悪循環を断ち切ることが非常に難しいと，著者らは長年の心的外傷の治療における度重なる失敗から結論づけた。

本書は二部構成になっている。第1部は「痛みと機会」と題され，まず先述のなぜ従来のダメージ・モデルからチャレンジ・モデルへと臨床概念を変えざるを得なくなったかの経緯とその重要性が説明されている。これは私たち治療者がより注目するべき点であろう。一方，クライアントにとっては，まず「問題の多い家族」とはいったいどういった家族なのかという正確な理解が求められることになる。ここで特に補足しておきたいのは，「問題の多い家族troubled families」という言い回しである。本書を読み進めていけば徐々に納得していくことだが「問題の多い」という言葉の持つイメージは「いろいろな問題をたくさん抱えていて身動きが取れなくなっている」というよりは，troubledの持つニュアンスと訳者らの苦労された点などを考えると，「（親が）深刻な問題を抱えているにもかかわらず，解決することへ向かうことが困難であると決めつけ，解決する努力をすることすらしない，またはできない絶望的な状態にある家庭環境」という意味である。

この第1部は3章に分けられ，先述の「問題の多い家族」が抱える問題の多種多様性，その「問題の多い家族」で育ったために受けたダメージへのラベリングという作業，そしてリフレイミングの技法を用いたチャレンジ・モデルによるリジリアンスの習得とその重要性といった3点から，丁寧な解説が施されている。

次に，第2部は「七つのリジリアンス」として6章で構成されている。七つのリジリアンスとは「洞察，独立性，関係性，イニシアティヴ，ユーモア，想像性，モラル」である。一つ一つのリジリアンスがさらに三つの要素を持っている。この七つのリジリアンスを著者らはチャレンジ・モデルの概念に沿って組み合わせるという工夫をしている。7段階に分け，習得できるようにしたのは，セラピスト・クライアント両者にとって非常に有用である。

虐待や心的外傷後ストレス障害に関する著書が巷に溢れる中，そのほとんどが原因探しやいかにダメージを受けたかを穿り返す作業が多く，治療とはいえ，かえってこういった作業が二次的，三次的心的外傷を負わせる危険性も考えられる。著者らの提示する治療モデルはその正反対で，いかにその困難を脱出できたか，どのような個人的資質を引き出しその能力を養っていくことができたのか，ポジティヴな面に焦点を当てている。リジリアンスという言葉をあえて訳さずカタカナのままにした訳者の意図は何か，読者自身で体験していただきたいと思う。　　　　　　　　　　　（金城理枝）

104 ビリーフ
家族看護実践の新たなパラダイム

著者 Lorraine M.Wright, Wendy L.Watson, Janice M.Bell
監訳 杉下知子
発行 2002年　日本看護協会出版会
原典 Beliefs : The heart of healing in families and illness. Basic Books, A Subsidiary of Perseus Books, L.L.C., New York, 1996.

　著者らは，カナダ・カルガリー大学看護学部の家族看護ユニットに所属する。1982年創設のこのユニットは家族看護学のパイオニアとして名高い。本書は，「病いのビリーフ・モデル」(illness beliefs model) という看護理論の体系化による成果である。これは，病いに関する患者と家族のビリーフ（ものの見方・考え方）に焦点を当て，健康や癒しの核心にある諸個人のビリーフが語られるよう支援するアプローチである。医療人類学者アーサー・クラインマン Kleinman, A.が提唱した「病いのモデル」の影響下にある本モデルは，家族メンバーと専門家スタッフ間におけるビリーフと病いの相互作用を重視する点がユニークである。本書は，著者らが自らの原家族における慢性疾患の看護体験を語ることで幕を開ける。そのジレンマと苦悩は，病いの経験を語る必要性と動機の重視という著者らの方向性に結びつくのである。

　本書の主張は次の五つに要約される。1) 拘束的ビリーフに挑戦すれば，病いの経験に影響するような新しいストーリーが明らかにされる。2) ストーリーの再構成を支援すれば，古い拘束的ビリーフは否定される。3) ビリーフとストーリーを扱うアプローチは両者が相乗する必要がある。4) 家族が病いに対処するための唯一の正しいビリーフなど存在しない。より自由で役立つ助成的ビリーフなら存在する。5) 助成的ビリーフはバイオ・サイコ・スピリチュアルな苦しみを緩和・消去する可能性を秘めている。

　第1章「ビリーフ：多様なレンズ，多様な説明」では，ビリーフは，個人が世界を見るために使用するレンズで，認知・感情・行動領域いずれにも関係すると定義される。ビリーフは，経験をポジティヴなものにする助成的ビリーフ，ネガティヴなものにする拘束的ビリーフに二分される。ビリーフは，主観的なリアリティを持つ「真理」であり，個人と家族の健康の構造と機能に影響を与える。

　第2章「家族と病いに関するビリーフ」では，病いの経験は，家族間の循環的相互作用によって意味づけられ，そのナラティヴは苦しみと深く関係すると指摘される。

家族が病いをどのように体験するかは，疾患そのものより，家族がどんなビリーフを持っているかによる。

　第3章「治療的変化と臨床家に関するビリーフ」では，治療的変化に関する四つのビリーフと臨床家に関する六つのビリーフが示される。

　第4章「ビリーフの変化へのコンテクストをつくる」では，家族が病いの体験を積極的に語る状況への移行が変化への条件であると主張される。問題を際立てるワン・クエスチョン・クエスチョンというオリジナルの質問法が紹介される。変化を妨げるような状況への対処法についても触れられる。

　第5章「病いのビリーフを明らかにし，際立てる」では，臨床家の役割は，病いの体験の専門家としての家族から，病いにおけるビリーフを引き出すことだと主張される。診断・病いの原因・癒し・医学治療・予後・スピリチュアリティ・生活における病いの位置づけに関するビリーフ。家族と共にどのビリーフが拘束的か助成的かを評価・検討するわけである。

　第6章「拘束的ビリーフを検討し，変化させ，修正する」では，ナラティヴ・アプローチを援用した実践が紹介される。特に，同じ疾患に関する家族ビリーフのアーカイヴ利用を提案する研究成果の共有というアプローチは興味深い。

　第7章「変化を際立てる：助成的ビリーフを識別し，肯定し，強化する」では，面接場面での変化を生活に持ち込む必要性が強調され，その手法が紹介される。

　第8章「模範的臨床事例：自分自身のアドバイスに従う」は，心臓発作後のパニック発作に苦しむ中年女性との2回の面接記録である。

　拘束的ビリーフは，その相対的視点によって認知療法の非合理的ビリーフとまったく異なる。助成的ビリーフ・拘束的ビリーフという枠組みが二元論的理解に陥る危険性があるにせよ，苦しみと病いのビリーフとの関係に注目し，苦悩の存在を認め，家族の苦悩を傾聴するスピリチュアル性が重視される点は意義深い。本書が選択された理由は，家族療法が慢性の病いというシリアスな領域に導入され独特な看護理論を結実したという点と，苦しみと病いのビリーフに注目するアプローチの可能性という大きなフィードバックを得たという点にあるだろう。　　　　　　　　　　　　　（土岐篤史）

関連文献
1) Kleinman, A. : The Illness Narratives. Basic Books, New York, 1988（江口重幸，他訳：病いの語り．誠信書房，1996）
2) 森山美知子編：ファミリーナーシングプラクティス：家族看護の理論と実践．医学書院，2001．

105 重症人格障害の臨床研究
パーソナリティの病理と治療技法

■著者■ 狩野力八郎
■発行■ 2002年　金剛出版

「優れた臨床」には「優れた知識」が必要である。「優れた知識」は「優れた臨床」から生まれる。こうしたことを本書は物語っている。本書は，著者の臨床経験と先人たちの知識が交互に織り込まれて構成されている美しい織物のような美書である。本書を読み進むうちに筆者は，先人たちとの内的交流と同時に，それを臨床に還元し新たな発想を育んできた著者への同一化が生じ，とても内面が充実してくる体験を得た。著者の豊富な臨床経験があるからこそ，語られる概念や理論の一つ一つが説得力を持って迫ってくるのだ。恐らく，臨床的経験に基づいて重症人格障害について書かれた書籍は，本邦では始めてであろう。それは名実共に著者がこの領域の第一人者であることを示している。

　多くの精神科医にとって人格障害への治療は一番苦手とする領域である。統合失調症や躁うつ病のように薬物療法が著効するわけでもない。自殺企図などの行動化や身体化は精神科医に逆転移を喚起させる。処方をあれこれ変えるだけの表面的な治療に終始してしまい，いつのまにか人格障害患者は治療の対象から非意図的に外されたりしてしまう。「人格障害は治療対象ではない……」といった乱暴な意見まで聞かれる。確かに人格障害への関わりには大変な労力を要する。しかし，こうした精神科医側の逆転移と裏腹に，臨床場面では人格に障害を持つ患者に出会うことは増えている。統合失調症や躁うつ病の病像も以前より複雑化している。そこには人格障害の合併や人格の偏りが多かれ少なかれ関係しているからである。薬物療法の進歩は著しく，その効果は自明のものとなり，精神科医の多くは上手に薬を使えるようになった。しかし，薬物療法だけでは太刀打ちができないのが人格障害である。人格障害には，入院治療の構造化や精神療法の技法などの精神分析的な知識や技法が必要になる。薬物療法と精神療法はセットである。精神科医はフォークとナイフを同時に使えなければいけない。同時に使うことが常識なのである。むしろ時代のニーズは人格障害についての精神分析的理解ではないかと思う。本書はそのニーズに十分に応えてくれる構成となっている。

　第1部「パーソナリティ障害の構造」では，人格の形成や，人格障害の類型，人格障害の成因について，フロイトFreud, S.やライヒReich, W.の理論からDSM-Ⅳに至る

までの人格および人格障害についての理論が概観されている。人格障害を類型や分類など構造的に見る視点に加え，経時的に見る視点が第5章「人格障害の発症時期と経時的変化」に提示されているのが興味深い。人格障害の形成には，超自我のあり方，自我の機能，固着との関連など精神分析的な性格形成について述べられており，人格を精神分析の立場から解りやすく説明してくれている。6章のスキゾイド患者についての説明は，早期1986年の著者の臨床研究である。筆者の記憶からすると著者がメニンガークリニックの留学から帰国して間もない頃だと思う。臨床経験からまとまって述べられており，今までのスキゾイド論にはない厚みを持っているし，著者の意気込みや勢いを感じる記述になっている。

　第2部「境界パーソナリティと自己愛パーソナリティ」は，著者が興味を持って取り組んできた人格障害である。ここでは，著者の臨床経験が中心に記述されている。1989年に発表された，7章「内的空間の形成過程」では，著者の境界例治療の終結例を中心に境界の形成や二者関係システムの形成といったことが述べられており，システム論にも造詣の深い著者の一面がうかがえる。著者の臨床研究の対象は，境界例への力動的入院治療（8章，1990），対象表象と記憶の病理（9章，1990），自己愛，ナルシシズムへの治療技法（11章，1994／10章，1995）というふうに発展していく。

　第3部「治療の実際」は，12章「治療者の支持的役割」，13章「動機と創造：境界例の家族療法」，14章「境界例患者への夫婦療法」，15章「個人からチームへ」，16章「境界例治療の研修に与える影響」という内容から構成されている。

　家族療法家にとってもっとも興味深く読めるのは13章と14章であろう。この二つの章には，著者の顔，家族療法家「狩野力八郎」が登場する。著者は，精神分析家であると同時に優れた家族療法家でもある。筆者が精神科に入局した当時，著者は精神分析研究会と家族療法研究会を同時に開催していた。そして二つの世界は著者の中で補完するように織り込まれていく。13章で述べられている家族療法の非特異的技法は，著者が臨床経験の中から導いた技法である。そこには精神分析学とシステム論が見事に融合されている。著者は非特異的技法と謙虚に述べているが，その内容は，むしろ家族療法の基本になる技法である。14章では，著者の夫婦療法が逐語的に詳細に記述されている。著者の臨床スタイルが臨場感を持って読者に伝わるであろう。

　筆者は第3部が一番好きである。それは筆者の個人的体験に基づいている。第3部は，1989年から1997年の間に書かれたものであり，この期間に東海大学精神科で筆者が受けた著者からの教育，つまりスーパービジョン，病棟カンファレンス，東海大学精神分析研究会，すべてのエッセンスがここに凝集されているからだ。一つ一つの言葉が，懐かしさと一緒に胸に響いてくる。そして本当にたくさんのことを，著者から教えていただいたという感謝の気持ちが湧き上がるのである。

　本書は，優れた教育書でもある。なぜなら，優れた臨床家と同時に優れた教育者としての著者の姿勢を垣間見るからである。

（渡辺俊之）

あとがき

鈴木浩二

　本書の総説と105の文献を通して紹介された各種の家族療法は，誠に有効であり，本学会20周年の業績の偉大さを示していると言えるであろう。とりわけ，105の文献の中に，学会創立の1984年以前の諸論文が含まれたことは，わが国の家族療法の発展の歴史を見るにあたって貴重である。

　総説では，海外とわが国での家族療法の研究論文・著作を参考に，その特徴が明瞭に記述されており，これからの家族療法の推進に貢献するに違いない。また，105の文献の内容を要約して紹介した執筆者，外国の優秀な家族療法家の著書を翻訳された方々，それらを参考に自らの論文や著作を著された多くの方々に感謝せざるを得ない。特に"Family Process"の各論文は11〜15頁もあるのに，多くの方がそれを熟読され，本書において指定された小頁にその論旨を明確に記述しておられるのには驚きを覚える。

　読者はこれらの要領よくまとめられた紹介文を道案内として，著作や論文を読んでいかれるよう期待する。ただちょっと残念なことに，この20年の間に欧米およびわが国においてきわめて強い影響を及ぼしたミラン・システミック・ファミリーセラピーの紹介が漏れていたことに，不満を感ずる方もおられるのではないだろうか。カール・トムがミラン・システミックの質問法を分析し，体系づけて"Family Process"に"Interventive Interviewing"として紹介している論文が本書においても取り上げられているので，それをご利用下さるようお勧めする。

　本書の総説の執筆者や105の文献の紹介者は，今後とも家族療法を学ぶことを希望する初心者に対してスーパーバイザー的な役割を取られることを望む。

編集を終えて

　日本家族研究・家族療法学会は，1984年5月に創立大会を開催して以来，今年で20周年を迎える。本書は，その創立20周年記念事業の一環として出版されるものである。

　日本に家族療法がシステム論と共に紹介された1980年代，その斬新さが当時の若い臨床家たちに熱い期待をもたらした。以来20年が経過し，今や日本の心理臨床の領域に家族療法・家族援助は，臨床的なアプローチとして欠かせないものになったと言えよう。当初は，海外からの知識や情報の収集に多大のエネルギーを注ぎ，数少ない紹介論文や著作に頼り，いわば輸入直訳型の見よう見まねの家族療法に取り組んでいた時期であった。それが，本書の総説の中でも触れられたように，創立10年を過ぎる頃になると，ようやくそれぞれの固有の臨床実践が育ち，その中から自分の経験としての家族療法について語り出すことができるようになり，日本の臨床家自身によるオリジナルな仕事が発表されるようになった。

　創立20年を迎えた現在，当時の若い臨床・研究家たちは，今やこの家族療法・家族援助の領域においてそれぞれに指導的な立場にいる。本書の企画編集者は，そのような世代に属する臨床・研究家によって構成されている。日本に固有の家族療法・家族援助がこの20年の間に少しずつ築かれ，発展してきたとすれば，その現在の姿を提示することは，この世代に課せられた義務でもあろう。本書はこのような思いを背景に企画されたものである。

　そのようなわけで，本書の趣旨は，これから家族療法・家族研究に関心を持って取り組もうとする主に若い臨床家，研究者を読者層として想定し，日本と欧米を含めて家族療法の流れを全体として理解でき，かつ今後の探求のためにその導きとなるような意義のある著作，論文を選定し紹介することとした。

　文献の選定は，国内，国外（英語圏）の主要な文献（単行本と学術論文）を対象とし，本学会が設置した「20周年記念出版事業実行委員会」において選定作業を行った。特に，この10〜20年の間の日本における家族療法の独自の経験の蓄積や展開を踏まえ，できるだけそれにふさわしい邦文の文献を積極的に載せることを方針とした。したがって，欧米の歴史的な古典的文献については個別に取り上げるよりも，本書前半の「総説」のなかで取り上げることを原則とした。また，文献は，テーマや内容ではなく，とりあげた原著あるいは邦訳本の発行年代順に一律に並べることとした。

　各原稿の執筆者も，現在それぞれの領域で指導的な立場で活躍しておられる方々にお願いした。しかも，本書が単なる書評集と違うのは，執筆にあたり，可能な限り内容の紹介に重点を置いて書いていただくことをお願いし，場合によっては，翻訳者（監訳者）自らが執筆にあたっていただいた海外文献もあり，それは翻訳者が原著を

もっとも読み込んでいるとの前提によるものであった。

　本書の各頁を見れば分かるように，皆それぞれに個性的で充実した原稿を頂戴することができた。編者としても，その持ち味を損ねることのないよう，文体など無理な統一はせず，修正はごく最小限にとどめた。また，訳語についても同様である。たとえば，"collaboration" も，「共同，共働，協同，協働」など執筆者によって異なる。これらを無理に統一せず，執筆者の意向を尊重し，そのままに掲載した。ただ，精神分裂病の用語は，原著題名等で用いられている場合を除きすべて統合失調症を用いた。

　今から約1年半前の2001年の9月最後の土曜日の昼過ぎ，御茶ノ水「山の上ホテル」のロビーに実行委員と金剛出版の編集担当者が集まり，打ち合わせが始まった。その初回の話し合いで，本書をブックガイド形式の本にする案がほぼ具体化したのであった。以後，本学会誌『家族療法研究』はもとより，総論，展望をテーマとする内外の著作，文献を集め，その文献欄をスキャナーとOCRでデジタルデータに読み込み，その数およそ1,000件ほどの膨大な文献リストを作成した。その中から，年に数回，全国から実行委員が集まり文献の選定作業を行い，ようやく最終的に105の文献に絞り込んだのであった。ところで，この「105」という数字には特別な意味はない。100では収まりきらないという気持ちが，ちょうど頃合いも語感もよい「105」に収まったと言うほどのことであるが，もしかすると編者の意図を越えた意味がいずれ見出されるかも知れない。

　このような文献選定作業はなかなかに難航し，各執筆者に原稿依頼を発送したのが実に昨年の11月になってからのことであった。まさに3カ月の短期間での執筆をお願いするという困難な依頼であったにもかかわらず，各執筆者の先生方にはほぼ締切までに，しかもいずれも編者の意図を充分に汲んで質の高い力のこもった原稿を戴くことができた。御多忙の中を，本書のために優先的に執筆に取り組んでいただいたであろう各執筆者の先生方に，心より感謝申し上げたい。

　ところで，このような膨大な作業を短期間でこなし，目標の本年5月22～24日の本学会20回大会（大津市）開催の日に間に合わせて出版にこぎ着けるには，言うまでもなく並大抵ではない労力が必要である。本学会の各執筆陣の個性を知り尽くし，その上でなされる的確な采配なくしては，本書はかくも短期間で実現することはなかったであろう。このような大技を優美にこなした金剛出版石井みゆきさんには深くお礼申し上げたい。

　このようにして世に出た本書が，これからの日本における家族療法・家族援助のさらなる展開の里程標となることを，編者一同心から願うものである。

2003年5月5日　　新緑の息吹に包まれながら

編者を代表して

楢林理一郎

人名索引

太字は105の文献を表しています。

あ行

青木義子 ･････････････････････････**294**
秋谷たつ子 ････････････････････21, **214**
アッカーマン Ackerman, N.W.
　　14, 20, 26, 28, 36, 37, 40, 42, **100**, 103, 136, 155
アドラー Adler, A. ･･････････････････26
アポンテ Aponte, H. ･････････････**112**
アリエティ Arieti, S. ･････････････････42
アンダーソン Anderson, C. M.
　　････････････51, 66, 67, 148, 149, **196**, **220**
アンダーソン Anderson, H.
　　･････45, 46, 47, 56, 58, **198**, 218, 263, 283, **294**
アンデルセン Andersen, T.
　　････････････････46, 56, 59, 137, 263, **292**
アンドルフィー Andolfi, M. ･･････**250**
飯田　眞･･･････････････････143, **214**
石川　元･･**150**, **180**, **194**, 195, **202**, **214**, **230**, **250**
石附　敦 ････････････････････････**212**
石原　潔 ･･･････････････････････**100**
伊勢田堯 ･･････････････････**126**, 195
磯貝希久子 ････････････････････**260**
市川光洋 ･･･････････････････････195
市橋香代 ･･･････････････････････**256**
伊藤順一郎 ･･･････････････････67, **270**
乾　吉佑 ･･･････････････････**194**, 215
衣斐哲臣 ････････････････････････**280**
今泉寿明 ･･･････････････････････**194**
井村恒郎 17, 20, 21, 108, **110**, 122, 147, 163, 278
岩田秀樹 ････････････････････････**256**
ヴァレラ Varela, F.J. ･･･････････43, 44, 45
ウィークランド Weakland, J.
　　26, 42, 50, 61, **90**, **118**, 166, **168**, 184, **256**, 273
ウィタカー Whitaker, C.A.
　　････････････26, 27, 29, 148, 159, 218, **228**, 250
ウイリアムソン Williamson, D.S. ･･･････120
ウィン Wynne, L.C. ････････････16, 17,
　　　18, 26, 51, 69, 79, **94**, 107, 122, 147, 148, 184
上ノ山一寛 ････････････････････**252**
ウォーカー Walker, L. ･･････････**264**
ウォーリン Wolin, S. ････････････**300**
ウォーリン Wolin, S.J. ･･････････**300**
牛島定信 ･･･････････････････････**232**
打田茉莉 ･･･････････････････････**132**
江口重幸 ･･･････････････････････282

か行

エバンス Evans, J.R. ････････････**130**
エプスタイン Epstein, N.B. ･･･････108
エプストン Epston, D. ･････56, **238**, 263
エリクソン Erickson, M.H. ････････34,
　　35, 60, 61, 62, 91, 168, 172, 216, 219, 258, 259
エリクソン Erikson, E.H. ･････････77
エンジェル Engel, G. ･････････････87
大河原美以 ･･･････････････････**280**
大島　巌 ･･････････････････69, **192**
大多和二郎 ･･････････････････**178**
大原健士郎 ･･････････････････**180**
緒方　明 ･･･････････････････75, **208**
岡本万里子 ･･････････････････215
小川信男 ････････････････21, 278, 279
荻野恒一 ････････････････････143
奥野　光 ･･････････････････････**300**
小此木啓吾 ････20, 50, **100**, 110, **142**, 143
小濱卓司 ････････････････････**178**
オルソン Olson, D. ･････････････69

か行

カー Kerr, M.E. ･･････････146, 195, **296**
ガーゲン Gergen, K.J. ･･45, 58, **262**, 263, 282
ガーソン Gerson, R. ･･････････**202**
カーター Carter, B. ････････････28
カーター Carter, E. ･････････････**116**
カーンバーグ Kernberg, O. ･････26, 28
ガイアホッファー Geyerhofer, S. ････119
加来洋一 ･･･････････････････**280**
笠原　嘉 ･････････････････98, **122**, 158
片口安史 ････････････････････108
加藤一晃 ････････････････････**178**
加藤正明 ･･････････････････50, **142**, 143
金丸慣美 ････････････････････**280**
狩野力八郎 ･･････････････････**304**
カプラン Caplan, G. ･･････････79
カプラン Kaplan, D. M. ･･･････**132**
亀口憲治 ･････････････････**174**, **290**
川久保芳彦 ････････20, 21, **110**, **178**
川崎二三彦 ･･････････････････**234**
川谷大治 ････････････････････78
川畑　隆 ････････････････････**234**
神田橋條治 ･････････････････230
菅野優子 ････････････････････**178**
キーニー Keeney, B. ･･･････････**176**

ギリガン Gilligan, C.	71, 200
キルシュナー Kirschner, D.A.	28
ギンガーリッヒ Gingerich, W.	166
グーリシャン Goolishian, H.A.	
	43, 45, 46, 56, 58, **198**, 263, 283, 294, 295
久楽信吾	79
クライン Klein, M.	28
クラインマン Kleinman, A.	282, 302
グラハム‐ホール Graham-Hole, V.	**288**
グラセルフェルト von Glaserfeld, E.	44
倉光 修	244
クレペリン Kraepelin, E	80
黒沢幸子	280
黒田章史	**266**
グロッサー Grosser, G. H.	**96**
クローネン Cronen, V. E.	**138**
桑原治雄	**132**
ケイ Kaye, J.	263
コーネリソン Cornelison, A.R.	**106**
ゴールドスタイン Goldstein, M.J.	**130**, 148, 149
コールマン Colman, C.	**164**
小坂英世	19
後藤雅博	195, **274**
小森康永	**238**, **256**, **282**, 283, **300**
近藤直司	**298**

さ行

サールズ Searles, H.F.	279
斎藤 学	**206**, **258**, **264**
坂口正道	215
坂本真佐哉	280
阪本良男	20
阪 幸江	280
佐々木俊也	**256**
佐々木譲	**212**
佐竹洋人	**106**
サティア Satir, V.	
	14, 15, 27, 29, 82, 92, **104**, 152, 155, 171, 218
佐藤悦子	**160**, 172
佐藤良明	**222**
サリバン Sullivan, H.S.	146, 279
シーガル Segal, L.	**168**
シーガル Siegel, S.	176
シールズ Searles, H.P.	**184**
シェインバーグ Sheinberg, M.	476
柴田 出	**194**
柴田長生	**234**
柴田弘捷	**284**
渋沢田鶴子	195, **202**
下坂幸三	21, 75, 76, 123, **204**, **214**, 215, 242, 266
ジャクソン Jackson, D.D.	23, 33,

	40, 61, **90**, **92**, 95, 104, 124, 155, 184, 258, **272**
ジャコブソン Jacobson, N.S.	32
シャルフ Sharff, D.E.	26, 28
生島 浩	**242**
ジョーンズ Jones, S.A.	**184**, 277
白石英雄	19, 20, 215
白石弘巳	**288**
シルバースタイン Silverstein, O.	176, 177
シンガー Singer, M.T.	**278**
新宮一成	**154**
杉万俊夫	**282**
杉下知子	**302**
鈴木和子	**168**, **196**
鈴木和子	**286**
鈴木浩二	21, 50, 51, **104**, **106**,
	143, **152**, **168**, 175, 194, **196**, 205, **214**, 242, **292**
鈴木 丈	**270**
スタイングラス Steinglass, P.	**124**, 206
スタインバーグ Steinberg, M.R.	**130**
スパーク Sparks, G.	**114**
スピーゲル Spiegel, J.P.	13
スペンス Spence, D.P.	**282**
ゼイク Zeig, J.K.	**216**
関口隆一	**288**
空井健三	**194**

た行

ターナー Turner, F.J.	**170**
高石 昇	**172**
高臣武史	20, 21, **106**, 147, **162**
高橋 哲	**280**
高橋規子	**280**
高橋 良	**182**
田村健二	**194**
田村 毅 Tamura, T.	**240**
団 士郎	**234**
チキン Cecchin, G.	**140**, 190, 241, 263
チョドロー Chodorow, N.	71
塚本千秋	78
デイ Day, J.	**94**
ディ・シェイザー de Shazer, S.	
	62, 63, 119, **166**, 260
ディックス Dicks, H.	120
ディビス Davis, D.I.	**124**
デッソー, D.	**134**
デル Dell. P.	43
田頭寿子	21, **108**, **236**
土居健郎	194, 195
トインビー Toynbee, A.J.	15
融 道男	**132**
土岐篤史	283

トム Tomm, K. ……………139, 141, 152, **190**, 239
外山知徳……………………………………194
ドレイカー Dreikurs, R.…………………26

な行

中井久夫……………………………………**144**
中久喜雅文…………………………………**143**
中沢正夫……………………………………**126**
中田洋二郎…………………………………**236**
中根允文……………………………………**182**
中村伸一……………21, 78, **236**, **244**, **268**
中村紀子……………………………………**236**
ナナリー Nunnaly, E. ……………………**166**
ナピア Napier, S.Y. ………………………**228**
楢林理一郎…………………79, **252**, 283
成瀬悟策……………………………………**216**
ニコルス Nichols, M.P. …………………41
西園昌久……………………………………76
丹羽基二……………………………………195
野口裕二……………………………**262**, **282**
野沢栄司……………………………………194
野々山久也…………………………………285
信国恵子……………………………………**244**
野村直樹……………………**262**, **282**, 283, **294**

は行

バーカー Barker, P. ………………23, **244**
バーガー Berger, P. ………………………282
バーグ Berg, I.K. ………………62, **166**, **260**
パーソンズ Parsons, T. …………………45
バーンズ Burns, R.C. ……………………143
ハイダー Hider, F. ………………………137
バヴェラス Bavelas, J.B. ………………272
ハガティ Hogarty, G.E. ………**196**, **274**
パシィック Pasick, R.S. ………………**226**
長谷川啓三…………………………………167
パターソン Patterson, G.R. ……32, **188**
パップ Papp, P. ………………**116**, **136**, 176
馬場禮子……………………………………214
浜田 晋……………………………………19, 215
ハモンド Hammond, C.D. ………………35
早樫一男……………………………………**234**
パラツォーリ Selvini-Palazzoli, M.
…………………35, 42, 50, 136, **140**, 184
春木 豊……………………………………**188**
ピアース Pearce, W.B. …………………138
ビアズリー Beardslee, W.R. …………**254**
東 豊……………………………………77, **248**
平川和子……………………………………283
ヒルシュ Hirsch, S. I. …………………94
ヒルシュ Hirsch, S.R. …………………**182**

廣井亮一……………………………………**210**
広瀬恭子……………………………………21
ファルーン Falloon, I.R.H. ……148, 233, **288**
フィッシュ Fisch, R. …………**118**, 166, **168**
フーコー Foucault, M. …………………283
ブーバー Buber, M. ……………………114, 278
ファデン Fadden, G. ……………………**288**
フェアーバーン Fairbairn, W.R.D. ……120
フェルスター von Foerster, H. ………44, 45
フェレイラ Ferreira, A.J. ………………95
フェレンツィ Ferenczi, S. ………………114
フォーリー Foley, V. ………………146, **154**
フォクト Focht, L. ………………………**254**
深尾 誠……………………………………282
福田俊一……………………………………**186**
福山和女……………………………**154**, **296**
藤木典生……………………………………195
藤縄 昭……20, 50, 110, **142**, **146**, **154**, **228**, **296**
ブラウン Brown, G.W. ……66, 68, 69, 232
プラタ Prata, G.…………………………**140**
フラモ Framo, J. …………………15, 28, **120**
プリゴジン Prigogine, I. …………………43
フレック Fleck, S. ………………………106
ブレンソン Berenson, D. ………………124
フロイト Freud, A. ……………………37, 77
フロイト Freud, S.
15, 23, 26, 36, 37, 63, 73, 88, 101, 103, 142, 304
ブロイヤー Breuer, J. …………………282
フロム-ライヒマン Fromm-Reichmann, F.
………………………………14, 16, 91, 146
ヘア-マスティン Hare-Mustin, R.T. ……71, **200**
ベイカー Baker, L. ………………………**186**
ベイトソン Bateson, G.
………16, 18, 19, 23, 33, 36, 40, 41, 61,
62, **90**, 118, 122, 123, 124, 138, 140, 141, 160,
168, 172, 176, 184, 190, **222**, 258, 259, 272, 279
ヘイリー Haley, J.
……23, 27, 33, 35, 40, 42, 50, 61, 74, **90**, 155,
160, 171, **172**, 181, 184, 208, 210, 215, 218, 258
ベーカー-ミラー Baker-Miller, J. ………71
ベル Bell, D. ………………………………**236**
ベル Bell, J.E. ……………………15, 36, 40, 50
ベル Bell, J.M. ……………………………**302**
ベル Bell, L.G. ……………………195, **236**
ベル Bell, N.W. …………………………13
ヘル Herr, J.J.……………………………**256**
ベルタランフィ Bertalanffy, L. von ……41, 42, 43
ボウルビィ Bowlby, J. …………………96
ボーエン Bowen, M.
……………16, 26, 27, 28, 40, 42, 50, 71, 82, 120,
127, **128**, 146, 155, 158, 163, 202, 218, 290, **296**

313

ボーディン Bodin, A. M. ……………**118**, 166
ポール Paul, N. L. ……………………**96**
ボーン Vaughn, C. …………………**232**
ボスコロ Boscolo, L. ……………**140**, 190
ボスゾルメニ-ナジ Boszormenyi-Nagy, I.
　　　　　　　…………15, 28, 96, **114**, 120
ホフマン Hoffman, L.
　　　　……44, 60, 62, **112**, 133, 139, **174**, 176, 218
ホワイト White, M.
　　　　　……………47, 56, 190, 198, **238**, 263, 283

ま行

マーラー Mahler, M. ………………28
マイデルフォート Midelfort, C. ……36
マイヤー Meyer, A. …………………23
牧原　浩…………21, 54, 123, 194, 205, **214**, 278
マクゴールドリック McGoldrick, M.
　　　　　………………28, 195, **202**, 220
マクナミー McNamee, S. ………**262**, 282
マクファーレン McFarlane, W.R. …67, **148**, 274
増野　肇……………………………194
マダネス Madanes, C. ……148, 149, 218, **258**
又吉正治……………………194, 195
マツラナ Maturana, H.R. …………43, 44, 45, 199
マルクス……………………………98
マルヤマ Maruyama, M. ……………43
マレセク Marecek, J. ……………**200**
マンデルバウム Mandelbaum, A. ……184, 185
三浦岱栄…………………………20, 147
三須秀亮……………………………**178**
ミニューチン Minuchin, S.
　　　　………27, 30, 35, 42, 50, 51, 112,
　　　113, **156**, 159, 171, 172, 184, **186**, 215, 218, 258
三野善央……………………………**232**
宮田敬一……………………………62
三輪健一……………………………**252**
宗像恒次……………………………**236**
村上雅彦…………………………280
村瀬嘉代子………………………194, 215
メイ May, P.R. ……………………**130**
目黒依子…………………………**284**
メス Meth, R.L. ……………………**226**
メニンガー Menninger, K. …………42
森　俊夫……………………………280
森岡清美……………………………194
森岡正芳…………………………**282**
モルナー Molner, A. …………………**166**

や行

山田純子…………………………215

山田富秋…………………………283
山中康裕…………………………244
山根常男…………………………**156**
山本和郎…………………………**272**
遊佐安一郎………………………**158**, 215
湯沢茂子…………………………**252**
吉川　悟……………75, 79, **246**, **252**, 280, **294**
吉川理恵子………………………280
依田和女…………………………**134**

ら行

ライコッフ Rychoff, I. M. ……………**94**
ライト Wright, L.M. ………………**302**
ライヒ Reich, W. ……………………304
ラウ Lau, A. ………………………**240**
ラッセル Russell, B. …………………18
ラパポート Rapaport, D. ……………41
ラポータ Laporta, M. ………………**288**
ラングスレイ Langsley, D. G. ………**132**
リースマン Riesman, D. ………………13
リッツ Lidz, T. ……16, 17, 19, 23, 28, 51, **106**, 152
リバーマン Liberman, R.P. …67, 148, 149, 274
リプチック Lipchik, E. ……………**166**
ルター Rutter, M. …………………232
ルックマン Luckmann, T. ……………282
ルーマン Luhman, N. ………………45
レアリー Leary, T. ……………110, 278
レイス Reiss, D.J. …………………**196**
レイチャード Reichard, S. …………14
レイン Laing, R.D. ……26, 74, **98**, 122, 217
レビィ Levy, J. ……………………108
レフ Leff, J. ………………66, 148, **182**, **232**, 274
ローゼン Rosen, J.N. …………………14
ロジャース Rogers, C.R. …………217, 278
ロスマン Rosman, B.L. ……………**186**
ロドニック Rodnick, E.H. …………**130**

わ行

ワイナー Weiner, N. …………………33
ワイナー-ディビス Weiner-Davis, M. …**166**
和田憲明…………………………280
渡辺久子…………………………143
渡辺秀樹…………………………**284**
渡辺裕子…………………………286
ワツラウィック Watzlawick, P. ………34, 42,
　　　44, 45, 50, 51, 62, 92, 105, **118**, 166, 218, **272**
ワトソン Watson, W.L. ……………**302**
ワルシュ Walsh, F. ………………**220**

『家族療法リソースブック』●執筆者一覧
(五十音順)

青木　義子　　（こころの相談室　コラソン）
五十嵐善雄　　（ヒッポメンタルクリニック）
石井千賀子　　（ルーテル学院大学）
石川　元　　　（香川大学医学部附属病院子どもと家族・こころの診療部）
伊勢田堯　　　（代々木病院）
磯貝希久子　　（ソリューション・ワークス）
市川　光洋　　（光洋クリニック）
伊藤順一郎　　（国立精神・神経医療研究センター精神保健研究所）
岩村由美子　　（川崎医療福祉大学医療福祉学部）
上ノ山真佐子　（南彦根クリニック）
上原　徹　　　（群馬大学医学部／シドニー大学医学部）
遠藤　真実　　（土田病院）
遠藤　優子　　（遠藤嗜癖問題相談室）
大河原美以　　（東京学芸大学教育学部）
大塚　俊弘　　（長崎県福祉保健部健康政策課医療監）
緒方　明　　　（城ヶ崎病院）
岡田　隆介　　（広島市子ども療育センター）
岡本　吉生　　（日本女子大学家政学部）
金田　迪代　　（北海道医療大学看護福祉学部）
狩野力八郎　　（東京国際大学大学院臨床心理学研究科）
亀口　憲治　　（東京大学学生相談ネットワーク本部）
木下　敏子　　（高柳病院／NPO日本子育てアドバイザー協会）
金城　理枝　　（ティ・エイチ・ピー・メディカルクリニック）
車戸　明子　　（立命館大学学生サポートルーム）
児島　達美　　（長崎純心大学人文学部）
後藤　雅博　　（新潟大学医学部）
小森　康永　　（愛知県がんセンター中央病院）
近藤　直司　　（山梨県立精神保健福祉センター／山梨県中央児童相談所）
坂野　雄二　　（北海道医療大学心理科学部）
佐藤　豊　　　（防衛医科大学校）
佐藤　悦子　　（元立教大学名誉教授／元サラソタ対人コミュニケーション研究所）
渋沢田鶴子　　（ニューヨーク市立大学社会福祉学部）

志村　実夫　（オフィス MIO）
志村　宗生　（にしちば心和クリニック）
下坂　幸三　（元下坂クリニック）
生島　　浩　（福島大学大学院人間発達文化学類）
白石　弘巳　（東洋大学ライフデザイン学部）
白木　孝二　（名古屋市児童福祉センター）
鈴木　　恵　（埼玉県立精神保健総合センター）
鈴木　啓子　（静岡県立大学看護学部）
鈴木　浩二　（国際心理教育研究所）
鈴木　廣子　（すずきひろこ心理療法研究室）
園　　昌和　（滋賀県庁ストレス相談室）
高橋　規子　（心理技術研究所）
田村　　毅　（東京学芸大学教育学部）
土岐　篤史　（鹿児島大学大学院）
得津　慎子　（関西福祉科学大学社会福祉学部）
中釜　洋子　（東京大学大学院）
中村　伸一　（中村心理療法研究室）
中村はるみ　（心の相談室　オフィス・ド・ポーム）
楢林理一郎　（湖南クリニック／湖南病院）
野口　裕二　（東京学芸大学教育学部）
野末　武義　（明治学院大学心理学部）
信国　恵子　（ファミリー・カウンセリング・SFT）
野村　直樹　（名古屋市立大学人文社会学部）
長谷川啓三　（東北大学教育学部）
平木　典子　（統合的心理療法研究所）
福山　和女　（ルーテル学院大学社会福祉学科）
牧原　　浩　（小郡まきはら病院）
松田　孝治　（松田クリニック／メンタルヘルス健育研究所）
松本　一生　（圓生会松本診療所・高齢者メンタルクリニック）
三井　敏子　（北九州市立精神保健福祉センター）
宮田　敬一　（元大阪大学大学院）
三輪　健一　（湖南病院）

村上　雅彦　（広島ファミリールーム）
村松　　励　（専修大学ネットワーク情報学部）
遊佐安一郎　（長谷川メンタルヘルス研究所）
横山　知行　（新潟大学教育人間科学部）
吉川　　悟　（龍谷大学文学部）
若島　孔文　（東北大学大学院）
渡辺　俊之　（高崎健康福祉大学）

日本家族研究・家族療法学会20周年記念出版事業実行委員会

■実行委員長
楢林理一郎　（湖南クリニック／湖南病院）

■実行委員（五十音順）
伊藤順一郎　（国立精神・神経医療研究センター精神保健研究所）
後藤　雅博　（新潟大学医学部）
小森　康永　（愛知県がんセンター中央病院）
生島　　浩　（福島大学大学院人間発達文化学類）
中村　伸一　（中村心理療法研究室）
福山　和女　（ルーテル学院大学社会福祉学科）
吉川　　悟　（龍谷大学文学部）

臨床家のための
家族療法リソースブック
総説と文献105

2003年5月22日　発行
2011年4月25日　三刷

編　者
日本家族研究・家族療法学会

発行者
立 石　　正 信

印刷・音羽印刷　製本・音羽製本

発行所　株式会社 **金剛出版**
〒112-0005　東京都文京区水道1-5-16
電話03-3815-6661　振替00120-6-34848

ISBN978-4-7724-0783-0 C3011　　©2003, Printed in Japan

分裂病と家族の感情表出
J・レフ他著　三野善央・牛島定信訳　分裂病に対する考え方を決定的に方向づけるものとして注目を集めるEE（感情表出）の研究の原典。　4,893円

変化の技法
R・フィッシュ他著　鈴木浩二他訳　システムに変化を起こさせ問題の解決をもたらす，注目のブリーフセラピーの古典的名著。　6,090円

家族支援ハンドブック
I・K・バーグ著　磯貝希久子監訳　「家族」という視点を中心に面接の進め方とそのハウ・ツー，アイデアや注意事項を事細かに紹介したマニュアル。　4,620円

重症人格障害の臨床研究
狩野力八郎著　精神分析理論による人格障害論の一大パノラマを提示しつつ，日常臨床の中からフィードバックした実践的治療技法を詳述する。　4,410円

家族療法の基礎
P・バーカー著　中村伸一・信国恵子訳　家族療法の歴史から説き起こし，各派・各理論を基本から技法まで具体的な事例をまじえて丹念に解説。　7,140円

家族療法の視点
中村伸一著　治療者にとっても家族にとっても「納得のいく」「役にたつ」家族援助のポイントとその詳細が解き明かされた家族療法の基本書。　3,780円

システム論からみた学校臨床
吉川悟編　問題を構造的に捉えるシステム論を「学校」における臨床場面で実践する！　システム論的アプローチから書かれた学校関係者必携の書。　3,780円

家族評価
カー，ボーエン著　藤縄昭・福山和女監訳　家族とはなにか，といった根本的な疑問に統一的な理論的基盤を与えようとする，家族理論の基礎学。　7,140円

物語としての家族
M・ホワイト，D・エプストン著　小森康永訳　コンストラクティヴィズムの旗手の新著が，気鋭の家族療法家の手によって翻訳された期待の書。　5,775円

ひきこもりケースの家族援助
近藤直司編著　相談・治療・予防の基本的枠組み，さまざまな援助・介入技法，さらには危機介入の原則と実際にいたるまでが具体的に提示される。　3,570円

家族のストレス・マネージメント
ファルーン他著　白石弘巳他監訳　精神分裂病などの再発予防にきわめて有効なストレス管理モデルのプログラムを詳述した実践的ガイドブック。　4,410円

サバイバーと心の回復力
ウォーリン，ウォーリン著　奥野・小森訳　問題の多い家族で生き抜くサバイバーをめぐるセラピストとクライエントのための強さと勇気の本。　4,410円

非行少年への対応と援助
生島浩著　経験の蓄積から，現代の非行少年への明確な枠組みを持った処遇技術を詳述。臨床家のための非行少年とその家族の面接マニュアル。　2,625円

精神分裂病者と辿る世界
牧原浩著　個人治療から家族研究・家族療法にわたる広範な実践をもとに，分裂病者への心理的接近を目指す真摯な探求と苦闘の歴史を克明に披瀝。　5,040円

アノレクシア・ネルヴォーザ論考
卜坂幸二著　著者の第一論文集を新装版で刊行。現在でも摂食障害を論じるときには必ず引用される著者の初期主要論文がここに集大成されている。　7,140円

喪失と家族のきずな
日本家族研究・家族療法学会・阪神・淡路大震災支援委員会編　1995年1月17日──震災当初から3年間にわたる支援委員会の活動記録。　3,570円

価格は消費税込み（5％）です